「Prostate Journal」投稿規定

・本誌は泌尿器科領域，おもに前立腺に関する論文の投稿を歓迎します。
・他誌に発表されていないもの（投稿予定のものを含む）で和文または英文掲載とします。
・論文の採否は査読者の意見を参考にして編集委員が決定いたします。また編集方針に従って原稿の加筆，削除などをお願いすることがありますので，あらかじめご了承ください。
・著者校正は原則として1度行います。共著の場合は校正者を指定して下さい。
・原稿送付の際，原稿（図・写真も含む）のコピーを1通と必ず**使用ソフト名を明記の上，USB，CD-Rなどに保存したものを送付して下さい。**

◆論文区分と原稿枚数について

400字詰原稿用紙（表題，要旨，図表の説明を含む）

総　説	20枚以内	原　著	20枚以内
臨床研究	20枚以内	症例報告	15枚以内
統　計	20枚以内		

＊図・表・写真は1枚につき原稿用紙1枚分として枚数より差し引いて下さい。

◆原稿執筆について

1. 原稿は20字×20行，横書きとしてください。
2. 原稿の構成は，表紙①②，和文・英文要旨，本文，文献，表，図の説明，図として下さい。
 a. **表紙①**には論文区分，和文の表題，著者名，所属，key words（3語以内）を記入して下さい。
 b. **表紙②**には英文の表題，著者名，所属，key words（3語以内）を記入して下さい。最後に連絡先（住所・電話番号・FAX番号・さしつかえなければE-mailアドレス）を明記して下さい。
 c. **和文要旨**は1枚の用紙に200字程度でお願いします。
 d. **英文要旨**はA4ダブルスペースで200words以内にお願いします。英文論文の場合も同様にダブルスペースでタイプし，和文要旨につけて下さい。
 e. **本文**は，「はじめに」「対象・方法」（症例報告の場合は「症例」）「結果」「考察」の順とし，「まとめ」（結語）は必要と考えられたらおつけ下さい。
  イ．楷書，新かなづかいで句読点は正確におつけ下さい。
  ロ．単位の表示はmm，cm，m*l*，d*l*，*l*，μg，mg，kg，pH，N/10など標準的な表現でお願いします。
  ハ．略語を用いて結構ですが，初出には正確に正式の用語を用い，（以下……と略す）と明記して下さい。
 f. **文献**は引用順として文中に肩付き番号をつけ，本文の末尾に番号順でまとめて下さい。
  イ．誌名を略記する場合，本邦のものは日本医学図書館協会編・日本医学雑誌略名表により，外国のものはIndex Medicus所載のものに従って下さい。

★雑誌の場合
 著者名（3名まで，それ以上は“他”または“et al：”とする）：題名．雑誌名　巻：頁（始めと終わり），発行年
 ＜例＞ 1） Kennedy JF：Urolithiasis. J Urol 94：54-59, 1965
 ＜例＞ 2） 折笠精一，桑原正明，棚橋善克，他：上部尿路結石の経皮的，経尿道的摘出術．腎と透析 17：173-181,1984

★書籍の場合
 著者名（3名，他）：題名．書名，（第何版），（編者名），出版社名，発行地，頁（始めと終わり），発行年
 ＜例＞ 3） Higgins CC, Staffon RA：Urinary lithiasis and foreign body. In Urology, 2nd ed., edited by Campbell. M. F., W. B. Saunders Co., Philadelphia, pp.681-690, 1963

 g. **図**（写真も含む）・**表**については本文中に貼り付けないで，必ず1枚ずつ別紙に貼付し，図表番号を記して下さい。
  イ．図・表は可能な限り日本語で表現して下さい。
  ロ．図・表の挿入箇所は本文原稿の右側欄外に明確に指示して下さい。
  ハ．写真は手札以上の鮮明なものをお願いします。また写真も図として番号をつけて下さい。写真に記号・矢印などを入れる場合はトレーシングペーパーを貼付し，その上からご記入下さい。
  ニ．カラー印刷をご希望の場合は実費をいただきます。

◆掲載誌および別刷について

1. 筆頭著者には，掲載誌を2部贈呈いたします。
2. 別刷を希望する場合は，50部単位で実費にて作製いたします。必要部数を校正の際にお知らせ下さい。

◆掲載料について

投稿論文の掲載は無料です。カラー印刷は，編集委員会が認めたもの以外は，著者の実費負担になります。迅速掲載には迅速掲載料を申し受けます。

尚，論文区分を問わず，薬剤・機器に関する論文については特別掲載料金となります。

◆ Letter To Editor

本誌掲載論文に対するコメント，Prostate Journalに掲載になった論文に対するコメント，日々の診療・研究の中での見解や疑問点，診療・診断のコツ，学術集会での体験記等，幅広い内容で掲載各種学術大会の印象記，その他を掲載します。原稿は1,600字以内。誌上匿名可。別刷は作成しません。

◆原稿送付・問合せ先

原稿はコピー同封の上，簡易書留便でお送り下さい。

〒113-0033　東京都文京区本郷2-27-18　本郷BNビル2階
医学図書出版株式会社 「Prostate Journal」編集部
電話 03-3811-8210　FAX 03-3811-8236
http://www.igakutosho.co.jp/
E-mail：prostatej@igakutosho.co.jp

＊掲載原稿ならびに記録媒体は，原則として返却いたしません。コピー，バックアップなどをおとりください。特に写真などで返却を希望する場合は，あらかじめその旨を明記してください。また，この紙面にてご提供いただきましたメールアドレス等の個人情報は，当社からのProstate Journalに関する連絡以外には利用いたしません。また，当社以外の第三者に提供されることもありません。個人情報の利用を停止したい場合は，その旨を上記までお知らせください。直ちに停止いたします。

Prostate Journal VOL.5 NO.1

CONTENTS

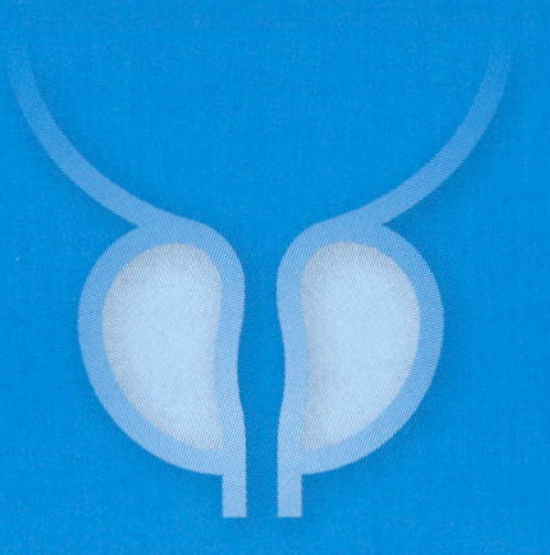

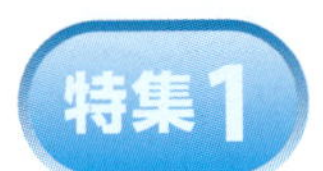

特集1 前立腺癌のバイオマーカー

序文
群馬大学大学院医学系研究科泌尿器科学 伊藤 一人 1

1. リキッドバイオプシーの現況
近畿大学医学部ゲノム生物学 西尾 和人，他 3

2. proPSA の基礎
久留米大学医学部泌尿器科 井川 掌 7

3. proPSA（臨床）
香川大学医学部泌尿器・副腎・腎移植外科 平間 裕美，他 13

4. NSE・Chromogranin A
帝京大学ちば総合医療センター泌尿器科 小島 聡子 19

5. 尿中 PCA3
京都府立医科大学泌尿器科学教室 沖原 宏治 27

6. PSA 糖鎖構造を標的とした新規前立腺癌診断法（%S2,3PSA 検査法）
弘前大学大学院医学研究科泌尿器科学講座 米山 徹，他 33

7. 遺伝子多型を用いた進行前立腺癌の予後・治療反応予測
秋田大学大学院医学研究科腎泌尿器科学講座 成田伸太郎，他 41

8. 前立腺癌のバイオマーカーとしての末梢循環細胞とアンドロゲン受容体スプライスバリアント
京都大学大学院医学研究科泌尿器科 赤松 秀輔 49

9. microRNA のバイオマーカーとしての意義
大阪大学医学部泌尿器科 藤田 和利，他 55

座談会 前立腺癌研究の最前線
～シリーズ第2回 QOL 向上を目指す低侵襲治療～ 61
司会：堀江 重郎
討論者：武藤 智，井手 久満，磯谷 周治，永田 政義

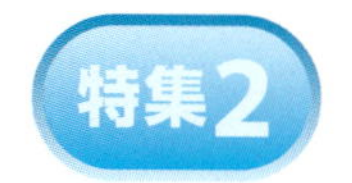

特集2 前立腺肥大症に対する新規技術

序文

札幌医科大学医学部泌尿器科学講座　舛森　直哉　67

1. 腹腔鏡下・ロボット支援下被膜下前立腺腺腫核出術

滋賀医科大学泌尿器科学講座　村井　亮介，他　69

2. 前立腺肥大症に対する新しい低侵襲レーザー治療：CVP（Contact laser Vaporization of the Prostate：接触式レーザー前立腺蒸散術）

かとう腎・泌尿器科クリニック　加藤　忍　75

3. ツリウムレーザー

東海大学医学部付属八王子病院泌尿器科　小路　直　83

4. 前立腺インプラント埋め込み尿道吊り上げ術

札幌医科大学医学部泌尿器科学講座　舛森　直哉　89

5. 経尿道的水蒸気治療（water vapor therapy）

長崎大学大学院医歯薬総合研究科泌尿器科学　志田　洋平，他　95

6. ウォータージェット切除術（waterjet ablation）：Aquablation

京都府立医科大学泌尿器科学教室　浮村　理，他　101

7. 前立腺動脈塞栓術

名古屋大学大学院医学系研究科泌尿器科学　舟橋　康人，他　107

8. 前立腺内注入療法（NX-1207，PRX302）

札幌医科大学医学部泌尿器科学講座　福多　史昌，他　113

連　載　前立腺診療のコツ

・経直腸的前立腺生検の鎮痛法：前立腺周囲神経ブロックの実際とコツ

長崎大学大学院医歯薬学総合研究科泌尿器科学　計屋　知彰，他　118

連　載　専門医試験に役立つ前立腺知識

・前立腺癌診療ガイドライン第３版

香川大学医学部泌尿器・副腎・腎移植外科　田岡利宜也，他　121

・2017年版男性下部尿路症状・前立腺肥大症診療ガイドライン

日本赤十字社医療センター　本間　之夫　127

総説

・精巣における testosterone 産生・分泌と脂質過酸化
—過酸化脂質還元酵素 glutathione-peroxidase（GPx1）の免疫組織化学的アプローチ—

あすか製薬株式会社　村越　正典　133

原著

・黒沢病院人間ドック前立腺がん検診における40歳代，50歳代受検者における年齢階層別 PSA カットオフ値突破率の検討

医療法人社団美心会黒沢病院予防医学研究所　石井美智子，他　141

症例報告

・前立腺局所所見に乏しく急速に進行した転移性前立腺癌の１例

群馬大学医学部附属病院泌尿器科　金山あずさ，他　147

・次号予告

Prostate Journal VOL.5 NO.1

CONTENTS

Biomarkers in prostate cancer

Novel surgical technique for benign prostatic hyperplasia

IGAKU TOSHO SHUPPAN Co. Ltd. **2-29-8 Ohta Bldg. Hongo Bunkyo-ku, Tokyo 113-0033, JAPAN**

Prostate Journal 5(1), 2018, 1～2

特集1 前立腺癌のバイオマーカー

序　文

伊藤　一人
群馬大学大学院医学系研究科泌尿器科学

前立腺癌の正確な病状把握，腫瘍活動性評価は，適切な治療戦略の構築に欠かせませんが，バイオマーカーである前立腺特異抗原（PSA）が活用できる前立腺癌は，現時点でも他の固形癌と比べ，診断・治療戦略・治療評価において大きなアドバンテージを持っています。しかし，今後，治療の個別化を考える際に，さらなる正確な病状把握を行うための新たなバイオマーカーの開発が非常に重要です。今回の特集では，前立腺癌のバイオマーカーを取り上げ，実臨床への応用が有望視されているものを厳選し，わが国の先駆者，また最も多くの研究実績のある第一人者の先生方に，基礎研究・臨床研究成果および臨床におけるプレシジョン・メディシンへの展望まで最新情報の解説をしていただきました。

前立腺癌のバイオマーカーの開発に欠かせないリキッドバイオプシーについては，近年の超高感度法であるデジタル PCR，次世代シーケンサーの技術改良による網羅的な遺伝子解析が可能となり，低侵襲で遺伝子解析により早期診断，治療効果予測，予後予測，治療モニタリングを行うことができるようになっていますが，本領域の第一人者である近畿大学医学部ゲノム生物学の西尾和人先生，坂井和子先生に，基礎的な事項から前立腺癌のプレシジョン・メディシンの実現可能性まで，わかりやすく網羅的にご解説いただきました。

前立腺癌のバイオマーカーの各論では，proPSA，NSE・Chromogranin A，尿中 PCA3，PSA 糖鎖構造を標的とした新規前立腺癌診断法，遺伝子多型，末梢循環細胞（CTC）とアンドロゲン受容体スプライスバリアント，microRNA について取り上げました。

PSA の前駆体である proPSA については，現在，わが国においても，臨床使用に向けた多施設共同性能試験（PROPHET）が行われており，PMDA への申請が行われる予定で，遊離型 / 総 PSA 比の性能を凌駕する結果であり，今後の臨床使用への期待が膨らんでいます。そのような状況下で，proPSA の基礎的な特性を理解することは非常に重要と考えられ，久留米大学医学部泌尿器科の井川　掌先生に，[－2] proPSA の測定に際しての，採血後の保管条件による測定への影響に関して，ご自身の研究結果に基づいた留意点をご解説いただきました。また，臨床応用の可能性に関しては，わが国で proPSA に関する臨床研究に参画している香川大学医学部泌尿器・副腎・腎移植外科の平間裕美先生，杉元幹史先生に，PSA の補完マーカーとして，前立腺癌診断や悪性度予測，治療後モニタリングマーカーとしての意義と実用化の可能性についてご解説いただきました。

日常臨床で治療に難渋する神経内分泌分化を伴う前立腺癌の代表的なマーカーである NSE，Chromogranin A について，本領域のご自身の研究成果を多数お持ちの，帝京大学ちば総合医療センター泌尿器科の小島聡子先生に，転移性前立腺癌や去勢抵抗性前立腺癌における本バイオマーカーの発現の意義，予後因子としての重要性について，基礎から臨床までご解説いただきました。

尿中バイオマーカーとして脚光を浴びてきた PCA3 については，わが国での本バイオマーカーの研究を中心となって進めてこられた，京都府立医科大学泌尿器科学教室の沖原宏冶先生に，前立腺癌診断における付加的価値，監視療法の指針決定における有用性などご解説いただき，今後の臨床応用に向けた取り組みと課題についてご提言いただきました。

全く新しい PSA を凌駕する前立腺癌診断マーカーとして，近年注目されている PSA 糖鎖構造を標的とした新規前立腺癌診断法については，先駆的な研究を数多く行っている弘前大学大学院医学研究科泌尿器科学講座の米山　徹先生，石川友一先生，大山　力先生に，癌性糖鎖変異 PSA を特異的に検出する検査系（%S2,3PSA 検査）を開発経緯，実用化へ向けた標準タンパク質の調製などの基盤研究の概要，そして臨床応用への展望についてご解説いただきました。

遺伝子多型に関しては，進行前立腺癌の有力なバイオマーカーとなる可能性が注目されていますが，この領域の研究を現在進めておられる，秋田大学大学院医学研究科腎泌尿器科学講座の成田伸太郎先生，羽渕友則先生，山形大学大学院医学研究科腎泌尿器科学講座の土谷順彦先生に，臨床応用へ向けてのハードル，そして進行前立腺癌の予後・治療反応予測における意義についてご解説いただきました。

CTC とアンドロゲン受容体スプライスバリアントについては，個別化治療に向けた有望なバイオマーカーとして注目されていますが，本領域の第一人者である京都大学大学院医学研究科泌尿器科の赤松秀輔先生に，臨床応用に向けたリキッドバイオプシーの重要性，個別化医療に向けた克服が必要な課題と期待についてご解説いただきました。

microRNA は，細胞内で遺伝子発現を制御し，癌の発生進展に関与していますが，本領域の最新情報に精通しておられる大阪大学医学部泌尿器科の藤田和利先生，野々村祝夫先生に，microRNA の前立腺癌進展に関するメカニズム，血液，尿中 microRNA のバイオマーカーとしての有用性，エクソソーム内の microRNA の意義など，わかりやすく網羅的にご解説いただきました。

今回の特集では，臨床応用が有望視されている前立腺癌バイオマーカーを厳選して特集を企画させていただき，各先生に基礎研究から臨床応用まで含めてご解説いただき，将来の課題や期待をお示しいただきました。是非とも，今後の各領域の研究成果にご注目いただき，前立腺癌バイオマーカーのバイブルとしてご活用いただければ幸甚です。

特集1 前立腺癌のバイオマーカー

1．リキッドバイオプシーの現況

西尾 和人，坂井 和子
近畿大学医学部ゲノム生物学*

要旨 末梢血の腫瘍由来核酸は circulating tumor DNA，エクソソーム中，あるいは circulating tumor cell 中に存在する。これらリキッドバイオプシーを用いた遺伝子解析により早期診断，治療効果予測，予後予測，治療モニタリングを低侵襲で行うことができると期待されている。近年，超高感度法であるデジタル PCR，次世代シーケンサーの技術改良により，網羅的な遺伝子解析が可能となり，リキッドバイオプシーによる前立腺がんのプレシジョン・メディシンが現実味を帯びてきた。

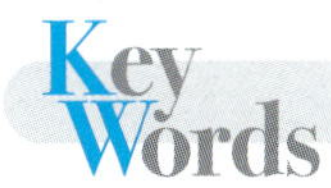

ctDNA, NGS, CTC

はじめに

がん研究領域においては，circulating tumor DNA（CTC）あるいは cell free DNA（cfDNA）と呼ばれる血清あるいは血漿中に存在する遊離核酸やエクソソーム，あるいは CTC はリキッドバイオプシーと呼ばれる。血液サンプルによるがんの早期発見は，低侵襲であり，成功すれば患者の生存率の向上をもたらすと期待されている。近年，血液サンプルを用いて，腫瘍由来核酸を検出するデジタル PCR や次世代シーケンサーなどの技術が急速に進歩し，各種がん種に対して実用化のための開発が進んでいる。ここではリキッドバイオプシーを用いた臨床応用に向けたがん関連遺伝子解析の現状と将来について前立腺がんに焦点をあて概説する。

Ⅰ．CTC

さまざまな CTC 検出技術は，単純な診断マーカーから全生存率，転移のリスク，および治療への反応性を評価するためのマーカーまで，用途を広げている。FDA が認可している Veridex Cell Search System を使用して，全血における CTC を用いた予後予測は各種固形がんにおいて汎用されている。Weissenstein らは，転移性乳がん患者の 5CTC/7.5mL 未満と 5 個以上の群の全生存期間の中央値を比較し，5 個以上の群において有意に不良であることを示した（$p=0.00006$）[1]。前立腺がんをはじめ転移性乳がん，転移性結腸直腸がん（$p<0.0001$）においても示されている。

前立腺がんにおいてもさまざまな取り組みが行われている。一つは，CTC を用いた，前立腺がん患者に対して行うリキッドバイオプシーである。CTC 中に存在する RNA を用いてアンドロゲンレセプターのスプライシングバリアント 7 の発現程度が去勢抵抗性の前立腺がんのホルモン療法の効果予測に有用であることが示され[2]，その臨床応用が期待されているが，詳細は他稿にゆずる。

Ⅱ．エクソソーム

エクソソームは細胞外小胞（Extracellular vesicle）の一種である。前立腺がん患者を対象として，主に尿中エクソソーム中に存在するタンパク質および核酸を用いたバイオマーカー研究が活発に進められている。前立腺がんのエクソソーム解析研究としては，TMPRSS2-ERG 融合遺伝子を高い Gleason スコアを有する 2 名の前立腺患者の尿路エク

Current status of loquid biopsy
Kazuto Nishio and Kazuko Sakai
Department of Genome Biology, Kindai University Faculty of Medicine

key words：ctDNA, NGS, CTC

＊大阪狭山市大野東 377-2（072-366-0221）〒 589-8511

ソソーム中で検出されたとの報告があり[3]，アンドロゲン応答遺伝子の発現レベルを低下させる可能性があることが示唆されている。

また，最近では健常男性と比較して，前立腺がん患者において特異的に発現するタンパク質を同定するために質量分析装置による尿エクソソームのプロテオーム解析結果が報告された。トランスメンブランタンパク質256（TM256；17番染色体オープンリーディングフレーム）が最も高い感度，LAMTORタンパク質は高い特異性が示された[4]。エクソソームによるバイオマーカー同定の研究の進展が望まれる。

Ⅲ．前立腺患者に対するリキッドバイオプシーの有用性の検討― cfDNA 量

リアルタイムPCRを使用し，非悪性前立腺疾患患者よりも高い前立腺患者のcfDNAレベルを検出した報告もある。NanoDrop（平均値8.48ng/μL，95％信頼限界（CL）＝7.23-9.73），Qubit ssDNA（平均値23.08ng/μL，CL＝19.88-26.28），dsDNA（平均値4.32ng/μL，CL＝3.52-5.12），qPCR（平均値0.39ng/μL，CL＝0.31-0.47）によるcfDNAの定量が比較検討されている。Qubit 2.0 ss-DNAキットは高いcfDNA濃度値を示した。NanoDropはcfDNAサンプルの純度の評価することができる。NanoDropおよびQubit 2.0による測定はqPCR cfDNAと良好な相関を示した。彼らは費用対効果の視点から前立腺がん患者におけるNanoDropとQubitのssDNA法による測定でスクリーニングし，不一致値のみをqPCR評価を受けるべきであるとしている。

cfDNAの断片化パターンの分析もまた，前立腺がんのスクリーニングにおける有用な情報となり得る。PCA患者のDNA完全性は，対照群と比べて有意に高かった[5]。DNA完全性は，根治的前立腺切除術後の前立腺がん再発の予測因子であり，DNA完全性は，81％の特異性および68％の感度でPCA患者および良性前立腺肥厚患者を認識することができることが示された[6]。

cfDNAの治療効果の評価としての臨床的有用性としては転移性去勢抵抗性前立腺がん（mCRPC）に対するタキサンの治療効果予測としての臨床的意義についても検討されている。

FIRSTANAおよびPROSELICAの2つの第Ⅲ相臨床試験に参加した571人のmCRPC患者から，cfDNA分析のためにベースラインおよびタキサン治療中の血液2,502検体を前向きに収集し解析された。cfDNA濃度の変化は，ファーストラインおよびセカンドラインのタキサン治療を受けている患者のrPFSおよびOSと相関し，タキサンに対する応答の独立した予後バイオマーカーであると報告された[7]。

Ⅳ．crDNAの遺伝子変化をとらえる

前立腺発がん時の最も初期の遺伝子変化の一つは，GSTP1 CpGアイランドの過剰メチル化である。最近の22論文のメタアナリシスでは，同メチル化解析は良好な特異性（89％）を示し，前立腺がんのスクリーニングのためのcfDNAを用いたGSTP1のメチル化解析は適度な感度（52％）を示すことが示された[8]。また高メチル化DNAの検出は，予後予測マーカーでもある。すなわち，GSTP1高メチル化はRASSF1A，RARB2とともにGleasonスコアおよび血清PSAと相関していたと報告されている[9]。RARB2およびGSTP1のメチル化もまたAJCCステージと関連していた[10]。GSTP1過剰メチル化は，根治的前立腺切除術後の前立腺がん再発の最も強力な予測因子であり[11]，これはホルモン不応性前立腺がん患者のGleasonスコアおよび転移の程度との相関が示された。

Ⅴ．cfDNAのマルチ遺伝子解析によるプレシジョン・メディシン

近年，分子バーコード法など次世代シーケンサーの技術革新により，低頻度変異アレルの検出がNGSにおいても可能となり，ctDNAを用いて，数百の遺伝子の変異，INDELおよびコピー数異常を検出できるようになってきた。われわれもCAPP-seqを用いて，固形がん患者由来のctDNA中の遺伝子変化の検出を行っている**（図1）**。

海外でも前立腺がんの生検により得た臨床サンプルのゲノム解析研究により，前立腺がんの体細胞変異，生殖細胞変異の遺伝子変化の全貌が明らかになった[12]。高頻度に認められる遺伝子変化としてはAR遺伝子増幅，*TP53*ミスセンス変異，*PTEN*欠失，*ETS*融合遺伝子などがあげられ，*PI3K*遺伝子変異，*RAS*融合遺伝子，*WNT*シグナル経路の異常なども認められる。特筆すべきは*BRCA2*あるいは*ATM*などDNA修復に関わる遺伝子変化であり，これらの変化は13.3％の頻度で認められた。

図 1　CAPP-Seq 法の原理

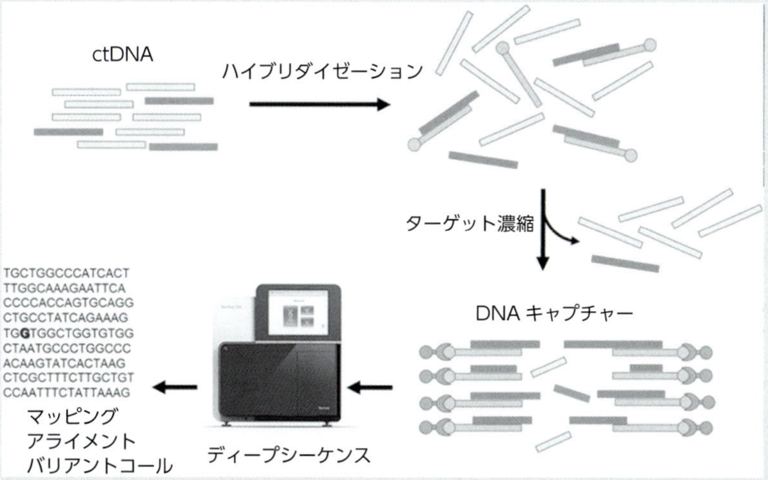

CAPP-Seq は CAncer Personalized Profiling by deep Sequencing の略であり，分子バーコード法，エラー抑制法，CAPTURE 法を組み合わせた deep sequencing 技術である。本法を用いることにより，低頻度に存在する低頻度変異アレルの検出が可能となり，ctDNA 中で，体細胞変異を高い感度で検出することが可能となった。変異，コピー数変動，融合遺伝子，tumor mutation burden（腫瘍の遺伝子異常総量）を同時に検出することができる。

Wyatt ら[13]は前立腺がん患者から得た ctDNA を用いた解析結果を報告し，生検サンプルと同程度の頻度で各種遺伝子異常が ctDNA においても検出され得ることを示した。ctDNA ホルモン療法の効果予測あるいは予後予測因子としての有用性も示されつつある。

また MSK がんセンターのグループは CRPC を含む ctDNA の 508 遺伝子の NGS 遺伝子パネルを用いて分子プロファイリングを行った。CRPC においては 84％の症例で腫瘍組織で検出された体細胞変異が ctDNA でも検出された[14]。これらのアプローチはリキッドバイオプシーによるプレシジョン・メディシンへの展開を強く予想させる。

参考文献

1) Weissenstein U, Schumann A, Reif M, et al : Detection of circulating tumor cells in blood of metastatic breast cancer patients using a combination of cytokeratin and EpCAM antibodies. BMC Cancer 12 : 206, 2012
2) Zhang Y, Wang F, Ning N, et al : Patterns of circulating tumor cells identified by CEP8, CK and CD45 in pancreatic cancer. Int J Cancer 136 : 1228-1233, 2015
3) Nilsson J, Skog J, Nordstrand A, et al : Prostate cancer-derived urine exosomes : a novel approach to biomarkers for prostate cancer. Br J Cancer 100 : 1603-1607, 2009
4) Øverbye A, Skotland T, Koehler CJ, et al : Identification of prostate cancer biomarkers in urinary exosomes. Oncotarget 6 : 30357-30376, 2015
5) Hanley R, Rieger-Christ KM, Canes D, et al : DNA integrity assay : a plasma-based screening tool for the detection of prostate cancer. Clin Cancer Res 12 : 4569-4574, 2006
6) Ellinger J, Bastian PJ, Haan KI, et al : Noncancerous PTGS2 DNA fragments of apoptotic origin in sera of prostate cancer patients qualify as diagnostic and prognostic indicators. Int J Cancer 122 : 138-143, 2008
7) Mehra N, Dolling D, Sumanasuriya S, et al : Plasma Cell-free DNA Concentration and Outcomes from Taxane Therapy in Metastatic Castration-resistant Prostate Cancer from Two Phase Ⅲ Trials (FIRSTANA and PROSELICA). Eur Urol 2018 [Epub ahead of print]
8) Wu T, Giovannucci E, Welge J, et al : Measurement of GSTP1 promoter methylation in body fluids may complement PSA screening : a meta-analysis. Br J Cancer 105 : 65-73, 2011
9) Sunami E, Shinozaki M, Higano CS, et al : Multimarker circulating DNA assay for assessing blood of prostate cancer patients. Clin Chem 55 : 559-567, 2009
10) Bastian PJ, Palapattu GS, Lin X, et al : Preoperative serum DNA GSTP1 CpG island hypermethylation and the risk of early prostate-specific antigen recurrence following radical prostatectomy. Clin Cancer Res 11 : 4037-4043, 2005
11) Reibenwein J, Pils D, Horak P, et al : Promoter hypermethylation of GSTP1, AR, and 14-3-3sig-

ma in serum of prostate cancer patients and its clinical relevance. Prostate 67 : 427-432, 2007
12) Robinson D, Van Allen EM, Wu YM, et al : Integrative clinical genomics of advanced prostate cancer. Cell 161 : 1215-1228, 2015
13) Wyatt AW, Annala M, Aggarwal R, et al : Concordance of Circulating Tumor DNA and Matched Metastatic Tissue Biopsy in Prostate Cancer. J Natl Cancer Inst 109 : 2017
14) Razavi P, Li BT, Abida W, et al : Performance of a high-intensity 508-gene circulating-tumor DNA (ctDNA) assay in patients with metastatic breast, lung, and prostate cancer. J Clin Oncol 2017 [Epub ahead of print]

特集1 前立腺癌のバイオマーカー

2. proPSAの基礎

井川 掌

久留米大学医学部泌尿器科*

要旨 proPSAはPSA合成過程で産生されるfree PSAのsubformの一つであり，酵素切断によるN末端側の長さの違いにより［−7］，［−5］，［−4］，［−2］proPSAの4種類が存在する。なかでも［−2］proPSAは最も安定した分子であり，前立腺癌検出における有用性が高いとされ，現在本邦での臨床性能試験が進行中である。［−2］proPSAはイムノアッセイキットで測定可能であるが，採血後とくに全血室温保存では経時的に高値を呈するので，測定安定性の面から3時間以内に血清分離し測定または保存することが望ましい。

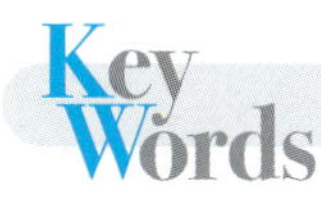

PSA前駆体，［−2］proPSA，PHI

はじめに

前立腺特異抗原（Prostate Specific Antigen：PSA）は前立腺癌のスクリーニングから治療のモニタリングまで広く応用される前立腺癌診療には必要不可欠な腫瘍マーカーであるが，その一方でさまざまな問題点もある。最も重要なものとしてはPSAが高い感度を示す反面，癌特異性が十分ではないことから，結果として不必要な生検や過剰診断・過剰治療を生み出していることがあげられ，PSAに基づく診断精度の向上が継続的に求められている。スクリーニングマーカーとしての有用性に関してもつい最近まで賛否が二分する状況であったことは記憶に新しい[1, 2]。もちろん，これまでもPSA densityや% free PSAなど種々のPSA関連パラメーターによる精度向上の取り組みはなされてきたが，依然改善の余地があると言える。現在PSA以外にもさまざまな新規マーカーや遺伝子診断法が開発されているが，本邦の実地臨床で日常的に用いられているものはない。そのなかで応用の可能性が高いと期待される分子としてPSAの前駆体であるproPSA，なかでもとくに［−2］proPSAが注目されており，国内でも多施設での共同研究が精力的に進められている。そこで本稿では，［−2］proPSAを中心としてproPSAの基礎的事項と測定安定性について解説する。

Basics of proPSA
Tsukasa Igawa
Department of Urology, Kurume University School of Medicine

key words：proPSA, ［−2］proPSA, PHI（prostate health index）

＊久留米市旭町67（0942-31-7572）〒830-0011

Ⅰ．proPSAの基礎

1．PSAのmolecular form

Wangらにより分離精製されたPSAは分子量約33～34kDa，237個のアミノ酸残基からなる組織カリクレインファミリーの蛋白分解酵素であり[3]，生体では精嚢中に分泌され，射出精液のgel matrixを構成するseminogelinを活性化することで精液の液状化に作用するとされている。したがって，当初は法医学領域での応用が主体であったが，その後研究が進み，前立腺癌のマーカーとしての役割が注目されるようになった[4]。このPSAの血清中での存在様式としてはその多くが抗プロテアーゼ（α_1-antichymotrypsin, α_2-macrogloblin, α_1-protein inhibitorなど）と結合した複合体（complex PSA）を形成し，一部が遊離型（free PSA）として存在している[5]。現在臨床で測定しているtotal PSAはcomplex PSA（主にPSA-ACT）とfree PSAの両者を合わせたものに相当する。% free PSAはtotal PSAに占めるfree PSAの割合であり，一般に癌症例で非癌症例に比べて低値を

図1 free form PSA の生合成過程

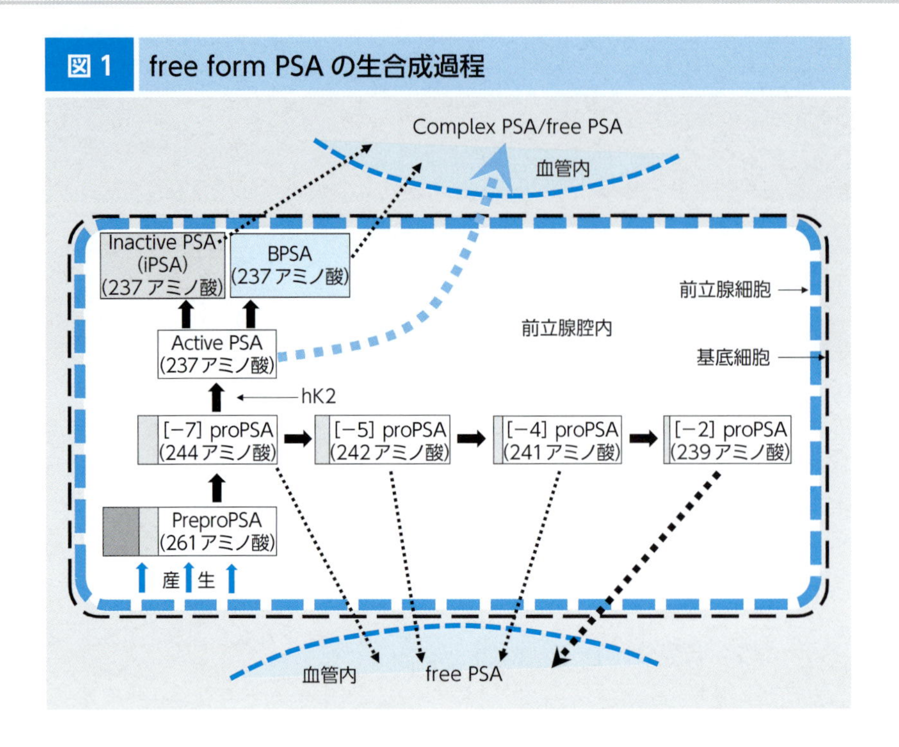

示す。ちなみにわが国の原らにより1969年に報告された γ-seminoprotein は残念ながら前立腺癌診断への応用には至らなかったが，分子構造としては遊離型PSAに相当する[6]。さて，この free PSAの画分中にはさらに異なる3つの subform が存在し，それぞれ benign PSA（BPSA），inactive PSA（iPSA）ともう一つが proPSA である[7]。proPSA は PSA が翻訳後種々の修飾により PSA に成熟化していく過程で生じる中間代謝産物である。まず，腺上皮細胞から261個のアミノ酸からなる prepro-form PSA が産生され，N末側 leader sequence の17個のアミノ酸が切断され，N末側7個のプロペプチド（APLILSR）を含む全体244個のアミノ酸からなる［−7］proPSA が生じる。当初，proPSA はこの［−7］proPSA のことを指していたが，その後の研究により，N末端のプロペプチドが種々の長さに切断された3種類の truncated form（［−5］，［−4］，［−2］proPSA）が存在することが判明し[8]，これら全体を proPSA としている。この［−7］proPSA はプロペプチド部分が hK2（human kallikrein 2）により切断されることにより237個のアミノ酸からなる活性を有する成熟型PSAとなる。各 truncated form は［−7］→［−5］→［−4］→［−2］と順次生成されるが，最も短い2つのアミノ酸残基（セリンとアルギニン）のみが付加された［−2］proPSA はこのN末端プロペプチドが各ペプチダーゼによる分解触媒を受けにくいため，proPSA のなかでは最も安定した分子と考えられている。また，成熟型PSAの分子内2ヵ所（145-146と182-183のリジン残基部分）が分子内切断されたものが BPSA である。この BPSA は前立腺移行域での発現が優位で，腫大と関連していることが報告されているが，癌検出に関する有用性は認められていない[9]。また，もう一つの free form である iPSA は232-237個のアミノ酸で構成され，分子内切断を受けていないが酵素機能非活性である。BPSA，iPSA いずれの form もマクログロブリンやアンチキモトリプシンとの複合体を形成しない。以上の free form PSA の生合成過程を**図1**に示す。

2. 各 ProPSA の存在様式と特徴

Total PSA 4〜10ng/mL の範囲を示す前立腺癌患者血清中における free PSA と各 pro PSA の分画比率は free PSA が total PSA の約16%を占めるとした場合，proPSA は free PSA 全体の約1/3を占め，そのうち［−2］，［−4］，［−5，−7］proPSA の比率がおよそ1：2：3程度になる（**図2**）[10]。前立腺癌患者では free PSA に占める［−2］proPSA の比率が正常者に比較して高くなっていることが示されている。その機序としては正常前立腺組織内に比べて癌組織では proPSA の切断酵素である hK2濃度が低下しており，その結果活性型PSA産生が減少し，その前駆体である proPSA がまず腺腔内に蓄積される。その後各種プロテアーゼの作

図 2　前立腺癌患者血清中の各 free PSA form の分画比率（文献 10 より引用）

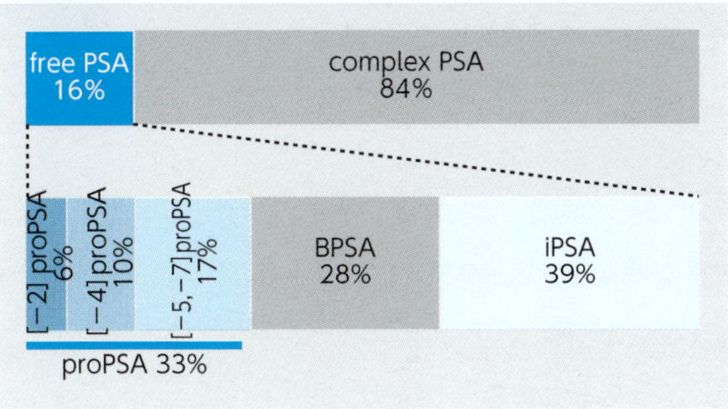

free PSA 16%
complex PSA 84%
[−2] proPSA 6%
[−4] proPSA 10%
[−5, −7] proPSA 17%
BPSA 28%
iPSA 39%
proPSA 33%

用により N 末側の切断が進み，結果として最終型の［−2］proPSA が増加し，これが癌組織から血管内へ漏出し，血中で測定されると推測されている[11)]。さらに［−2］proPSA と［−5，−7］proPSA のモノクローナル抗体を用いた免疫組織学的検討によると，いずれも前立腺組織での発現を認めるが，［−5，−7］proPSA が癌組織，HG-PIN，正常腺組織間で差がなかったのに対して［−2］proPSA は癌組織での発現が他より有意に高いという結果であった[12)]。この報告では high-grade と low-grade cancer での発現の差は認めなかったが，その後の検討で［−2］proPSA は high grade の癌を予測できる可能性が示唆されている[13)]。このように proPSA は前立腺癌との関連性が示唆され，これらを用いた癌検出の研究が進められてきた。当初［−7］，［−5］proPSA について検討されたが，用いられた抗体が両者を同時に認識するものであったため，［−5，−7］proPSA として測定された。生検癌陽性 146 例，癌陰性 143 例，前立腺肥大症 142 例の血清を用いた最初の研究では年齢，total PSA，% free PSA に比較して癌検出力の改善がみられたが，前立腺肥大症と癌の鑑別で free PSA に劣り，また癌の Grade との関連は認めなかった[14)]。その後のいくつかの検討でも従来のパラメーターを超える有用性は示されていない[15)]。［−4］proPSA については少数の報告があるのみで，それによると［−4］proPSA/proPSA 比の癌での有意な上昇が指摘されているが，いずれも［−2］proPSA，proPSA のパフォーマンスを超えるものではなかった[16)]。最終的には先に述べた生物学的な特徴より，アイソフォームのなかで最も安定でかつ癌患者血中での増加が確認できる［−2］proPSA に，より癌特異的なマーカーとして期待が集まることとなる。以後の複数の解析結果，とくに診断的意義が高い 2 ～ 10ng/mL の PSA レンジで［−2］proPSA，%［−2］proPSA は最も有用な診断マーカーであった[17 ~ 19)]。その他［−2］proPSA の臨床におけるパフォーマンスと応用の可能性については次稿で詳述されているので参照いただきたい。

3. ［−2］proPSA の測定システム

血清［−2］proPSA 測定に関してはイムノアッセイキット（アクセス・ハイブリテック p2PSA：Beckman Coulter 社）が用いられる。測定原理はいわゆるサンドイッチ ELISA 法で，アルカリホスファターゼ標識モノクローナル抗 PSA 抗体と磁性粒子コートされたモノクローナル抗［−2］proPSA 抗体の 2 種類の抗体を被験血清（50 μL）と混合し，反応後，結合分画のみとし，これに化学発光基質を添加して測定する[20, 21)]。自動測定装置を用いて約 20 分で測定完了する。測定値範囲は 0.5 ～ 5,000pg/mL で，他の PSA form との交差反応性は 5%以下とされている。測定に供する被験血清はヘモグロビン 5g/dL，ビリルビン 20mg/dL，中性脂肪 1,500mg/dL 以下であれば［−2］proPSA の測定には干渉しないとされるが，血清蛋白 8g/dL 以上では干渉に注意が必要である[22)]。測定安定性に関しては後述する。［−2］proPSA の測定キットは米国では体外診断薬として 2012 年に，わが国では 2014 年 5 月に研究試薬として認可された。臨床診断薬としては現在国内多施設共同で臨床性能試験（PROPHET 試験）が進行中であり，近い将来わが国でも臨床での使用が可能になることが期待される。また，［−2］proPSA は単独マーカーとしての使用ではなく，［−2］proPSA（pg/mL），free PSA（ng/mL），および total PSA（ng/mL）の 3 項目を測定し，計算式［−2］proPSA/free PSA × $\sqrt{\text{tPSA}}$ によって得られる数値，Prostate Health Index（PHI：ファイ）を指標とすることが提唱されている。Catalona らによる total PSA 2 ～ 10ng/mL の 892 人を対象とした検討では ROC 解析での AUC は PHI 0.703，% free PSA 0.648，free PSA 0.615，tPSA 0.525 で，PHI が最も優れていた[19)]。

4. 安定性

血液検体を用いた各種検査においてはその測定項目により検体の保存条件や取り扱いが異なることは常識である。スクリーニングにおける血清腫瘍マーカー測定に際しても採血検体の保存状態に

表1 各種保存条件下における［−2］proPSA, free PSA および PHI の回収率経時変化（文献26より引用）

経過時間＼保存条件	血清（室温）	血清（4℃）	全血（室温）	全血（4℃）
［−2］proPSA 回収率（%）				
0h（対照）	100	100	100	100
1h	101.7±6.2	104.3±5.6	111.0±9.3	103.6±9.1
3h	104.7±8.9	104.9±9.1	123.1±14.1	106.5±7.4
8h	104.8±7.0	103.9±8.7	142.3±24.9	114.1±11.0
24h	104.5±8.9	103.9±6.7	244.7±135.3	116.3±20.9
free PSA 回収率（%）				
0h（対照）	100	100	100	100
1h	96.9±5.0	97.3±5.9	97.8±5.3	98.1±5.5
3h	94.9±4.5	97.1±4.6	96.5±3.8	99.1±5.0
8h	93.2±4.3	95.7±3.9	93.5±4.5	98.4±4.3
24h	91.9±6.5	92.5±5.3	91.9±4.8	93.9±5.5
PHI 回収率（%）				
0h（対照）	100	100	100	100
1h	105.1+6.9	107.0±6.7	113.3±8.3	104.0±9.0
3h	110.2±8.5	108.4±7.4	127.2±16.8	107.9±8.7
8h	111.7±8.7	107.3±8.1	151.9±27.9	114.0±10.8
24h	113.3±8.6	112.2±8.0	265.3±144.5	120.2±19.0

PHI＝(p2PSA/fPSA)×($\sqrt{\ }$ tPSA)

よっては測定値に変動が生じ，結果の解釈に影響する場合が少なからずあることから，とくに新規血清マーカーを臨床応用していく場合には初期段階で測定安定性について確認しておくことが極めて重要である。国内多施設による［−2］proPSAの研究グループ（p2PSA Expert Meeting）においてもこの手続きを行った。これまで，tPSA，free PSAの安定性については複数の報告がある[23～25]。現在用いられている一般的な測定キットを用いればtPSA値は極めて安定して測定が可能である。室温，4℃，血清，全血いずれの保存環境下においても24～48時間は安定した測定結果の再現性がある。一方，free PSAの場合，同様の保存環境下でみるとわずかではあるが継時的に測定値の低下が観察される。既報告によると全血室温保存で測定値低下は24時間で約6.3%とされており，これはごく一般的な検体保存環境であれば，測定値解釈への影響は許容範囲と考えられる。しかしながら，後述するがfree PSAを値の一つとして採用する指標（具体的にはPHIを指す）では結果への影響が無視できないものとなるので注意を要する。さて，［−2］proPSAに関しては将来的に外注検査あるいは各種検診で院外の環境下でも検体採取が行われる場合もあることを想定して，前立腺生検が予定された日本人男性22人の採血検体を用いて検討を行った[26]。採血検体を異なる保存温度条件で24時間までの血清および全血での［−2］proPSA，tPSA，およびfree PSA値を経時的に測定し，それぞれの測定値回収率を比較した。結果の概要を**表1**に示す。［−2］proPSAに関して，血清では4℃および室温ともに継時的に回収率の軽度の上昇（<5%）がみられるものの，24時間を通しておおむね安定しており，実臨床での使用も許容範囲と言える。一方，全血では回収率の顕著な上昇が観察された。とくに室温で著しく，1時間後ですでに約11%，3時間後で23%以上上昇し

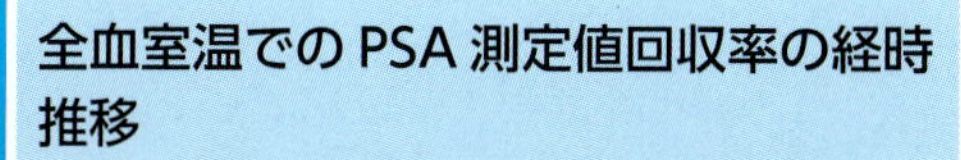

図 3　全血室温での PSA 測定値回収率の経時推移

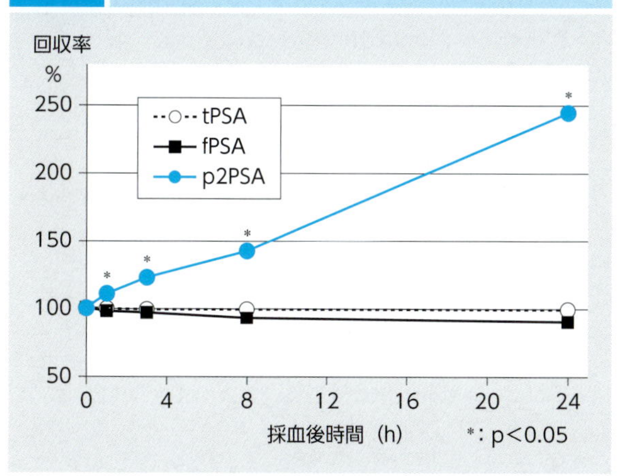

図 4　各保存条件における PHI 回収率の経時変化

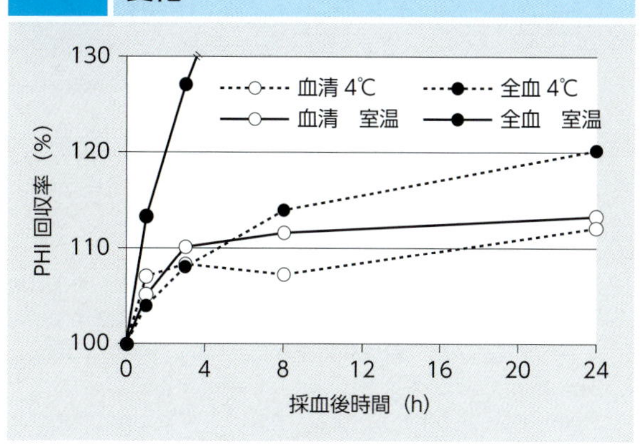

た。4℃においても 8 時間経過時点で 14%程度の回収率上昇がみられた。測定値上昇のメカニズムの詳細は明らかでないが，保存温度と時間に依存していることから，hk あるいは他のエンドペプチダーゼにより血中の各 proPSA の N 末端が順次切断され，サブフォームのなかでは最も安定している［−2］proPSA が増加したものと考えられる。他方，tPSA，および free PSA は血清，全血のいずれにおいても，24 時間を通じ保存温度に依存せず回収率の変化は 10%未満であった **(図 3)**。ただし，free PSA は経時的に回収率の減少を示し，既報告の結果を再現した。また，以上の結果からすると，臨床で最も判定に使用する頻度が高くなることが予想される PHI 値は前述したように［−2］proPSA，tPSA，および free PSA の 3 項目より算出されるため，［−2］proPSA の回収率上昇と free PSA の回収率低下の影響をさらに受けやすくなり，全血での回収率変化は室温のみならず 4℃保存でも経時的に増幅される **(図 4)**。結論として，少なくとも採血後 24 時間までは，保存温度（4℃あるいは室温）によらず，血清中の［−2］proPSA の測定安定性は臨床使用の許容範囲内であり，全血での検体放置（とくに室温）は避けるべきで，採血後 3 時間以内での血清分離が推奨される。この結果は Caucasian の検体を用いて行われた Semjonow らの報告結果とも一致している[27]。また血清の長期保存の場合は凍結保存となるが，石倉の予備研究では，長期間の保存に伴い，−20℃保存では回収率の変化が大きいため，−70℃以下が適することが示唆されている[28]。先に紹介した現在進行中の PROPHET 試験をはじめ［−2］proPSA に関する重要研究はこの検体保存方法に則り研究が進められている。

最後に

以上，［−2］proPSA の基礎的事項を中心に述べてきた。近い将来わが国での臨床使用が可能になる期待がある反面，まだいくつかの課題もある。［−2］proPSA は PSA アイソフォームのなかでは癌特異性が比較的高いのであるが，それでもまだ十分とは結論できない。またさまざまな環境下での［−2］proPSA 変化はまだ明らかでない部分も多い。例えば前立腺肥大における変化や各種薬剤（ホルモン療法や 5 α 還元酵素阻害薬など）投与による変化，生検による変化，放射線治療後の変化等々である。これらに関しては現在研究が進行しており，次第に明らかになっていくものと思われる。また，他の期待されるバイオマーカー，例えば PCA3 や TMPRSS2/ERG との比較や関連性についても興味がもたれるところである。今後の研究の進展に期待したい。

参考文献

1) Andriole GL, Crawford ED, Grubb RL, et al : Mortality Results from a Randomized Prostate-Cancer Screening Trial. N Engl J Med 360 : 1310-1319, 2009
2) Schröder FH, Hugosson J, Roobol MJ, et al : Screening and prostate-cancer mortality in a randomized European study. N Engl J Med 360 : 1320-1328, 2009
3) Wang MC, Valenzuela LA, Murphy GP, et al : Purification of a human prostate specific antigen. Invest Urol 17 : 159-163, 1979
4) Stamey TA, Yang N, Hay AR, et al : Prostate-specific antigen as a serum marker for adeno-

carcinoma of the prostate. N Engl J Med 317 : 909-916, 1987
5) Lilja H, Christensson A, Dahlén U, et al : Prostate-specific antigen in serum occurs predominantly in complex with α1-antichymotrypsin. Clin Chem 37 : 1618-1625, 1991
6) 原三郎，井上徳治，小柳嘉子，他：免疫電気泳動上からみた精漿成分，特にその特異成分―体液・分泌液の法医免疫学的研究．日法医誌 23：117-122，1969
7) Mikolajczyk SD, Marks LS, Partin AW, et al : Free prostate-specific antigen in serum is becoming more complex. Urology 59 : 797-802, 2002
8) Mikolajczyk SD, Grauer LS, Millar LS, et al : A precursor form of PSA (pPSA) is a component of the free PSA in prostate cancer serum. Urology 50 : 710-714, 1997
9) Mikolajczyk SD, Millar LS, Marker KM, et al : Seminal plasma contains "BPSA," a molecular form of prostate-specific antigen that is associated with benign prostatic hyperplasia. Prostate 45 : 271-276, 2000
10) Mikolajczyk SD, Rittenhouse HG : Pro PSA : a more cancer specific form of prostate specific antigen for the early detection of prostate cancer. Keio J Med 52 : 86-91, 2003
11) Jansen FH, Roobol M, Jenster G, et al : Screening for prostate cancer in 2008 II : the importance of molecular subforms of prostate-specific antigen and tissue kallikreins. Eur Urol 55 : 563-574, 2009
12) Chan TY, Mikolajczyk SD, Lecksell K, et al : Immunohistochemical staining of prostate cancer with monoclonal antibodies to the precursor of prostate-specific antigen. Urology 62 : 177-181, 2003
13) Fujizuka Y, Ito K, Oki R, et al : Predictive value of different prostate-specific antigen-based markers in men with baseline total prostate-specific antigen <2.0 ng/mL. Int J Urol 24 : 602-609, 2017
14) Bangma CH, Wildhagen MF, Yurdakul G, et al : The value of (−7, −5) pro-PSA and human kallikrein-2 as serum markers for grading prostate cancer. BJU Int 93 : 720-724, 2004
15) Lein M, Semjonow A, Graefen M, et al : A multicenter clinical trial on the use of (−5, −7) pro prostate specific antigen. J Urol 174 : 2150-2153, 2005
16) Naya Y, Fritsche HA, Bhadkamkar VA, et al : Evaluation of precursor prostate-specific antigen isoform ratios in the detection of prostate cancer. Urol Oncol 23 : 16-21, 2005
17) Sokoll LJ, Sanda MG, Feng Z, et al : A prospective, multicenter, National Cancer Institute Early Detection Research Network study of [−2] proPSA : improving prostate cancer detection and correlating with cancer aggressiveness. Cancer Epidemiol Biomarkers Prev 19 : 1193-1200, 2010
18) Sokoll LJ, Wang Y, Feng Z, et al : [−2] proenzyme prostate specific antigen for prostate cancer detection : a national cancer institute early detection research network validation study. J Urol 180 : 539-543, 2008
19) Catalona WJ, Partin AW, Sanda MG, et al : A multicenter study of [−2] pro-prostate specific antigen combined with prostate specific antigen and free prostate specific antigen for prostate cancer detection in the 2.0 to 10.0 ng/ml prostate specific antigen range. J Urol 185 : 1650-1655, 2011
20) Filella X, Giménez N : Evaluation of [−2] proPSA and Prostate Health Index (phi) for the detection of prostate cancer : a systematic review and meta-analysis. Clin Chem Lab Med 51 : 729-739, 2013
21) Ito K, Fujizuka Y, Ishikura K, et al : Next-generation prostate-specific antigen test : precursor form of prostate-specific antigen. Int J Clin Oncol 19 : 782-792, 2014
22) Beckman Coulter Access Hybritech p2PSA Assay Technical Information : https://www.alphamedical.sk/files/b2010-11286_p2psa_tech_bulletin_final.pdf
23) Woodrum D, French C, Shamel LB : Stability of free prostate-specific antigen in serum samples under a variety of sample collection and sample storage conditions. Urology 48 : 33-39, 1996
24) Cartledge JJ, Thompson D, Verril H, et al : The stability of free and bound prostate-specific antigen. BJU Int 84 : 810-814, 1999
25) Paus E, Nilsson O, Børmer OP, et al : Stability of free and total prostate specific antigen in serum from patients with prostate carcinoma and benign hyperplasia. J Urol 159 : 1599-1605, 1998
26) Igawa T, Takehara K, Onita T, et al : Stability of [−2] Pro-PSA in Whole Blood and Serum : Analysis for Optimal Measurement Conditions. J Clin Lab Anal 28 : 315-319, 2014
27) Semjonow A, Köpke T, Eltze E, et al : Pre-analytical in-vitro stability of [−2] proPSA in blood and serum. Clin Biochem 43 : 926-928, 2010
28) 石倉清秀：前立腺癌の新規バイオマーカー [−2] proPSA. 臨床病理 63：84-93，2015

Prostate Journal 5(1), 2018, 13～17

特集1

前立腺癌のバイオマーカー 3. proPSA（臨床）

平間 裕美，杉元 幹史
香川大学医学部泌尿器・副腎・腎移植外科*

要旨 現在，前立腺癌のマーカーとして前立腺特異抗原（Prostate Specific Antigen：PSA）が広く使用されているが，特異度が低いという問題がある。proPSAのアイソフォームの一つである［－2］proPSAとそれを用いた計算式から算出されるPHIは，PSAのその重大な欠点を補うバイオマーカーとして注目されている。前立腺癌診断や悪性度の予測のみならず，モニタリングマーカーとして実用化されることが期待される。

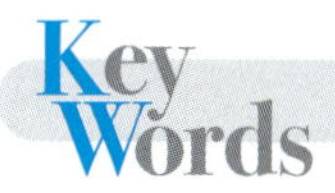
proPSA，PHI，前立腺癌

はじめに

現在，前立腺癌のマーカーとしては前立腺特異抗原（Prostate Specific Antigen：PSA）が広く使用されているが，それにはいくつかの重大な欠点がある。最大の問題点は前立腺癌特異性が低いことである。すなわち，良性の前立腺肥大や炎症，また射精によってもPSAは上昇する（偽陽性）。さらに，PSAの絶対値が前立腺癌の悪性度を反映しないことも臨床上の大きな問題である。そのため，確定診断のためには前立腺生検が必須である。PSA値が4～10ng/mLのいわゆるグレーゾーンにおける前立腺癌検出率は25～30%である。つまり4ng/mLをカットオフ値に設定した場合，そのPSAレンジにおいては，約70%の人に不必要な生検が施行されることになる。またPSA値が4ng/mL以下であっても約15%に前立腺癌が検出されることもわかっている[1]。これらのことより，PSAは前立腺癌のマーカーとしては未熟なものであると言わざるを得ない。

不必要な生検を回避し，効率よく前立腺癌を診断するためには感度や特異性に優れた画像評価やバイオマーカーの開発・進歩が求められている。われわれはPSAに代わる有望なバイオマーカーの一つとして，PSAの前駆体であるproPSAについて研究を重ねてきた。ここではproPSAについて臨床的な面から解説する。

Ⅰ．PSA時代における問題点

PSA検査を用いた前立腺癌検診は，死亡率低下効果があることが証明された。2009年に発表された欧州のEuropean Randomized Study of Screening for Prostate Cancer（ERSPC）の中間解析では，経過観察期間が9年の間に検診介入群は検診非介入群（コントロール群）と比較して20%の癌死低下効果が得られた[2]。ERSPCの約60%のデータを提供しているスウェーデン・イエテボリのRCT（randomaized controlled trial）で，より長期の成績が報告された。コントロール群におけるPSA検診のコンタミネーション（コントロール群のPSA検診受診率）が低く抑えられており，14年間の経過観察で検診介入により44%の癌死低下効果を認めた。さらに検診群のコンプライアンス（実際に検診を受けた症例）を補正すると56%の癌死低下率となった[3]。

癌検診効率の指標として，1人のイベント発生を減らすために必要なスクリーニング検査数（number needed to screen：NNS）と，1人のイベント発生を減らすために必要な治療数（number

proPSA (clinical research)
Hiromi Hirama and Mikio Sugimoto
Department of Urology, Kagawa University Faculty of Medicine

key words：proPSA, PHI, prostate cancer

*木田郡三木町池戸1750-1（087-891-2202）〒761-0793

図1　Grade 別前立腺癌特異的死亡率（文献 4 より引用）

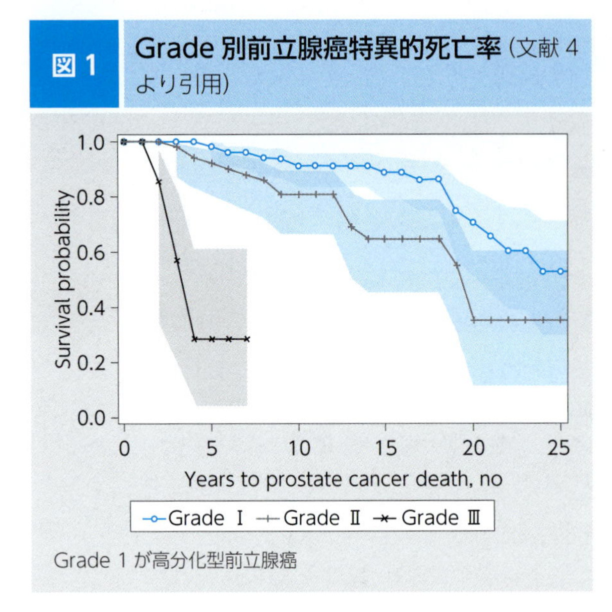

Grade 1 が高分化型前立腺癌

図2　血清中での PSA の分子形態

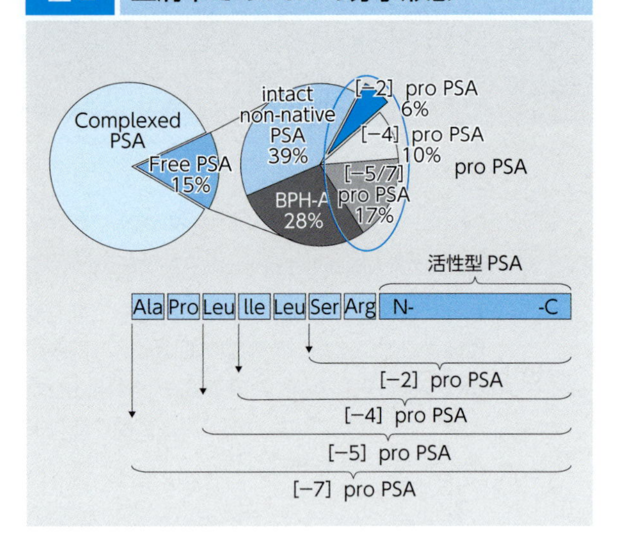

needed to treat：NNT）があるが，イベントを前立腺癌死とした場合の試算では ERSPC における NNS は 1,410 人，NNT は 48 人であることが示された[2]。これらの結果からみると，やはり現在の PSA 検診では一定程度の過剰診断は避けられず，それがひいては過剰治療の原因となっていると言わざるを得ない。

また，スクリーニングの普及により早期前立腺癌の増加，とくに低悪性度で腫瘍量の少ない癌が発見される割合が増加している。北欧の限局性前立腺癌における観察研究によると，高分化型前立腺癌であれば15年間無治療でも9割は癌死しない（**図 1**）こともわかっている[4]。これらのことを総合すると，前立腺癌診療における過剰治療は重大な問題としてとらえられるべきであろう。

Ⅱ．理想のバイオマーカーとは？

バイオマーカーとは「通常の生物学的過程，病理学的過程，もしくは治療的介入に対する薬理学的応答の指標として，客観的に測定され評価される特性」と定義されており，広義には日常診療で用いられるバイタルサインや，生化学検査，血液検査，腫瘍マーカーなどの各種臨床検査値や画像診断データなどが含まれる[5]。

癌バイオマーカーには，診断マーカー，予後予測マーカー，治療反応性予測マーカー，モニタリングマーカーなどがあり，バイオマーカーに求められることは，高い感度と特異性をもち，解析が妥当かつ汎用的であることに加えて，非侵襲的に試料が得られ，再現性が高く，簡便でかつ安価なことである。

Ⅲ．proPSA とは

proPSA は freePSA のアイソフォームの一つであり，maturePSA の N 末のアミノ基の数によって［−2］proPSA,［−4］proPSA,［−5］proPSA,［−7］proPSA などの種類がある（**図 2**，他稿の「proPSA の基礎」参照）。［−5/−7］proPSA についての報告は散見されるが，癌診断や悪性度評価において既存のマーカーを改善させなかったとしている[6, 7]。proPSA のアイソフォームのうち，近年とくに注目が集まっているのが［−2］proPSA（p2PSA）である。さらに p2PSA, freePSA, totalPSA を使用した計算式から算出されるものに, Beckman Coulter Prostate Health Index：PHI（$= (\text{p2PSA}/\text{freePSA}) \times \sqrt{(\text{totalPSA})}$）がある。これらはとくに前立腺癌における診断やその悪性度，腫瘍量との相関性が高いことで有用とされ臨床応用されつつある。ここではとくに p2PSA および PHI についてこれまでに報告された研究を紹介する。

Ⅳ．前立腺癌診断における有用性

不必要な生検を避ける目的を達成するため，PSA 10ng/mL 以下の集団における報告が多くなされている。

Mikolajczyk らは PSA 4～10ng/mL で前立腺生検を受けた患者 380 名（そのうち前立腺癌と診断されたのは 142 名［37.4%］）の保存検体を用いて，癌診断の AUC を算出した。%proPSA, %p2PSA

図3 PHIとGS≧7の関係（文献10より引用改変）

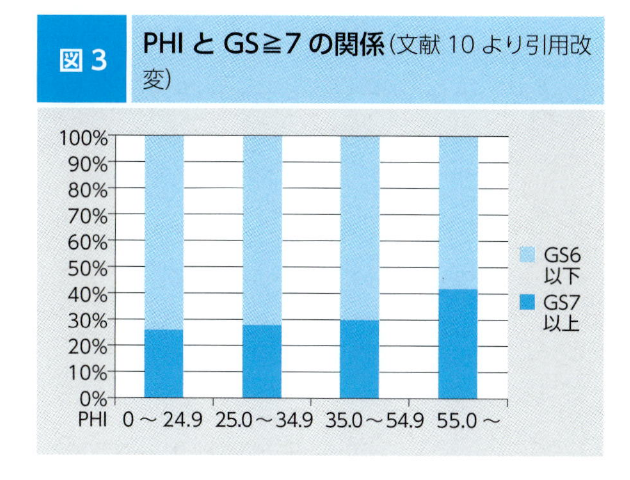

（＝p2PSA/freePSA），%freePSA，PSAのAUCはそれぞれ0.689，0.635，0.627，0.526であり，%proPSAの特異度は，感度95%，90%，85%でそれぞれ19，31，40%とパラメーターのなかで最も良いマーカーであった。PSA 4～10ng/mLにfree-PSA＞25%を組み合わせると，さらに%p2PSAの癌診断効率が上がることが示された[8]。

Catalonaらも同様の報告をしている。PSA 2～10ng/mL，患者1,091名を対象（そのうち前立腺癌と診断されたのは456名［41.8%］）としたところ，%freePSA（AUC＝0.602）やPSA（AUC＝0.519）に比べて%p2PSAはAUC＝0.638と高かったことを示した。さらにPSA 2～4ng/mLのグループにおいて感度90%とした場合，%p2PSAは19%の不必要な生検を回避できると予想された。一方，freePSAおよびPSAの生検回避率はそれぞれ10%，11%であったと報告した[9]。

Ⅴ．前立腺癌悪性度，腫瘍ボリュームの予測

前立腺癌の診断を効率よく行うためのツールにとどまらず，癌の悪性度を予測することも示唆されている。前立腺生検における病理学的評価だけではなく，前立腺全摘標本による報告もみられる。

CatalonaらはPSA 2～10ng/mLでかつ直腸診正常の892名を対象とし，前立腺生検における癌の診断およびGleason Score（GS）7以上となるリスクの検討をプロスペクティブに行い報告した。

前立腺癌の可能性はPHI≧55.0，≦24.9のグループにおいてそれぞれ52.1%，11.0%で，≧55.0のグループは≦24.9のグループよりも4.7倍リスクが高いことを示した。さらにGS7以上の可能性はPHI≧55.0，≦24.9のグループにおいてそれぞれ42.1%，26.1%で**（図3）**，≧55.0のグループは≦24.9のグループよりも1.61倍のリスクがあると報告した[10]。

Jansenらも同様の報告をしている。ERSPC 405名を含む計756名の患者が対象で，p2PSAおよびPHIはPSAや%freePSAに比べて前立腺癌診断およびGS7以上の予測に有用なことを示した[11]。

わが国ではItoらがPSA 2～10ng/mLで前立腺生検を施行された239名のバイオバンクからの測定を行い（うち前立腺癌の診断を受けたのは53名［22.2%］），p2PSA関連パラメーター（%p2PSA，proPSA/%freePSA，PHI）はGSおよび癌占拠率と相関したと報告した。前立腺重量調整（total volumeおよびTZ volume）での解析も行い，さらに診断効率が改善したという結果が得られている[12]。

350名の前立腺全摘術施行患者の病理学的結果との検討をGuazzoniらが報告した。%p2PSAおよびPHIは，pT3，pGS7以上，生検からのup grade，腫瘍量＞0.5mLで有意に高く，pT3となるリスク検討における多変量解析で得られたオッズ比（95% CI）は，%p2PSA，PHIでそれぞれ1.802（1.264-2.569），1.021（1.009-1.034）であった[13]。

Ⅵ．監視療法での有用性

低悪性度の前立腺癌患者への過剰治療を回避するため，さまざまなプログラムによる監視療法（active surveillance：AS）が世界で行われている。このASにおけるp2PSAの有用性を検討した研究も行われている。各研究のプログラムを**表1**に示す。

Johns Hopkins大学におけるASプログラムは年1回の再生検が行われるというもので，その報告によると，AS観察期間中央値4.3年（0.96～10.47年）における再生検の病理学的悪化（reclassification）は37.7%（167名中63名）だった。AS開始時の%freePSA，%p2PSA，p2PSA/%free-PSA，PHIは再生検のreclassificationやGS up gradeを予測した。なかでも%p2PSAとPHIが最も正確な因子であると結論づけた[14]。

著者らは日本で最初のAS研究である班研究で，同様の結果を報告した[15]。この班研究での再生検はAS開始から1年目に行われる規定となっており，reclassificationは67名中25名（37.3%）で認め，AS開始時における%p2PSA≧2.93とPHI≧76.3のreclassificationとなった割合は，69.23%と

表1 監視療法プログラム

		Johns Hopkins 大学	班研究	PRIAS
選択規準	cTstage	T1c	T1c	T1c or T2
	PSA 値（ng/mL）	規定なし	＜20	≦10
	PSA 密度（ng/mL/cc）	≦0.15	規定なし	＜0.2
	Gleason Score	≦6（3+3）	≦6（3+3）	≦6（3+3）
	陽性コア数	1～2本	1～2本	1～2本
	癌占拠率（%）	＜50	＜50	規定なし
観察方法	PSA 測定	6ヵ月毎	3ヵ月毎（最初の6ヵ月は2ヵ月毎）	3ヵ月毎（2年目以降は6ヵ月毎）
	直腸診	6ヵ月毎	6ヵ月毎	6ヵ月毎
	再生検	1年毎	1年目	1，4，7，10年目 それ以降は5年毎または PSADT 3～10年[注1]
治療勧告のトリガー		再生検での reclassification	再生検での reclassification PSADT≦2年	再生検での reclassification PSADT≦3年[注2]

注1：2015年以降，“10年以下”に変更
注2：2015年以降，PSADTによる治療介入を撤廃

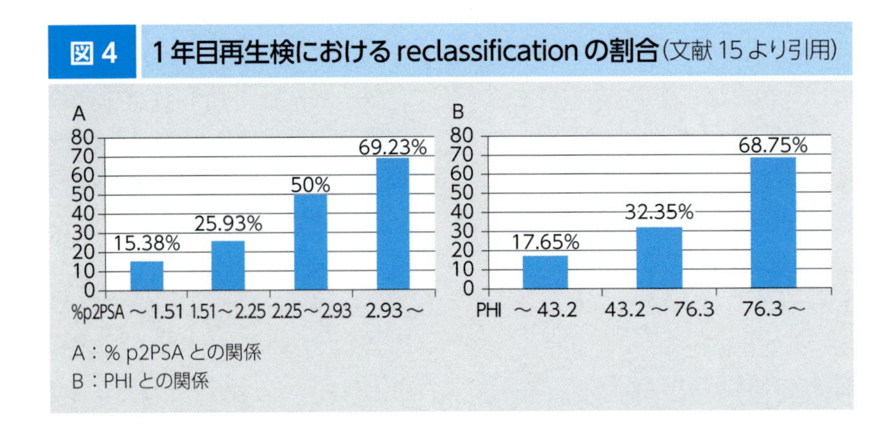

図4 1年目再生検における reclassification の割合（文献15より引用）

A：% p2PSA との関係
B：PHI との関係

68.75%だったことを示した（**図4**）。1年目における reclassification は，病勢の進行というよりは初回生検時の過小評価の可能性もあることは念頭に置いておく必要がある。

現在進行中のPRIAS（Prostate Cancer Research International Active Surveillance）研究では，前向きに p2PSA の有用性を検証中である。

PRIAS はオランダを中心に2006年から開始され（2017年現時点で18ヵ国が参加），わが国も2010年より PRIAS-JAPAN として参加している。PRIAS-JAPAN では，他の参加国に率先して付随研究としての p2PSA 研究を2013年から開始している。**表1** に示すように，PRIAS では最初の2年までは3ヵ月毎に，その後は6ヵ月毎に PSA を測定するというプログラムであるが，p2PSA 付随研究では PSA 採血に合わせて p2PSA 測定用に血清を保存している。より安全に AS を遂行するための選択規準や経過観察中のバイオマーカーとして有用であるかどうか，再生検の reclassification だけでなく，前立腺全摘となった患者での病理学的評価と p2PSA の関連を検討する必要があり，その結果が待たれる。これらの実用化は，監視療法の普及へと大きく貢献するだろう。

Ⅶ．今後の展望

2016年版の NCCN ガイドラインでは，生検結果が陰性の場合には PHI などを測定し再生検を考慮すべきと追加記載された[16]。このことからも

PHIへの期待が高いことがうかがえる。現時点では集団検診などのスクリーニングにはPSAで，生検の可否を判断する材料にはPHIというような使い分けが妥当かもしれないが，PHIの測定におけるコストパフォーマンスや測定環境の整備が整えば，将来的にPHIはPSAにとって代わるバイオマーカーになる可能性があるだろう。

おわりに

PSAは前立腺癌の診断や治療効果に多大な貢献をしてきたが，特異性が低いという重大な問題がある。

PSAを凌駕する血清マーカーとしてproPSAが期待されている。なかでもproPSAのアイソフォームの一つである［－2］proPSA（p2PSA）とPHIはPSAに比較して癌特異性が高く，さらに悪性度を反映できると考えられている。すなわち不必要な生検を避けつつも，臨床的に重要な癌の見落としを減らせる可能性がある。また診断のみならず，治療後の経過観察においても有用であることも証明されており，近い将来での実用化が期待される。

参考文献

1）Thompson IM, Pauler DK, Goodman PJ, et al：Prevalence of prostate cancer among men with a prostate-specific antigen level<or＝4.0ng per milliliter. N Engl J Med 350：2239-2246, 2004
2）Schröder FH, Hugosson J, Roobol MJ, et al：Screening and prostate-cancer mortality in a randomized European study. N Engl J Med 360：1320-1328, 2009
3）Hugosson J, Carlsson S, Aus G, et al：Mortality results from the Göteborg randomised population-based prostate-cancer screening trial. Lancet Oncol 11：725-732, 2010
4）Popiolek M, Rider JR, Andre'n O, et al：Natural history of early, localized prostate cancer：a final reportfrom three decades of follow-up. Eur Urol 63：428-435, 2013
5）Biomarkers Definitions Working Group：Biomarkers and surrogate endpoints：preferred definitions and conceptual framework. Clin Pharmacol Ther 69：89-95, 2001
6）Bangma CH, Wildhagen MF, Yurdakul G, et al：The value of（－7, －5）pro-prostate-specific antigen and human kallikrein-2 as serum markers for grading prostate cancer. BJU Int 93：720-724, 2004
7）Stephan C, Meyer HA, Kwiatkowski M, et al：A（－5, －7）proPSA based artificial neural network to detect prostate cancer. Eur Urol 50：1014-1020, 2006
8）Mikolajczyk SD, Catalona WJ, Evans CL, et al：Proenzyme forms of prostate-specific antigen in serum improve the detection of prostate cancer. Clin Chem 50：1017-1025, 2004
9）Catalona WJ, Bartsch G, Rittenhouse HG, et al：Serum pro prostate specific antigen improves cancer detection compared to free and complexed prostate specific antigen in men with prostate specific antigen 2 to 4ng/ml. J Urol 170：2181-2185, 2003
10）Catalona WJ, Partin AW, Sanda MG, et al：A multicenter study of［－2］pro-prostate specific antigen combined with prostate specific antigen and free prostate specific antigen for prostate cancer detection in the 2.0 to 10.0ng/ml prostate specific antigen range. J Urol 185：1650-1655, 2011
11）Jansen FH, van Schailk RH, Kurstjens J, et al：Prostate-specific antigen（PSA）isoform p2PSA in combination with total PSA and free PSA improves diagnostic accuracy in prostate cancer detection. Eur Urol 57：921-927, 2010
12）Ito K, Miyakubo M, Sekine Y, et al：Diagnostic significance of［－2］pro-PSA and prostate dimension-adjusted PSA-related indices in men with total PSA in the 2.0-10.0ng/mL range. World J Urol 31：305-311, 2013
13）Guazzoni G, Lazzeri M, Nava L, et al：Preoperative prostate-specific antigen isoform p2PSA and its derivatives, %p2PSA and prostate health index, predict pathologic outcomes in patients undergoing radical prostatectomy for prostate cancer. Eur Urol 61：455-466, 2012
14）Tosoian JJ, Loeb S, Feng Z, et al：Association of［－2］proPSA with biopsy reclassification during active surveillance for prostate cancer. J Urol 188：1131-1136, 2012
15）Hirama H, Sugimoto M, Ito K, et al：The impact of baseline［－2］proPSA-related indices on the prediction of pathological reclassification at 1 year during active surveillance for low-risk prostate cancer：the Japanese multicenter study cohort. J Cancer Res Clin Oncol 140：257-263, 2014
16）NCCN Guideline, Prostate Cancer Version1. https://www.nccn.org/professionals/physician_gls/pdf/prostate.pdf

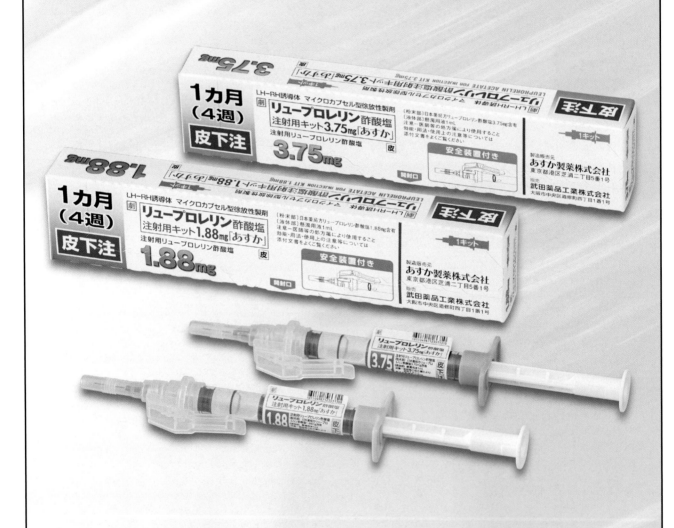

特集1

前立腺癌のバイオマーカー
4. NSE・Chromogranin A

小島　聡子
帝京大学ちば総合医療センター泌尿器科*

要旨　神経内分泌分化を伴う前立腺癌はホルモン療法や抗癌剤に抵抗性で非常に予後が悪いことが知られている。NSE, Chromogranin A は代表的な神経内分泌腫瘍のマーカーで，組織中もしくは血液中にその発現を同定することができる。前立腺癌においてその発現が高いと神経内分泌癌と診断され，治療に抵抗性であることが示唆される。とくに，転移性前立腺癌や去勢抵抗性前立腺癌におけるマーカーの発現が予後因子として重要である。

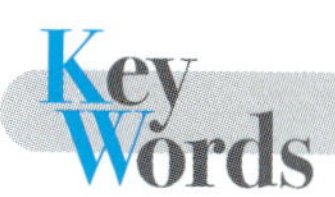
前立腺癌神経内分泌分化，NSE，Chromogranin A

はじめに

前立腺癌の組織型の一つに小細胞癌の形態を有する神経内分泌腫瘍がある[1]。正常前立腺や *de novo* の前立腺癌においても神経内分泌細胞が存在することが知られているが，近年は，去勢抵抗性前立腺癌における治療抵抗性の一因として前立腺癌の神経内分泌分化（neuroendocrine differentiation：NED）が注目されている。通常，神経内分泌腫瘍の診断は前立腺癌組織の免疫染色によって行われ，Chromogranin A（CgA），Neuron-specific enolase（神経特異的エノラーゼ：NSE），synaptophysin，CD56 などの陽性によって診断される[2]。CgA と NSE は，ともに肺小細胞癌や小児神経芽腫瘍，甲状腺髄様癌，褐色細胞腫，前立腺神経内分泌腫瘍などにおいて陽性となり，その診断や治療効果，再発率の予測に有用なマーカーとして知られている。

本稿では，前立腺癌 NED の主なマーカーである CgA と NSE についての臨床的意義とバイオマーカーとしての意義を述べる。

NSE・Chromogranin A
Satoko Kojima
Department of Urology, Teikyo University Chiba Medical Center

key words：Prostate Neuroendocrine tumor, NSE, Chromogranin A

*市原市姉崎 3426-3（0436-62-1211）〒 299-0111

Ⅰ．前立腺癌神経内分泌腫瘍とは

神経内分泌（Neuroendocrine：NE）腫瘍は比較的稀な腫瘍である。NE 細胞は，正常前立腺にも分布しており，その占める割合は 1％未満と微かであるが，パラクリン作用で正常前立腺組織における細胞増殖や分泌能を制御しているといわれている[3]。NE 腫瘍は，NSE, CgA, synaptophysin, CD56 などの神経内分泌細胞のマーカーを発現した腫瘍である（**図 1**）。Epstein らにより前立腺 NE 腫瘍の組織学的分類が提唱され[2]，その分類を元に作成された 2016 年の prostate neuroendocrine tumors WHO 分類では，1）前立腺癌に NED を伴ったもの，2）前立腺癌に Paneth 細胞様の NED を伴ったもの，3）カルチノイド，4）小細胞癌，5）大細胞癌の 5 つの組織型に分類された[4]（**表 1**）。本邦の前立腺癌取り扱い規約第 4 版では，前立腺癌の一つに 4）の小細胞癌が記載されており，通常の前立腺癌のなかで部分的に NED の所見を示すものは，所見としてそれを記載することとなっており，2001 年の取り扱い規約に定められていた「神経内分泌癌」の分類から変更されている。前立腺癌に NED を伴ったもの（前立腺癌 NED）は，通常の前立腺癌に何らかの遺伝子変化を生じた結果と考えられている。

前立腺に発生する NE 細胞の由来として，上皮細胞，前立腺癌細胞，良性の神経内分泌細胞や腺管細胞が考えられており，さまざまな遺伝子の発現

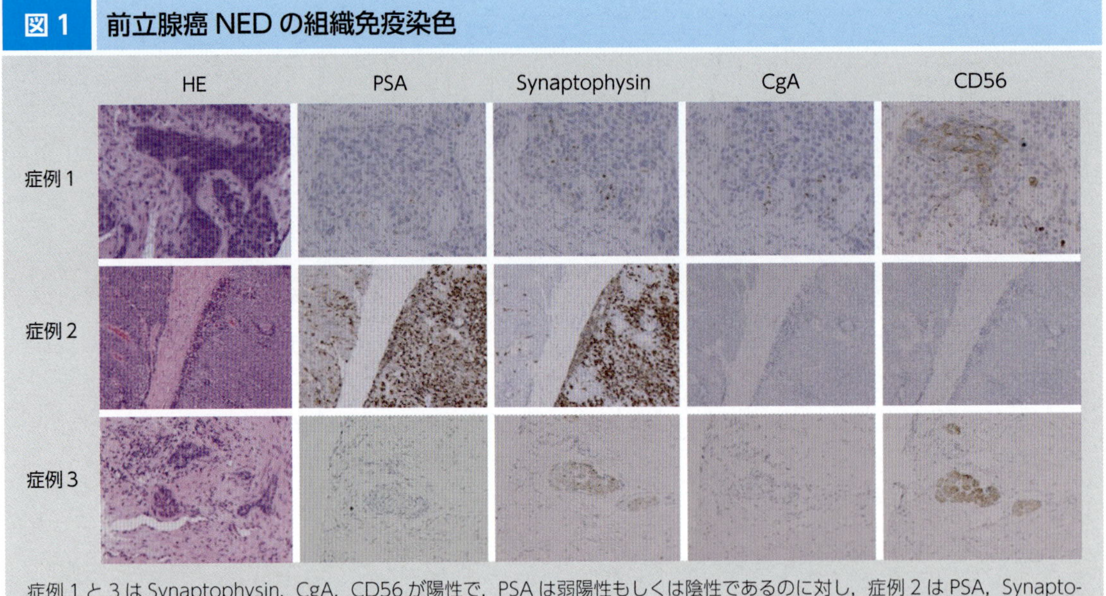

症例 1 と 3 は Synaptophysin，CgA，CD56 が陽性で，PSA は弱陽性もしくは陰性であるのに対し，症例 2 は PSA，Synaptophysin ともに陽性で，AR の活性が示唆される。

表1 2016 WHO classification of prostatic neuroendocrine (NE) tumors（文献 4 より引用）

1. Adenocarcinoma with NE differentiation
2. Adenocarcinoma with Paneth cell-like NE differentiation
3. Well-differentiated NE tumor (carcinoid tumor)
4. Small cell NE carcinoma
5. Large cell NE carcinoma

図2 神経内分泌腫瘍への分化経路（文献 4 より引用改変）

基底前駆細胞
良性神経内分泌細胞
or 腺管細胞
前立腺癌細胞
ホルモン療法
神経内分泌腫瘍
小細胞癌
神経内分泌分化を伴う前立腺癌
その他の神経内分泌腫瘍
（カルチノイド，大細胞癌など）

変化が NED を誘導するといわれている[4]（図 2）。前立腺癌 NED は，予後不良の指標とされ，アンドロゲンレセプター（AR）の発現が低下し，PSA の発現が低値となることが知られているが，実臨床では，すべての前立腺癌 NED において AR が陰性であるわけではない[5]。診断時にすでに *de novo* の NE 腫瘍が混在する前立腺癌も存在し，その頻度は SEER の統計では 0.06％と少ないが[6]，前立腺全摘除術の標本を免疫染色すると比較的多く NE 細胞が検出される[7]。前立腺癌 NED の誘因として，放射線照射[8]やホルモン療法などがあげられる。前立腺癌NEDは，アンドロゲン除去療法後，徐々に遺伝子の変化を起こすと考えられており，アンドロゲン除去下にLNCaP細胞を培養すると，NEDが誘導されることが報告されており，NE細胞の起源は前立腺癌細胞であることが示唆されている[9]。

Ⅱ．NSEとは

NSEはNE細胞に含有される解糖系の酵素であり，神経細胞に高い特異性を持っている腫瘍マーカーである。血清NSE値はELISA法で測定される。組織の免疫染色にも用いられるが，NE細胞における特異性は低いとされている[2]。組織学的NSE発現量と血清NSEには相関は認められず[10, 11]，また血清NSE値は血清PSA，CgA値とは相関が認められなかった[10]。血清NSE高値の症例は予後が悪いことが報告されている[10, 12]。

Ⅲ．CgAとは

CgAは脳および広範囲な神経内分泌システムに共貯蔵されている酸性タンパク質で，神経内分泌腫瘍において，血清や血漿中濃度の上昇，組織免疫染色陽性を認める。CgAは血清および組織免疫染色ともに，感受性が高く，NSEよりも特異性が高いマーカーで，NEDの指標として頻用される[13]。CgAは，NE細胞（良性，悪性）に陽性に染色され，sensitivityは10～90%，specificityは68～100%である。血中CgA濃度はNE腫瘍の体積や転移の有無，プロトンポンプ阻害薬や抗ヒスタミン薬の投与により変動するとされている[14]。組織免疫染色によるCgAの発現と血清CgAの発現には相関関係があり，組織CgAが陽性の症例においては67%で血清CgAが高値であり[7]，30%は免疫染色のみ，10%は血清のみでCgA陽性であったと報告されている[11]。ホルモン療法開始後，経時的血清中CgAは徐々に増加し，ベースラインから1年おきに，血清CgA高値の症例の割合が増加することからも，ホルモン療法の期間の前立腺癌NEDに対する影響が示唆される[7]**（図3）**。

Ⅳ．NSEとCgAの臨床的意義

前立腺NEDのマーカーとして使用される，NSEとCgAは，血清と組織で検出される。前立腺癌において，組織および血清中のCgA陽性は，非再発生存率と全生存率に関して有意な予後因子であった[7]**（図4）**。次項では，限局癌，転移癌，CRPCに分けて，NEDの臨床的意義について述べる。

図3　ホルモン療法治療期間と血清CgA陽性率（文献7より引用改変）

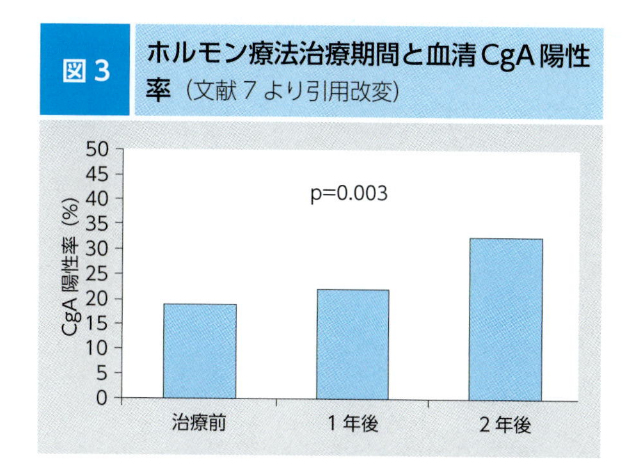

Ⅴ．限局性前立腺癌におけるNEDの意義

528例の前立腺全摘標本をCgAの免疫染色を用い，NE細胞の有無と陽性の程度をスコア化した結果，NEDを6.1%の症例に認め，病理学的病期（stage）と相関を認めた[15]。また，多変量解析においてもGleason scoreや術前PSA値とともにNED陽性は有意な予後因子であることが示された[7, 15, 16]。一方，Revelosらは，130例の前立腺全摘標本にCgAの免疫染色を行い，生化学的再発（BCR）との関連を検討したところ，Kaplan-Meier法ではCgA陽性はBCRを予測する因子であったが，多変量解析では独立した因子とはならなかった[17]。Jeetleらも，806例の限局性前立腺癌に保存的治療（ホルモン療法を含む）を行った症例の，診断時の組織検体にCgA免疫染色を行った結果，CgA陽性は，Gleason scoreと疾患特異的生存率に有意な関連があったが，多変量解析では独立した予後因子とはならなかった[18]。NE細胞は前立腺癌組織免疫染色にて36.5%と高率に存在するため，独立した予後因子とはなりにくく[19]，以上の文献的考察の結果，限局性前立腺癌に対し，ルーチンでのNE染色は推奨されていない[4]。

Ⅵ．転移性前立腺癌におけるNEDの意義

リンパ節転移組織や骨転移組織においてCgAの免疫染色によりNE細胞が同定され，その頻度は，2.2～56%[9, 20]であった。転移性前立腺癌の診断時にすでに前立腺におけるCgAの陽性率は22%であり，CgA陽性群で2年非再燃生存率は

図4 ホルモン感受性前立腺癌におけるCgAの発現と全生存率(文献7より引用改変)

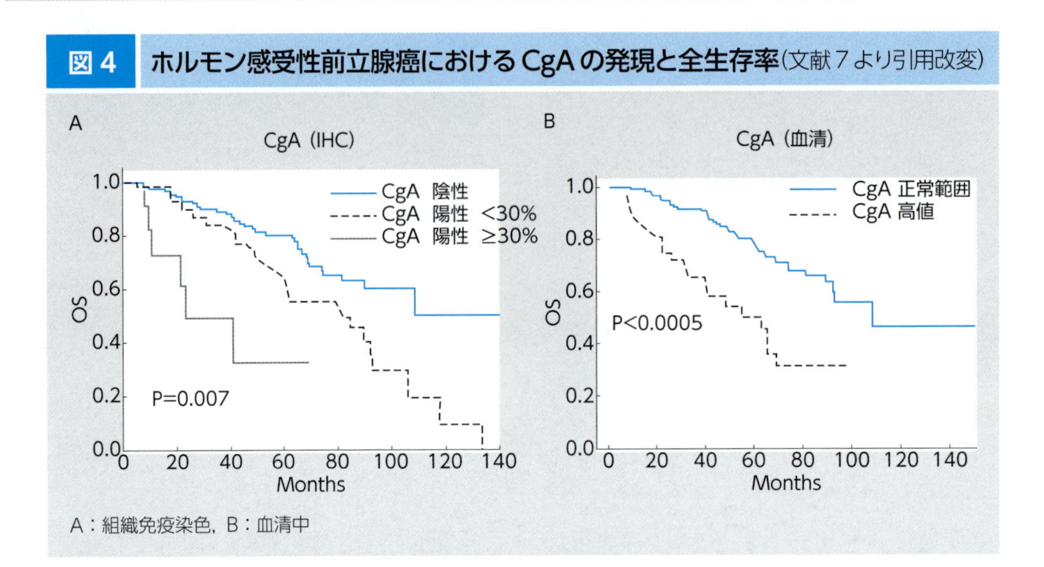

A:組織免疫染色, B:血清中

表2 CRPC患者を対象とした神経内分泌マーカーと予後因子の検討

年	文献	人数	測定	マーカー	前治療	治療	マーカー陽性率	PSA response	生存率 (p)	End point
2003	Hvamstad T, et al.[29]	138	Serum	NSE	ADT	RT	33%	ND	0.04	OS
2005	Berruti A, et al.[30]	108	Plasma	CgA	ADT	DOC	43.3%	n.s.	0.0002	OS
2005	Taplin ME, et al.[31]	390	Plasma	CgA	/	/	?	ND	0.0015	OS
2013	Komiya A, et al.[32]	24	IHC	CgA/NSE	ADT	DOC, PTX, 他	71.4%	ND	0.0117	CSS
2014	Conteduca V, et al.[33]	35	Serum	CgA	DOC	ENZ	71.4%	n.s.	0.0011	OS
2014	Burgio SL, et al.[34]	48	Serum	CgA	DOC	AA	66%	n.s.	0.2092	OS
2017	Heck MM, et al.[26]	45	Serum	CgA/NSE	DOC	AA	66/71%	n.s.	0.001	OS
2017	Dong B, et al.[35]	34	Serum	CgA/NSE	ADT	AA	48/25%	ND	0.001	PFS

NSE:Neuron-specific enolase, CgA:Chromogranin A, n.s.:not significant, ND:not determined, RT:放射線治療, DOC:ドセタキセル, PTX:パクリタキセル, ENZ:エンザルタミド, AA:アビラテロン, ADT:アンドロゲン除去療法, OS:overall survival, PFS:progression free survival, CSS:cause specific survival

18.2%, CgA陰性群で47.4% (p=0.0122) と, CgA陽性例では再燃までの期間が有意に短い結果であった[21]。同患者群で, 5年癌特異的生存率はCgA陽性群で34.1%, 陰性群で55.2% (p=0.3763) であり, 転移性前立腺癌におけるホルモン療法前のNE細胞の発現と全生存率に有意な関連性は示されなかった[22]。転移性前立腺癌の診断時の生検組織において, CgA染色が2+以上の場合は, 陰性もしくは弱陽性群に比較して, 明らかに癌特異的生存率が低いことが示された[11, 23, 24]。

Ⅶ. CRPCにおけるNEDの意義

前立腺NEDは, ホルモン療法の経過に従い増加し, CRPCの組織中にはNEDの検出率が高まり, 陽性率は43～85%になるといわれている[13, 25～27]。CRPCでは血清中のCgA濃度が高い症例では予後が悪い[28～31]。NE細胞はARを発現していないと一般的に考えられているが, AR陽性の場合でも, 54%にNEDを認めること, 逆にAR陰性例では100%にNEDを認められた[32]。一般的にARを発現していないNE腫瘍において, ホルモン療法の効果が期待できないとされており, CgA, NSEの発現が強いCRPCにおいてはアビラテロン, エンザルタミドなど新規ホルモン療法薬の治療効果が期待できない可能性が高い。その判断のために, CRPCになった時点での組織採取および免疫染色

図5 CRPC 患者における CgA および NSE の発現（血清中）とアビラテロン投与後の全生存率（文献 26 より引用改変）

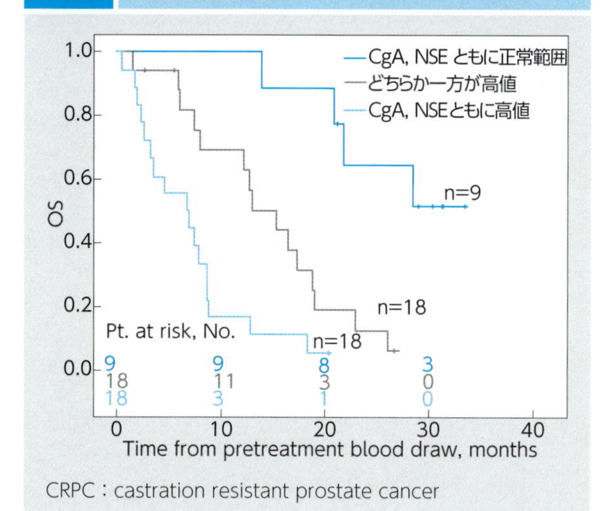

CRPC：castration resistant prostate cancer

図6 CRPC 患者における CgA および NSE の発現（血清中）とエンザルタミド投与後の全生存率（文献 33 より引用改変）

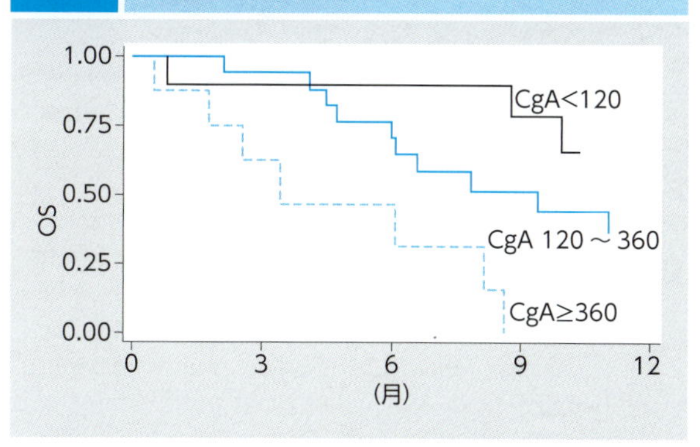

図7 血清 CgA, NSE 値とアビラテロン投与後の PSA 変化率（文献 26 より引用改変）

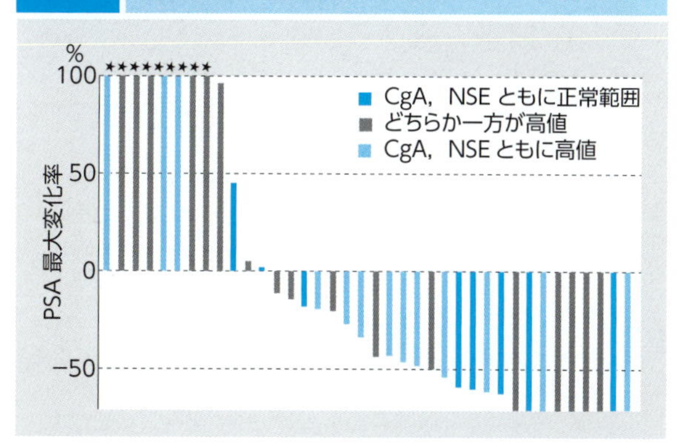

が望ましいが，転移部位と局所前立腺での分子の発現の違いの可能性や，NED の程度の差も考えられ，実際に多数の部位からの組織採取は困難である現状がある。**表 2** に，CRPC 患者における組織および血清中のマーカー値と生存率についてまとめた。Komiya らは，CRPC 患者の前立腺組織を採取し，組織学的に CgA もしくは NSE の発現が強陽性の場合は，癌特異的生存率で有意に予後が悪く，多変量解析においても独立した予後因子であることを報告した（$p=0.0058$）[32]。最近では，CRPC 患者における血清 CgA と NSE 値が，ともに高値の場合は，アビラテロン投与後の全生存期間が有意に短いこと **（図 5）**，そしてそれは多変量解析において独立した予後因子であることが示された[26]。なお，化学療法後にエンザルタミドを投与した場合も同様に，投与前の血清 CgA 値が高い群で，エンザルタミド投与後の全生存期間が有意に短く **（図 6）**，独立した予後因子であることが報告された[33]。しかし，それらのマーカーが高値であっても，アビラテロン **（図 7）** やエンザルタミドの投与により PSA が低下する場合も認めたことから，血清 CgA，NSE 高値は PSA 低下率と相関しないが，全生存期間における予後因子であると考えられる[26, 33, 34]。また，化学療法未施行の CRPC 患者にアビラテロンを投与後，6ヵ月後に CgA 値が低下した群において，PFS が有意に延長した[35]。

Ⅷ. 治療と展望

NE 腫瘍に対する標準治療はいまだ確率されていないが，肺小細胞癌の化学療法に準じた抗がん剤として，cisplatin＋etoposide（PE 療法）や cisplatin＋irinotecan（IP 療法）などのレジメンが有用との報告がある[36]。これらの治療は，保険外であり，また極めて急速に進行するので，有用性は限られている。今後は，NED に関わる遺伝子として知られる MYCN，AURKA などやその経路を標的とした治療が期待される[37]。

まとめ

以上のことから，前立腺癌 NED は，とくに転移性前立腺癌や CRPC において発現している場合は非常に予後が悪いことや，新規ホルモン療法薬の効果が限定的なことがわかった。CRPC になった時点で組織または血中の NE マーカーを測定することは予後を予測するのに有用である。

参考文献

1) 日本泌尿器科学会，日本病理学会，日本医学放射線学会編：泌尿器科・病理・放射線科前立腺癌取扱い規約第4版，金原出版，東京，2010
2) Epstein JI, Amin MB, Beltran H, et al : Proposed morphologic classification of prostate cancer with neuroendocrine differentiation. Am J Surg Pathol 38 : 756-767, 2014
3) Cindolo L, Cantile M, Vacherot F, et al : Neuroendocrine differentiation in prostate cancer : from lab to bedside. Urol Int 79 : 287-296, 2007
4) Priemer DS, Montironi R, Wang L, et al : Neuroendocrine Tumors of the Prostate : Emerging Insights from Molecular Data and Updates to the 2016 World Health Organization Classification. Endocr Pathol 27 : 123-135, 2016
5) Beltran H, Tomlins S, Aparicio A, et al : Aggressive variants of castration-resistant prostate cancer. Clin Cancer Res 20 : 2846-2850, 2014
6) Zaffuto E, Pompe R, Zanaty M, et al : Contemporary Incidence and Cancer Control Outcomes of Primary Neuroendocrine Prostate Cancer : A SEER Database Analysis. Clin Genitourin Cancer 15 : e793-800, 2017
7) Berruti A, Mosca A, Porpiglia F, et al : Chromogranin A expression in patients with hormone naïve prostate cancer predicts the development of hormone refractory disease. J Urol 178 : 838-843, 2007
8) Deng X, Elzey BD, Poulson JM, et al : Ionizing radiation induces neuroendocrine differentiation of prostate cancer cells in vitro, in vivo and in prostate cancer patients. Am J Cancer Res 1 : 834-844, 2011
9) Aprikian AG, Cordon-Cardo C, Fair WR, et al : Characterization of neuroendocrine differentiation in human benign prostate and prostatic adenocarcinoma. Cancer 71 : 3952-3965, 1993
10) Kamiya N, Akakura K, Suzuki H, et al : Pretreatment serum level of neuron specific enolase (NSE) as a prognostic factor in metastatic prostate cancer patients treated with endocrine therapy. Eur Urol 44 : 309-314, 2003
11) Kamiya N, Suzuki H, Kawamura K, et al : Neuroendocrine differentiation in stage D2 prostate cancers. Int J Urol 15 : 423-428, 2008
12) Tarle M, Frković-Grazio S, Kraljić I, et al : A more objective staging of advanced prostate cancer--routine recognition of malignant endocrine structures : the assessment of serum TPS, PSA, and NSE values. Prostate 24 : 143-148, 1994
13) Mosca A, Berruti A, Russo L, et al : The neuroendocrine phenotype in prostate cancer : basic and clinical aspects. J Endocrinol Invest 28 : 141-145, 2005
14) Glinicki P, Jeske W : Chromogranin A (CgA) --the influence of various factors in vivo and in vitro, and existing disorders on it's concentration in blood. Endokrynol Pol 61 : 384-387, 2010
15) May M, Siegsmund M, Hammermann F, et al : Prognostic significance of proliferation activity and neuroendocrine differentiation to predict treatment failure after radical prostatectomy. Scand J Urol Nephrol 41 : 375-381, 2007
16) Gunia S, Albrecht K, Koch S, et al : Ki67 staining index and neuroendocrine differentiation aggravate adverse prognostic parameters in prostate cancer and are characterized by negligible inter-observer variability. World J Urol 26 : 243-250, 2008
17) Revelos K, Petraki C, Scorilas A, et al : Correlation of androgen receptor status, neuroendocrine differentiation and angiogenesis with time-to-biochemical failure after radical prostatectomy in clinically localized prostate cancer. Anticancer Res 27 : 3651-3660, 2007
18) Jeetle SS, Fisher G, Yang ZH, et al : Neuroendocrine differentiation does not have independent prognostic value in conservatively treated prostate cancer. Virchows Arch 461 : 103-107, 2012
19) Ishida E, Nakamura M, Shimada K, et al : Immunohistochemical analysis of neuroendocrine differentiation in prostate cancer. Pathobiology 76 : 30-38, 2009
20) Bostwick DG, Qian J, Pacelli A, et al : Neuroendocrine expression in node positive prostate cancer : correlation with systemic progression and patient survival. J Urol 168 : 1204-1211, 2002
21) Kokubo H, Yamada Y, Nishio Y, et al : Immunohistochemical study of chromogranin A in Stage D2 prostate cancer. Urology 66 : 135-140, 2005
22) Yamada Y, Nakamura K, Aoki S, et al : Is neuroendocrine cell differentiation detected using chromogranin A from patients with bone metastatic prostate cancer a prognostic factor for outcome? Oncol Rep 15 : 1309-1313, 2006
23) Komiya A, Suzuki H, Imamoto T, et al : Neuroendocrine differentiation in the progression of prostate cancer. Int J Urol 16 : 37-44, 2009
24) Isshiki S, Akakura K, Komiya A, et al : Chromogranin a concentration as a serum marker to predict prognosis after endocrine therapy for prostate cancer. J Urol 167 : 512-515, 2002
25) Ahlgren G, Pedersen K, Lundberg S, et al : Regressive changes and neuroendocrine differentiation in prostate cancer after neoadjuvant hormonal treatment. Prostate 42 : 274-279, 2000
26) Heck MM, Thaler MA, Schmid SC, et al : Chromogranin A and neurone-specific enolase serum levels as predictors of treatment outcome in patients with metastatic castration-resistant prostate cancer undergoing abiraterone therapy. BJU Int 119 : 30-37, 2017
27) Fan L, Wang Y, Chi C, et al : Chromogranin A and neurone-specific enolase variations during the first 3 months of abiraterone therapy predict outcomes in patients with metastatic castration-resistant prostate cancer. BJU Int 120 : 226-232, 2017

28) Zissimopoulos A, Bantis A, Sountoulides P, et al : The prognostic value of serum chromogranin A and prostate specific antigen in prostate cancer patients for progression to the hormone resistance state. Hell J Nucl Med 12 : 234-237, 2009
29) Hvamstad T, Jordal A, Hekmat N, et al : Neuroendocrine serum tumour markers in hormone-resistant prostate cancer. Eur Urol 44 : 215-221, 2003
30) Berruti A, Mosca A, Tucci M, et al : Independent prognostic role of circulating chromogranin A in prostate cancer patients with hormone-refractory disease. Endocr Relat Cancer 12 : 109-117, 2005
31) Taplin ME, George DJ, Halabi S, et al : Prognostic significance of plasma chromogranin a levels in patients with hormone-refractory prostate cancer treated in Cancer and Leukemia Group B 9480 study. Urology 66 : 386-391, 2005
32) Komiya A, Yasuda K, Watanabe A, et al : The prognostic significance of loss of the androgen receptor and neuroendocrine differentiation in prostate biopsy specimens among castration-resistant prostate cancer patients. Mol Clin Oncol 1 : 257-262, 2013
33) Conteduca V, Burgio SL, Menna C, et al : Chromogranin A is a potential prognostic marker in prostate cancer patients treated with enzalutamide. Prostate 74 : 1691-1696, 2014
34) Burgio SL, Conteduca V, Menna C, et al : Chromogranin A predicts outcome in prostate cancer patients treated with abiraterone. Endocr Relat Cancer 21 : 487-493, 2014
35) Dong B, Fan L, Wang Y, et al : Influence of abiraterone acetate on neuroendocrine differentiation in chemotherapy-naive metastatic castration-resistant prostate cancer. Prostate 77 : 1373-1380, 2017
36) Noda K, Nishiwaki Y, Kawahara M, et al : Irinotecan plus cisplatin compared with etoposide plus cisplatin for extensive small-cell lung cancer. N Engl J Med 346 : 85-91, 2002
37) Dardenne E, Beltran H, Benelli M, et al : N-Myc Induces an EZH2-Mediated Transcriptional Program Driving Neuroendocrine Prostate Cancer. Cancer Cell 30 : 563-577, 2016

Prostate Journal 5(1), 2018, 27～32

特集1 前立腺癌のバイオマーカー

5. 尿中 PCA3

沖原 宏治
京都府立医科大学泌尿器科学教室*

要旨 欧米・アジア・わが国における，尿中 PCA3 を用いた前立腺癌診断に対する有用性を総括した。初回・再生検時において，尿中 PCA3 は，PSA density などの容積因子と組み合わせれば，生検の指針決定に貢献する。Risk calculator，Nomogram 作成に同マーカーを組み合わせれば，前立腺癌診断において付加的価値を有する。前立腺癌容積と関連性を有し，今後 PSA 監視療法の指針決定にも有望なマーカーである。

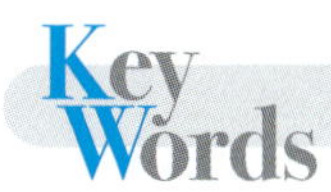

尿中 PCA3，前立腺癌，診断

はじめに

一般に新規腫瘍マーカーの役割を査定する項目は多岐にわたる。現在普及している，前立腺特異抗原（PSA）より，優れた前立腺癌検出能を有するかのエビデンスに始まり，1) PSA 関連マーカーとの診断能の比較，2）前立腺容積因子を組み込んだ診断能力の査定，3）再生検の診断能力の査定，4）Clinical insignificant cancer の予測，があげられる。本稿では，PCA3 の分子生物学的特徴と採取手技を解説し，日本人を含むアジア人種に焦点をおいた，1）～4）の考察に加え，前立腺全摘除術の組織結果との相関性，近年の画像診断を加味した PCA3 の診断能の現況，わが国における PCA3 臨床応用の現況についても論説する。

I. PCA3 の分子生物学的特徴と採取手技

PCA3（prostate cancer gene 3）は 1999 年に DD3（differential display code 3）として報告された[1]。この遺伝子は 9q21-22 に位置し，4 つのエクソンよりなり，3 つのトランスクリプションバリアントを持ち，PCA3 mRNA は非コード mRNA で蛋白に翻訳されない。PCA3は前立腺上皮組織にのみ発現し，前立腺以外の臓器には発現していない。また，正常な前立腺組織と比べ前立腺癌では約 66～100 倍発現が増加している[2]。一方，PSA（prostate specific antigen）gene の発現は前立腺癌と非癌組織とでほぼ同等に認められる。これらの特徴から PCA3 は前立腺癌に特異的な新しいバイオマーカーの一つとして注目されている。PCA3 検査で実際に測定される物質は尿中の PCA3 mRNA であり，直腸内指診後の初尿中に含まれる前立腺細胞に由来する。PCA3 mRNA は正常前立腺細胞にも存在し，尿中の前立腺細胞量にも測定値が依存する。PCA3 mRNA 量の補正のために PSA mRNA を同時に測定し，PCA3 mRNA を PSA mRNA で除した値（PCA3 mRNA/PSA mRNA）で評価する。

初期の PCA3 アッセイ検査では Quantitative RT-PCR TRF hybridization assay, a nucleic acid sequence based amplification assay（NASBA）を用いた核酸増幅定量を行い，前立腺癌診断の予測が可能であることが報告された[2, 3]。現在，欧米で臨床的に使用されている PROGENSA™ PCA3 assay は Transcription Mediated Amplification（TMA）と Hybridization Protection Assay（HPA）を用いて核酸増幅定量を行うことで，検体検査過程が簡便となり，informative rate が改善された。PROGENSA™ PCA3 assay による尿検体の採取，

Urinary Prostate Cancer Antigen 3
Koji Okihara
Department of Urology, Kyoto Prefectural University of Medicine

key words：Urinary Prostate Cancer Antigen 3, Prostate Cancer, Diagnosis

*京都市上京区河原町通広小路上る梶井町 465
（075-251-5111）〒602-8566

図1 PCA3 assay 検査の流れ

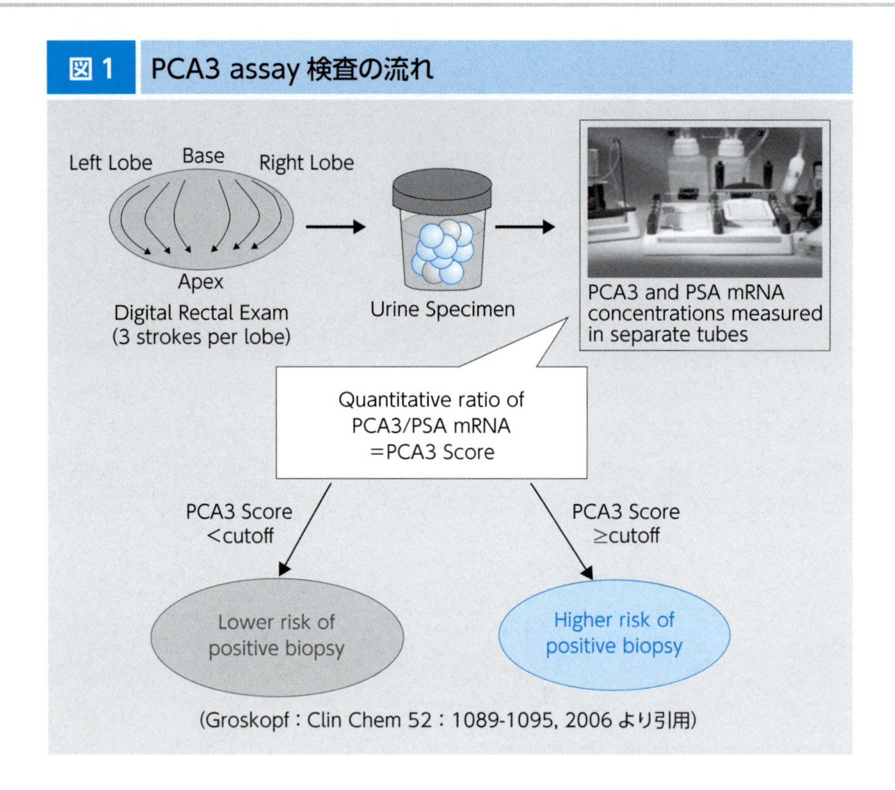

(Groskopf : Clin Chem 52 : 1089-1095, 2006 より引用)

取り扱いについて解説する。直腸内指診は両葉にbaseからapexへ向けて3ストローク，約1cmの深さに達する圧迫を加え，前立腺細胞を前立腺導管より尿道に圧出する。直腸内指診後の初尿を約20～30mL採取する。採取された尿検体は細胞とRNAを安定化させるための専用の容器に入れた後，測定される（図1）。検体保存の安定性の関係上，すぐに検体を容器に入れない場合には，尿が2～8℃になるようにまたは氷上で保冷し，4時間以内に専用容器に入れる。また専用容器に入った尿検体は2～8℃に保管した場合5日以内に，－20℃では30日以内に，－70℃では90日以内に測定を行う必要がある。

Ⅱ．PCA3の初回生検結果に関する診断能（欧州・わが国・アジアの成績）

欧州の多施設共同研究において，初回生検結果を予測に関するPCA3の有用性が検討された[4]。PSA 2.5～10ng/mLの516例のうち，40%が癌と診断された。ROC解析ではPCA3スコア（area under curve：AUC，0.761）はPSA（0.577），PSA density（0.689），f/t PSA（0.606）より有意に診断精度が高かった。PCA3カットオフ値35の場合，感度64%，特異度76%であった。

日本人を対象とした国内多施設共同研究では生検予定の647症例が登録された[5]。633例の検体が測定可能でinformative rateは98%であった。PCA3スコアの上昇に伴って前立腺癌の陽性率は上昇した。PCA3スコア20未満の場合，癌陽性率は16%であるのに対し，50以上の場合には61%であった。グレーゾーンPSA症例（PSA 4～10ng/mL，N=370）におけるROC解析ではPCA3スコア（AUC 0.742）は，PSA（0.557），PV（0.686），PSAD（0.692），f/t PSA（0.647）と比べ診断精度が最も高く，PCA3スコアとf/t PSAとの間に有意差（$p<0.05$）を認めた（図2）。日本人の生検症例においてもPCA3 scoreはPSA関連マーカーと比較して，前立腺癌検出の診断精度が高いことが確認された。またPCA3<20とPSAD<0.15を組み合わせた場合，癌症例は4%（72例中3例）であり，PCA3スコアとPSADを組み合わせることで前立腺癌リスクの低い症例を選別することが可能となり，生検を回避することが可能となる（図3）。

日本を除くアジア人を対象とした，初回生検に関するPCA3の診断能も報告もされている[6～8]。近年，中国人500名を対象としたROCカーブを用いた結果では[8]，PSA 4.0～10.0ng/mLの範疇に属する症例において，AUC値はPCA3（0.75）が有意に%fPSA（0.662，$p=0.046$）より高かった。

Ⅲ．再生検結果の診断能（欧米の成績）

欧州の多施設共同研究において，再生検結果の予測に関するPCA3の有用性について検討され

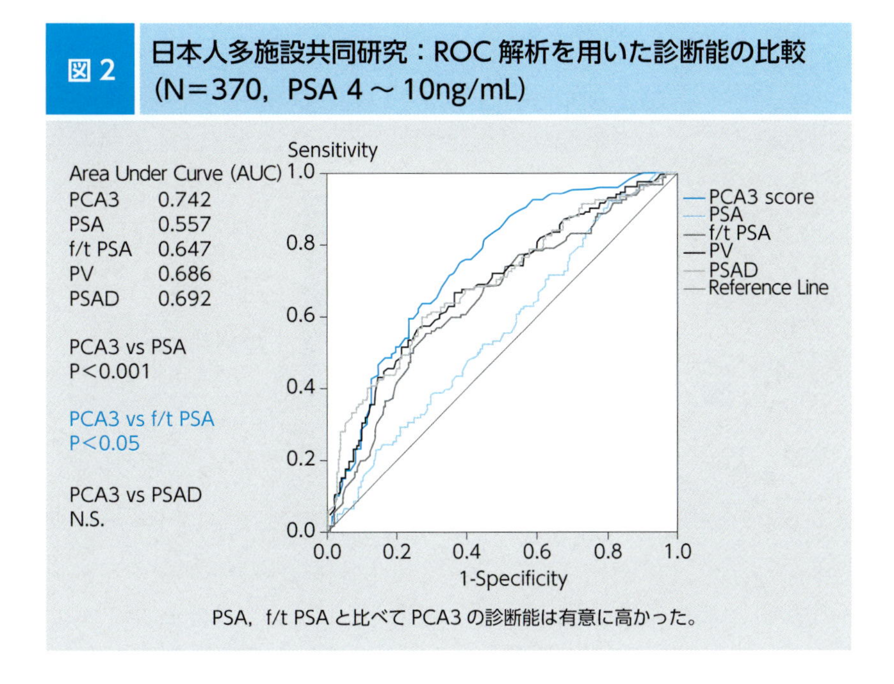

図 2 日本人多施設共同研究：ROC 解析を用いた診断能の比較 (N=370，PSA 4～10ng/mL)

PSA，f/t PSA と比べて PCA3 の診断能は有意に高かった。

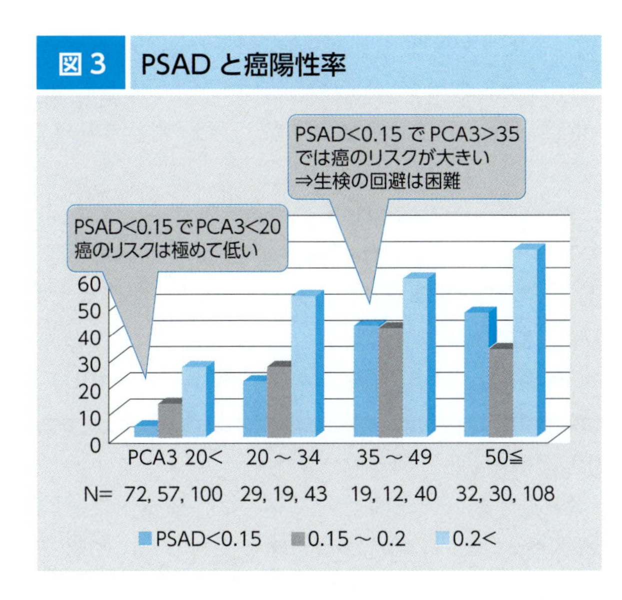

図 3 PSAD と癌陽性率

た[9]。463 例の検討で癌陽性率は 28% であり，PCA3 スコアの上昇に伴って生検陽性率が上昇した。PCA3 スコアは年齢，PSA，前立腺容積（PV）などの他のパラメータとの相関を認めなかった。ROC（receiver operation characteristics）解析では PCA3 スコア（AUC 0.658）は free-total PSA ratio（f/t PSA）(0.578) の診断精度を上回った (p=0.08)。PCA3 スコア 35 をカットオフ値とした場合の感度 47%，特異度 72% であるのに対し，f/t PSA 25% のカットオフ値では感度 83%，特異度 23% であった。感度 90% とした時の特異度は PCA3 スコアが 25%，f/T PSA が 16% であった。前立腺癌検出の特異度改善のため f/t PSA がよく用いられるが，PCA3 スコアは f/t PSA より診断精度が高かった。

デュタステリドの前立腺癌予防効果に関する大規模研究（the Reduction by Dutasteride of Prostate Cancer Event：REDUCE）で，プラセボ群に割り当てられた 1,140 例に再生検結果予測に関する PCA3 の有用性が検討された[10]。2 年時の PCA3 スコアと再生検結果の関係は，PCA3 スコアの上昇に伴って生検陽性率が上昇した **(図 4)**。ROC 解析では，PCA3 スコア（AUC 0.693）は f/t PSA（0.637），PSA（0.612）の診断精度を上回った。また 2 年時の PCA3 スコアを基に 4 年時の生検結果を予測した場合，PCA3 スコアは有意に未来の生検結果を予測したが（AUC 0.634，p=0.0002），PSA（0.535），f/t PSA（0.519）では結果予測困難であった。2 年時に PCA3 スコア 35 以上で生検陰性の症例は，4 年時の生検陽性リスクが約 2 倍に上昇した。

Ⅳ. 既存の検討因子に PCA3 スコアを組み合わせた risk calculator・nomogram

ロジスティック回帰解析を用いて，PCA3 スコア，PSA，PV，直腸内指診の 4 つの検査を組み合わせると診断精度が向上することが示された。ROC 解析では 4 つの検査値に基づく予測モデル（AUC 0.752）は PSA 単独（0.547）と比べ，より正確に生検結果を予測した[11]。

フィナステリドの前立腺癌予防効果に関する大規模研究（Prostate Cancer Prevention Trial：PCPT）のデータを基にした PCPT リスク計算機で

図4 PCA3スコアと生検陽性率の相関

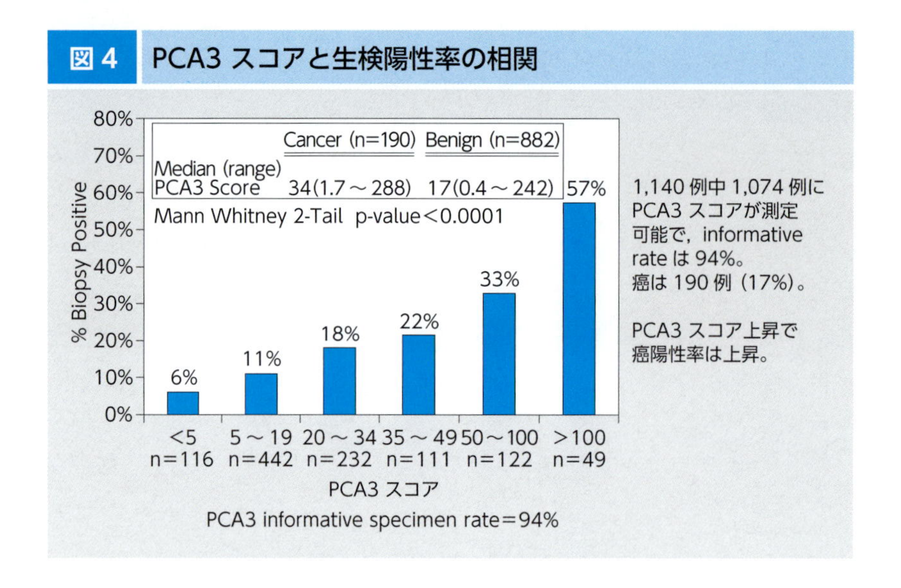

は6つの危険因子（PSA，直腸内指診所見，前立腺癌の家族歴，過去の生検の有無，年齢，人種）をもとに各個人のデータを入力することで前立腺癌のリスクを算出する。PCPTリスク計算にPCA3スコアを加えた場合（AUC 0.696）には，PSA単独（0.607），PCPTリスク（0.653）に対して有意に診断精度が改善し，PCA3スコアを加えるとより正確に癌リスクを予測した[12]。

前立腺癌予測のためのノモグラムは，多くの因子から前立腺癌を正確に予測するための2次元の図表である。Chunらは，年齢，PSA，直腸内指診所見，PV，過去の生検の有無にPCA3スコアを加えたノモグラムを作成した[13]。PCA3スコア17をカットオフ値として検討項目に入れた場合，その予測精度（predictive accuracy：PA）が0.68から0.73に改善した。初回生検を対象にしたノモグラムも作成され，PCA3スコア21をカットオフ値とした時の診断精度は0.81であった[14]。Elshafeiら[15]は，PSA値20ng/mL以下の初回前立腺針生検症例3,675例（癌診断症例：1,620例：44%）の5つの危険因子（PSA，直腸内指診所見，前立腺癌の家族歴，前立腺容積，年齢）をもとに，前立腺癌ならびにhigh-grade PINの2つのノモグラムを作成した。前立腺癌・high-grade PINのconcordance indexは，それぞれ，0.742，0.768と高い精度を有した。

V．腫瘍容積・Clinical insignificant cancerの予測

北米の報告では前立腺全摘術を行った98例について病理学的結果とPCA3スコアとの関係を検討した。腫瘍容積とPCA3スコアとの有意な相関（r＝0.269，p＝0.008）を認めた[16]。またinsignificant cancer（腫瘍容積<0.5cc，グリソンスコア≦6）のPCA3スコアはsignificant cancerと比べ有意に低く，PCA3スコア25をカットオフ値とするとinsignificant cancerの正診率が71.9%，オッズ比4.7であった。

欧州の報告では前立腺全摘術を行った106例についてPCA3スコアと腫瘍容積との関係を検討し，有意な相関（r＝0.409，p<0.001）を認めた。またPCA3スコア25をカットオフ値とすると腫瘍容積<0.5ccの予測（オッズ比5.4，p＝0.01），insignificant cancerの予測（オッズ比12.7，p＝0.003）が可能であった[17]。

欧米の多施設共同研究では，305例の病理学的結果とPCA3スコアとの関係を検討した。腫瘍容積<0.5cc，insignificant cancerの予測が可能である一方で，被膜外浸潤や精嚢浸潤などの局所進行癌や悪性度の高い癌の予測については有用性が乏しかった[18]。Hegdeら[19]は，中間・高リスクに限定した前立腺全摘除術109例の解析では，progression free survivalの予測には術前PCA3値な因子ではなかったと報告している。

一方，PSA監視療法症例のプロトコール生検のGleason Upgradeと初回ならびに経過観察中のPCA3値との相関性を検討し，両者ともにGleason Upgradeと有意な相関を認めたと報告されている[20]。

Ⅵ. MRI-TRUS fusion biopsy technique を用いた PCA3 の診断能

De Luca ら[21]は, 初回系統的生検で陰性であった 282 例に対し, MRI-TRUS fusion biopsy を行い, 生検前の PCA3 値, MRI の Prostate Imaging Reporting and Data System (PI-RADS) grade ならびに, グリソンスコアの相関性を検討している。その結果, PCA3 値>80 かつ PI-RADS が 4 以上の症例は有意な fusion biopsy 陽性因子であった。また, 生検適応の課題である, PI-RADS score 3 の症例の生検結果と PCA3 値は有意な相関性を認めた。Fenstermaker ら[22]は, 初回生検 187 例に MRI-TRUS fusion biopsy を施行し, magnetic resonance imaging (MRI) suspicion score (mSS) と PCA3 の相関性を検討した, その結果, PCA3 値は, mSS と有意な相関性を有するものの, とくに MRI に強く癌所見を示唆しない, mSS 2～3 の症例において, PCA3 値は高い negative predictive value を有していた。

Ⅶ. わが国における臨床応用の展望

現在世界で主流に使用されている, PROGENSA™ PCA3 assay は, 欧州において 2006 年に CE マークを取得しており, 米国では 2012 年 2 月, 再生検の必要性が考慮される症例に対する体外診断用医薬品として FDA に承認された。わが国では体外診断薬の薬事は認可されたものの, 前立腺癌診断目的の保険適応はいまだなされていない。わが国における, 保険認可までのプロセスにおいて[23], 多施設共同研究において有用な成績が認められただけでは, 実地臨床での使用は無理である。周知のように, 厚生労働省の認可のもと, 高度医療にて使用する道を開き, その結果が薬事申請への support となる。しかし, 結果的には薬事申請への再度の共同研究の実施が必須となる。筆者は 4 年前, 高度先進医療申請目的で厚生労働省とのヒアリングを 2 回にわたり行ってきたが, その矢先, PROGENSA™ PCA3 assay の発給元である Hologic 社が日本での臨床応用のプロジェクトを中止してしまった。同アッセイは入手できない状況で現在に至っている。わが国への保険診療認可への道は私感ではあるが, 同じく多施設あるいは, 学会主導での道筋が必須と考えられる。

参考文献

1) Bussemakers MJ, van Bokhoven A, Verhaegh GW, et al : DD3 : a new prostate-specific gene, highly overexpressed in prostate cancer. Cancer Res 59 : 5975-5979, 1999
2) Hessels D, Klein Gunnewiek JM, van Oort I, et al : DD3 (PCA3) -based molecular urine analysis for the diagnosis of prostate cancer. Eur Urol 44 : 8-15, 2003
3) Tinzl M, Marberger M, Horvath S, et al : DD3 PCA3 RNA analysis in urine-- a new perspective for detecting prostate cancer. Eur Urol 46 : 182-186, 2004
4) de la Taille A, Irani J, Graefen M, et al : Clinical evaluation of the PCA3 assay in guiding initial biopsy decisions. J Urol 185 : 2119-2125, 2011
5) Ochiai A, Okihara K, Kamoi K, et al : Clinical utility of the prostate cancer gene 3 (PCA3) urine assay in Japanese men undergoing prostate biopsy. BJU Int 111 : 928-933, 2013
6) Shen M, Chen W, Yu K, et al : The diagnostic value of PCA3 gene-based analysis of urine sediments after digital rectal examination for prostate cancer in a Chinese population. Exp Mol Pathol 90 : 97-100, 2011
7) Ng CF, Yeung R, Chiu PK, et al : The role of urine prostate cancer antigen 3 mRNA levels in the diagnosis of prostate cancer among Hong Kong Chinese patients. Hong Kong Med J 18 : 459-465, 2012
8) Wang FB, Chen R, Ren SC, et al : Prostate cancer antigen 3 moderately improves diagnostic accuracy in Chinese patients undergoing first prostate biopsy. Asian J Androl 19 : 238-243, 2017
9) Haese A, de la Taille A, van Poppel H, et al : Clinical utility of the PCA3 urine assay in European men scheduled for repeat biopsy. Eur Urol 54 : 1081-1088, 2008
10) Aubin SM, Reid J, Sarno MJ, et al : PCA3 molecular urine test for predicting repeat prostate biopsy outcome in populations at risk : validation in the placebo arm of the dutasteride REDUCE trial. J Urol 184 : 1947-1952, 2010
11) Deras IL, Aubin SM, Blase A, et al : PCA3 : a molecular urine assay for predicting prostate biopsy outcome. J Urol 179 : 1587-1592, 2008
12) Ankerst DP, Groskopf J, Day JR, et al : Predicting prostate cancer risk through incorporation of prostate cancer gene 3. J Urol 180 : 1303-1308, 2008
13) Chun FK, de la Taille A, van Poppel H, et al : Prostate cancer gene 3 (PCA3) : development and internal varidation of a novel biopsy nomogram. Eur Urol 56 : 659-667, 2009
14) Hansen J, Auprich M, Ahyai SA, et al : Initial prostate biopsy : development and internal validation of a biopsy-specific nomogram based on the prostate cancer antigen 3 assay. Eur Urol 63 : 201-209, 2013

15) Elshafei A, Chevli KK, Moussa AS, et al : PCA3-based nomogram for predicting prostate cancer and high grade cancer on initial transrectal guided biopsy. Prostate 75 : 1951-1957, 2015
16) Nakanishi H, Groskopf J, Fritsche HA, et al : PCA3 molecular urine assay correlates with prostate tumor volume : implication in selecting candidates for active surveillance. J Urol 179 : 1804-1809, 2008
17) Ploussard G, Durand X, Xylinas E, et al : Prostate cancer antigen 3 score accurately predicts tumor volume and might help in selecting prostate cancer patients for active surveillance. Eur Urol 59 : 422-429, 2011
18) Auprich M, Chun FK, Ward JF, et al : Clinical assessment of preoperative urinary prostate cancer antigen 3 on the accuracy of prostate cancer staging. Eur Urol 59 : 96-105, 2011
19) Hegde JV, Veruttipong D, Said JW, et al : Prostate Cancer Antigen 3 Score Does Not Predict for Adverse Pathologic Features at Radical Prostatectomy or for Progression-free Survival in Clinically-Localized, Intermediate- and High-Risk Prostate Cancer. Urology 107 : 171-177, 2017
20) Tosoian JJ, Patel HD, Mamawala M, et al : Longitudinal assessment of urinary PCA3 for predicting prostate cancer grade reclassification in favorable-risk men during active surveillance. Prostate Cancer Prostatic Dis 20 : 339-342, 2017
21) De Luca S, Passera R, Cattaneo G, et al : High prostate cancer gene 3 (PCA3) scores are associated with elevated Prostate Imaging Reporting and Data System (PI-RADS) grade and biopsy Gleason score, at magnetic resonance imaging/ultrasonography fusion software-based targeted prostate biopsy after a previous negative standard biopsy. BJU Int 118 : 723-730, 2016
22) Fenstermaker M, Mendhiratta N, Bjurlin MA, et al : Risk Stratification by Urinary Prostate Cancer Gene 3 Testing Before Magnetic Resonance Imaging-Ultrasound Fusion-targeted Prostate Biopsy Among Men With No History of Biopsy. Urology 99 : 174-179, 2017
23) Okihara K, Ochiai A, Kamoi K, et al : Comprehensive assessment for novel prostate cancer markers in the prostate-specific antigen era : focusing on Asians and Asian countries. Int J Urol 22 : 334-341, 2015

特集1 前立腺癌のバイオマーカー

6. PSA糖鎖構造を標的とした新規前立腺癌診断法(%S2,3PSA検査法)

米山　徹，石川　友一，大山　力
弘前大学大学院医学研究科泌尿器科学講座*

要旨　前立腺癌スクリーニングにおけるPSAの限界が明らかになり，PSAを凌駕する診断マーカーの開発が待たれている。近年，われわれはマイクロキャピラリー電気泳動法を基盤としたμTASシステムにより癌性糖鎖変異PSAを特異的に検出する検査系（%S2,3PSA検査）を開発した。本稿では，%S2,3PSA検査の実用化を目指した，標準タンパク質の調製，S2,3PSA定量精度および小規模validation studyの概要と臨床応用への展望について述べる。

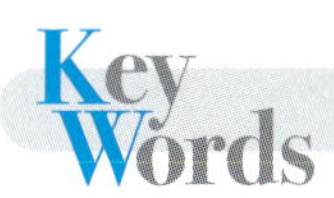

前立腺特異抗原，*N*-結合型糖鎖，レクチン

はじめに

前立腺癌スクリーニングに関する大規模RCTにより，前立腺特異抗原（prostate specific antigen：PSA）検査を用いたスクリーニングが前立腺癌の死亡率低下に寄与することが報告されたが[1, 2]，前立腺癌スクリーニングにおけるPSA検査の限界と問題点が指摘されている。PSA検査は，癌検出感度が高いためにindolent tumorに対する過剰治療およびグレーゾーンの特異度が低いために生じる不必要な針生検による感染症リスク増加などの過剰診断が問題となっている[3〜5]。また近年は，Active surveillanceにおける積極的治療介入への移行に関して前立腺針生検に代わるサロゲートマーカーへの需要も高まってきている。PSA検査に代わる有望な前立腺癌診断マーカーとしてPHI[6〜8]，PCA3[9]および4Kscore[10]を用いた前立腺癌の診断精度向上あるいは，生検症例の絞り込みの取り組みが世界中で行われているが，いずれのマーカー候補もPSAよりも優れた特異性を示し，早期診断マーカーあるいは，悪性度評価マーカーとしての有用性が認知されているが，広く臨床で使用される状況には至っていない。

本稿では，次世代前立腺癌マーカーとしてのPSAのα2,3シアリル化糖鎖構造を標的とした新たな検査（%S2,3PSA検査）を利用した前立腺癌診断マーカーの開発と臨床応用への展望について述べる。

Ⅰ．前立腺癌におけるPSAの*N*-結合型糖鎖構造の癌性変異

PSA検査に代わる次世代の前立腺癌診断マーカーとして，われわれは，PSA分子に修飾される*N*-結合型糖鎖構造に焦点をあてた。PSAは，*KLK3*遺伝子によってコードされ，分子量34kDaのうち約8%を糖鎖が占める分泌型トリプシン様セリンプロテアーゼである[11〜14]。PSAの69番目のアスパラギン酸残基（N69）に修飾される*N*-結合型糖鎖の構造多様性から50種類の以上の*N*-結合型糖鎖構造によって修飾されたPSAグライコアイソフォームが存在することが明らかとなっており，PSAのmicroheterogeneityの一因であると考えられている[15, 16]。われわれは，2004年にレクチンカラムクロマトグラフィーによる解析[17]，2008年

A novel prostate cancer diagnostic marker targeting aberrant glycosylated prostate specific antigen (%S2,3PSA test)
Tohru Yoneyama, Tomokazu Ishikawa and Chikara Ohyama
Department of Urology, Hirosaki University Graduate School of Medicine

key words：PSA, *N*-glycan, lectin

＊弘前市大字在府町5（0172-39-5091）〒036-8562

図1 PSA糖鎖の癌性糖鎖変異

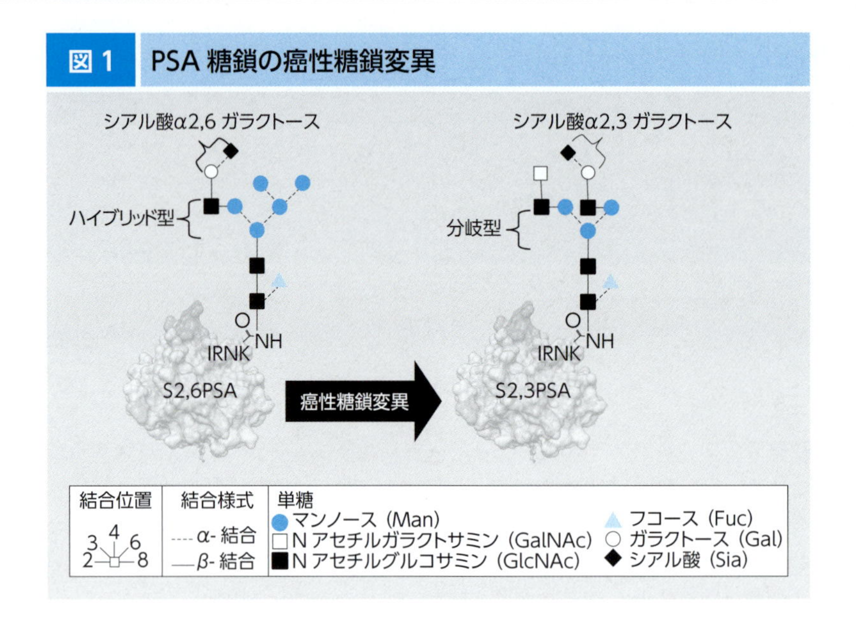

に質量分析によるPSAの*N*-結合型糖鎖構造の詳細な構造解析[18]から，PSAの*N*-結合型糖鎖の癌関連糖鎖構造変異プロファイルを明らかにした。その一つとして本稿で紹介するα2,3シアリル化糖鎖変異があげられる。前立腺癌患者の血清では，PSAの*N*-結合型糖鎖の末端構造がシアル酸α2,6ガラクトース（Siaα2,6Gal）からシアル酸α2,3ガラクトース（Siaα2,3Gal）へとα2,3シアリル化変異したPSAが増加する[17, 18]。このα2,3シアリル化*N*-結合型糖鎖を有するフリーPSAをS2,3PSAとし，α2,6シアリル化*N*-結合型糖鎖を有する正常型フリーPSAをS2,6PSAと命名し，これらの特異的検出系による前立腺癌診断および悪性度評価マーカーに関する研究を進めている**(図1)**。

Ⅱ．マイクロキャピラリー電気泳動免疫蛍光測定装置（μ TAS system）による%S2,3PSA検査法

2008年にPSAの*N*-結合型糖鎖構造の癌性糖鎖変異が明らかとなってから，S2,3PSAを特異的に検出するため，さまざまな検査法が試験されたが，検査時間，汎用性，定量性に問題があり汎用キット化に困難であった[19]。これを解決するためにわれわれは，和光純薬工業株式会社との共同研究からマイクロキャピラリー電気泳動法を基盤としたMicro-Total Analysis Systems（μTAS法）による%S2,3PSA測定系の構築を試みた**(図2A)**[20]。本装置は，すでに肝細胞癌で発現が亢進するフコシル化AFP（α-fetoprotein）（AFP-L3）の検査法として臨床で使用されており，癌性糖鎖構造変異タンパク質と正常型タンパク質の同時検出に最適な測定系であることが明らかとなっている。すべての反応は，μTAS装置にセットしたマイクロチップ流路内で行った**(図2B)**。血清2μLをマイクロ流路内でDNA標識抗トータルPSA抗体および蛍光標識抗フリーPSA抗体と混合し，等速電気泳動により，DNA標識抗トータルPSA抗体—血清PSA—蛍光標識抗フリーPSA抗体の免疫複合体を濃縮する**(図2C, D)**。次にSiaα2,3Gal構造を特異的に認識する*Makkia amurensis*（MAA）レクチンを含む電気泳動緩衝液によるキャピラリー電気泳動を行い，電気泳動緩衝液中のMAAレクチンは，α2,3シアリル化*N*-結合型糖鎖を有するS2,3PSAに結合し，複合体を形成するが正常型S2,6PSAは，MAAレクチンと結合しないため，電気泳動の移動度に差が生じ，S2,3PSAとS2,6PSAがそれぞれ独立したピークとして検出される。得られたS2,6PSAおよびS2,3PSAのピーク面積より，血清%S2,3PSA値を算出した**(図2D)**。必要血清検体量は，1～2μL，検査時間はわずか7分/検体であり，同一検体でキャピラリー電気泳動によって分離検出されたピーク面積から全フリーPSA（S2,6PSA＋S2,3PSA）に占めるS2,3PSAの割合（%S2,3PSA）を一度に測定可能であるため，従来PSA検査と比較してより多くの情報が得られる面でも優れている。さらに別のレクチンあるいは，抗体を利用することで，S2,6PSAおよびS2,3PSA以外に別の糖鎖構造変異PSAを検出することも原理的には可能である。

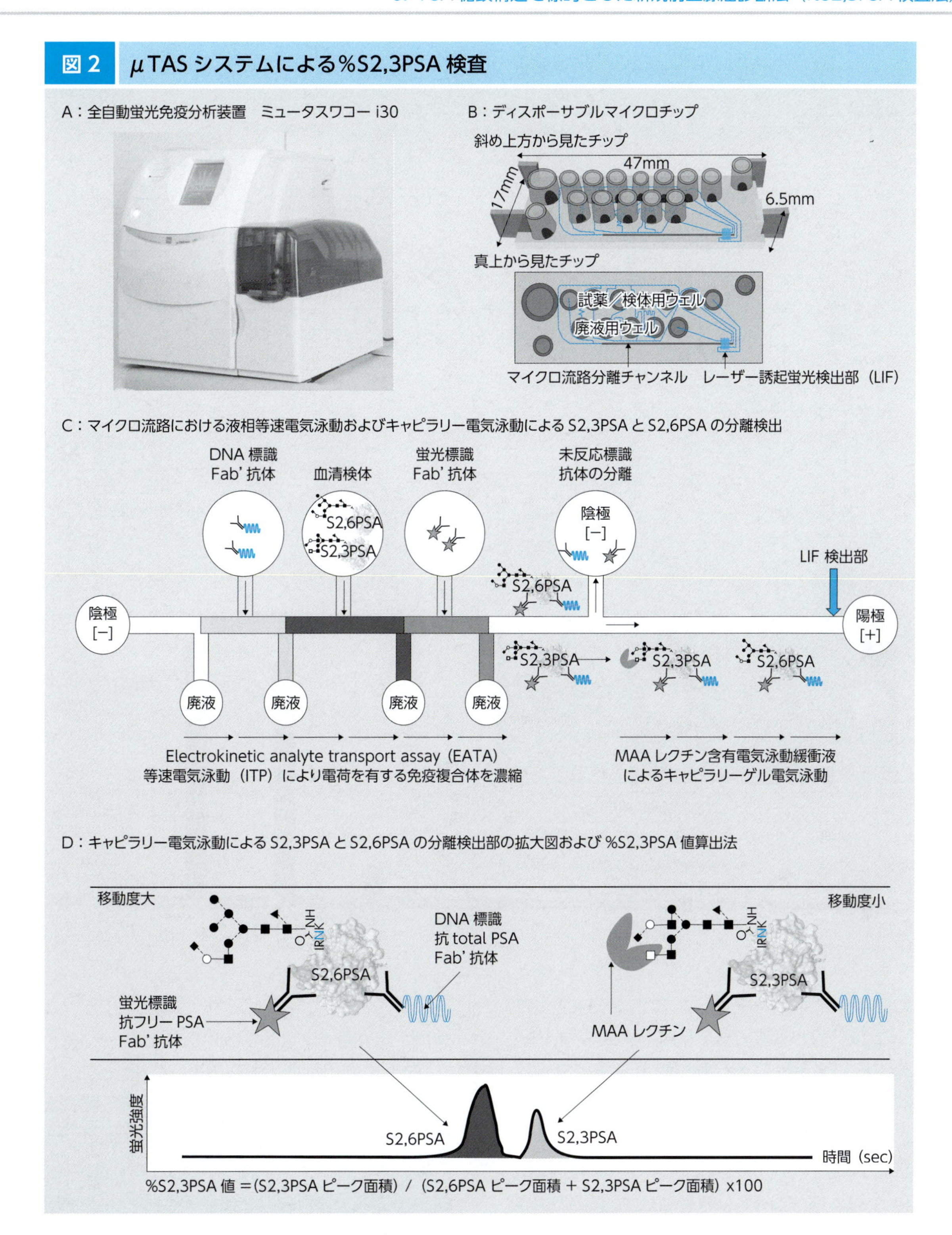

図 2　μTAS システムによる %S2,3PSA 検査

Ⅲ. S2,3PSA および S2,6PSA 標準タンパク質の調製とレクチンアレイによる糖鎖構造の推定

%S2,3PSA 検査の定量性評価のために，ヒト PSA cDNA 遺伝子と FLAG-tag の融合させた遺伝子を PCaG-Neo vector に組み込んだ Vector を CHO-K1 細胞に導入し，安定発現細胞を得た。CHO-K1 細胞の培養上清から組み換え S2,3PSA および S2,6PSA 標準タンパク質を Sia α 2,3Gal 糖鎖構造に特異的に結合する *Agrocybe cylindracea*（ACG）由来レクチンアフィニティークロマトグラフィーによって精製した（**図 3A**）。得られた精製 S2,3 recombinant PSA（S2,3rPSA）および S2,6 recombinant PSA（S2,6rPSA）に付加されている糖鎖構造をレクチンアレイによって検証した。その結果，Sia

図3 S2,3PSA および S2,6PSA 標準タンパク質の精製と糖鎖構造推定

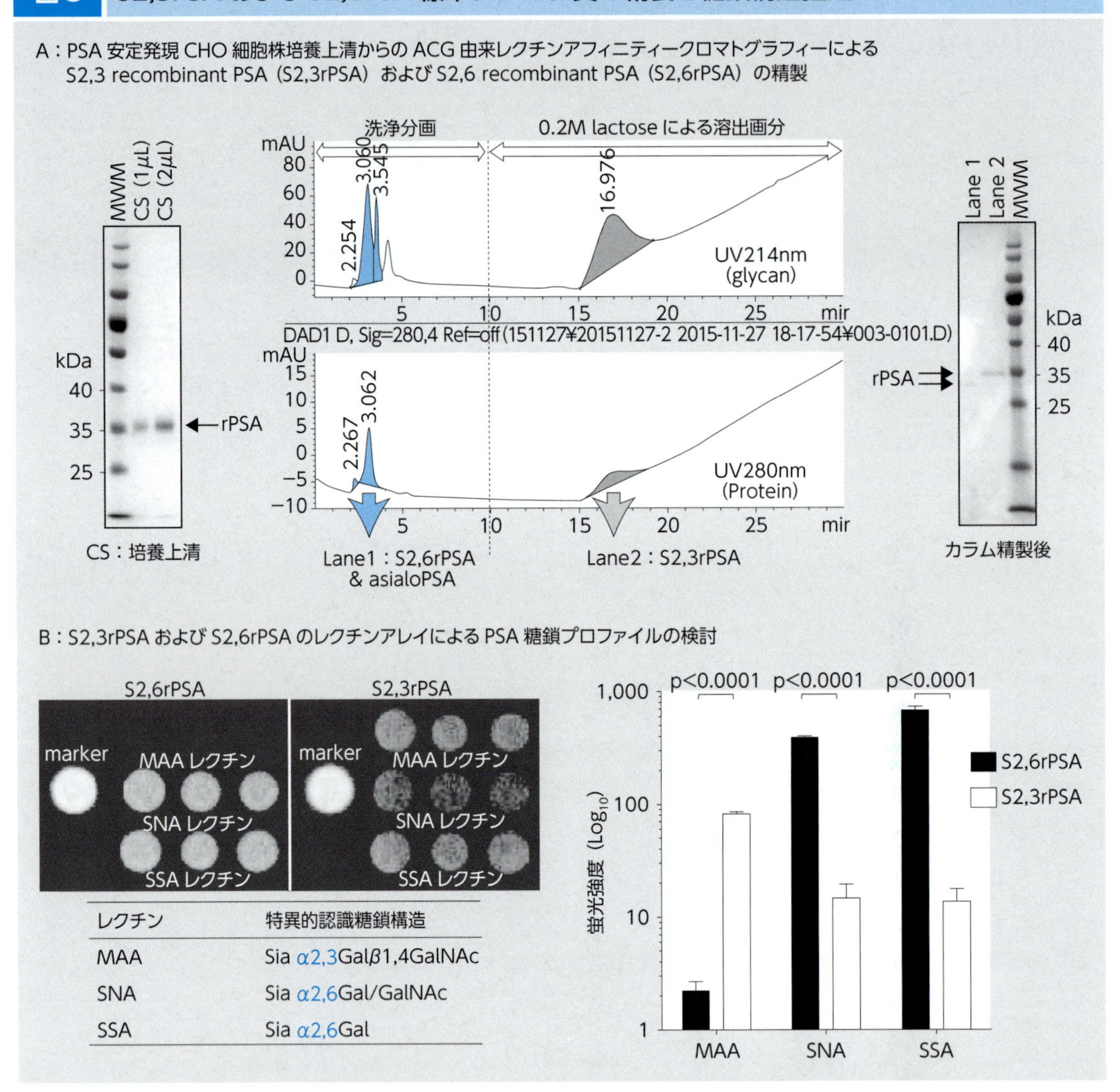

レクチン	特異的認識糖鎖構造
MAA	Sia α2,3Galβ1,4GalNAc
SNA	Sia α2,6Gal/GalNAc
SSA	Sia α2,6Gal

α2,3Gal 糖鎖構造に特異的に結合する MAA レクチンへの反応性は，S2,6rPSA 精製品より S2,3rPSA 精製品で極めて高かった（**図 3B**）。一方，Sia α2,6Gal 糖鎖構造に特異的に結合する *Sambucus Nigra* lectin（SNA）レクチンへの反応性は，S2,3rPSA 精製品より S2,6rPSA 精製品で極めて高く（**図 3B**），S2,3rPSA および S2,6rPSA 精製品は，それぞれ目的の糖鎖構造を有しており，% S2,3PSA 検査の標準タンパク質として利用可能であることが示唆された。さらにそれぞれの精製標準タンパク質とそれらの混合物を MAA レクチン存在下および非存在下における %S2,3PSA 検査系で評価した。その結果，MAA レクチン非存在下では，S2,3rPSA および S2,6PSA のピークは，全く同じ位置に検出されたが，MAA レクチン存在下では，S2,3rPSA 標準タンパク質のエレクトロフェログラムは，S2,6rPSA 標準タンパク質のピークと完全に独立したピークとして検出され（**図 4B, C**），%S2,3PSA 検査の標準タンパク質として利用可能であることが明らかとなった。

Ⅳ. %S2,3PSA 検査の最小検出感度と PSA 超低濃度域における %S2,3PSA 値の測定直線性および測定再現性の検証

S2,3rPSA 標準タンパク質および S2,6rPSA 標準タンパク質を 10％から 50％の割合で混合した検体（トータル PSA 値として 1.5ng/mL および 0.4ng/mL）における %S2,3PSA 値を測定した結果，いずれの PSA 濃度域においても任意に設定した S2,3PSA の割合に相関した %S2,3PSA 値が得られ，S2,3PSA および S2,6PSA の混合検体においても %S2,3PSA を特異的に検出可能であった（**図 5A**）。次に S2,3PSA の最小検出感度について検討した結果，0.05ng/mL の

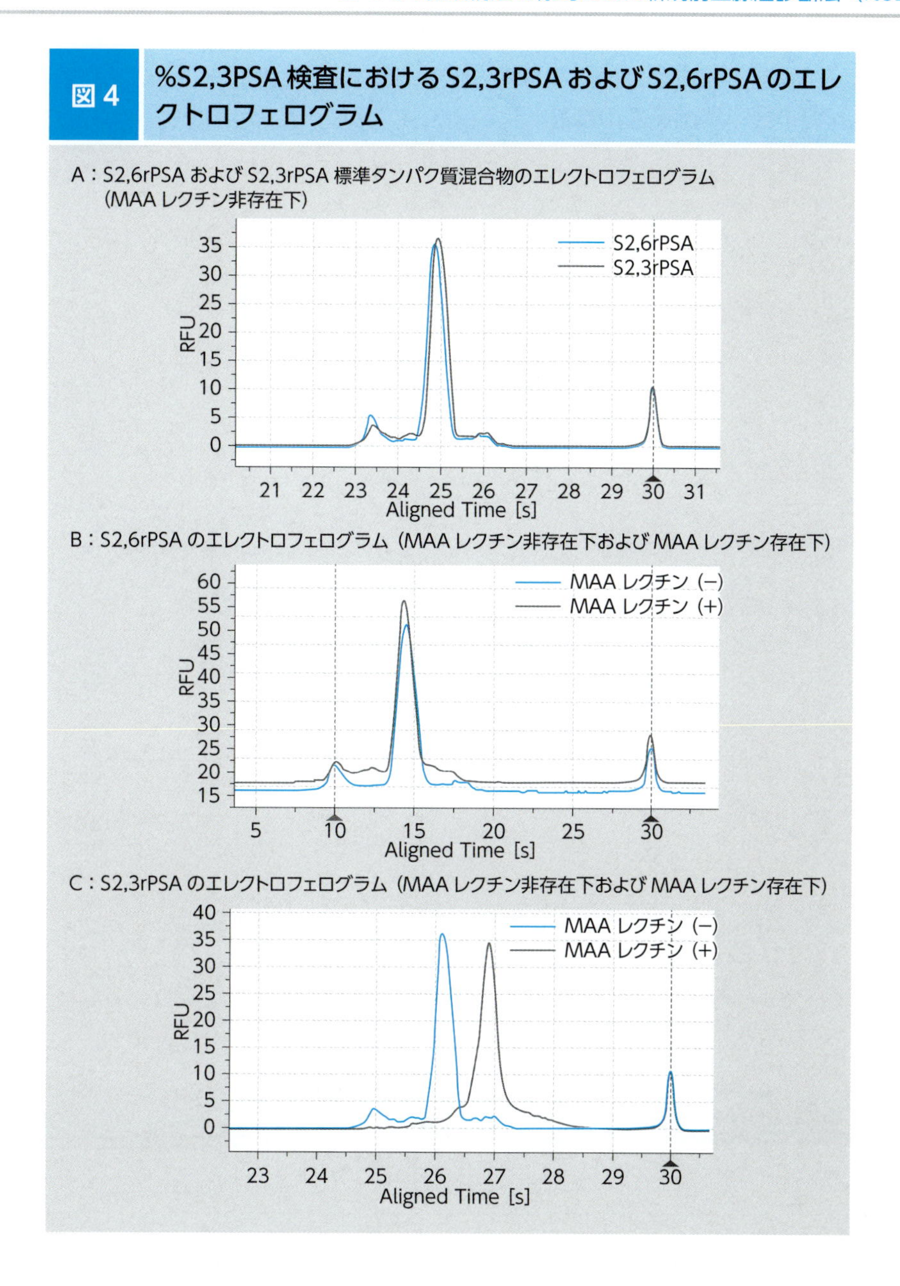

図 4　%S2,3PSA 検査における S2,3rPSA および S2,6rPSA のエレクトロフェログラム

S2,3PSA を検出可能であった（**図 5B**）。さらに測定再現性を検討するため，1.0ng/mL フリー PSA（約 50% の S2,3PSA を含む検体）および 5.0ng/mL フリー PSA（約 38% の S2,3PSA を含む検体）を 10 回測定した。その結果，%S2,3PSA の CV 値は，いずれの PSA 濃度域においても約 3%以内となり，非常に優れた測定再現性が得られた（**図 5C**）。

V．小規模バリデーションセットにおける %S2,3PSA 検査の前立腺癌診断精度の評価

%S2,3PSA 検査の診断精度を評価するために，2007 年から 2016 年に弘前大学，秋田大学，東北大学および McMaster University で経直腸的超音波ガイド下前立腺生検を施行した 1,494 例のうち，血清が使用可能であった 558 症例（前立腺肥大症 262 症例，前立腺癌 296 症例）から年齢と PSA 値（20ng/mL 以下）を一致させた前立腺肥大症 50 検体と前立腺癌 50 検体を選択した。% S2,3PSA 検査と PSA 検査法（アーキテクトトータル PSA）を用いて測定し，その診断精度を比較した。使用した検体の患者背景を**表 1** に示す。

その結果，%S2,3PSA 値は，有意に前立腺癌患者で高値を示し，ROC 曲線解析から AUC は，0.8340（95%CI 0.7555-0.9125）と PSA 検査（AUC 0.5062, 95%CI 0.3922-0.6202）をはるかに凌駕する診断精度であった（**図 6**）。%S2,3PSA の Cutoff 値を 42.2% とすると，感度 80% で特異度 72% であり，陽性診断率（PPV）は 75.5%および陰性診断率は 78.7% となり，一方，PSA 検査の Cutoff 値を

図5 PSA超低濃度域における%S2,3PSA値の測定直線性および%S2,3PSA検査の最小検出感度の検証

A：10～50%の割合でS2,6rPSAおよびS2,3rPSA標準タンパク質を混合した検体のμTASシステムによる%S2,3PSAの定量

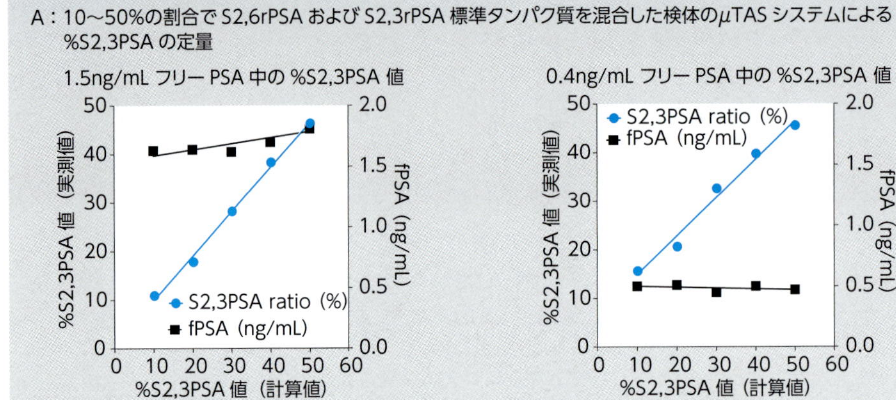

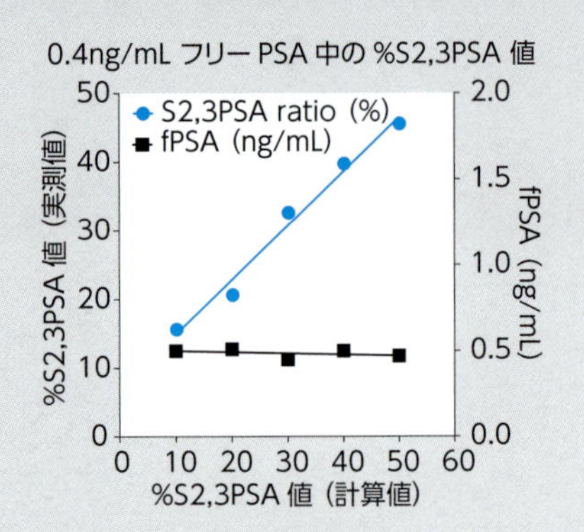

B：%S2,3PSA検査の最小検出感度

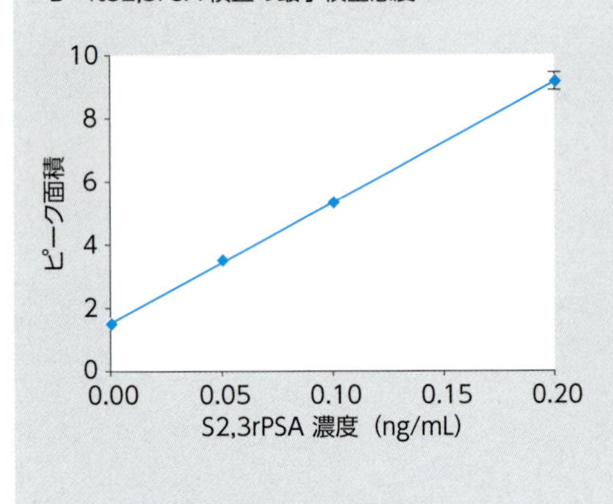

C：%S2,3PSAの測定再現性

検体数	1.0ng/mL fPSA %S2,3PSA値	5.0ng/mL PSA %S2,3PSA値
1	50.5	38.1
2	50.7	38.1
3	49.4	38.3
4	50.1	37.9
5	47.7	37.7
6	50.4	37.7
7	50.3	38.3
8	46.8	37.9
9	47.1	38.1
10	48.5	37.9
平均	49.1	38.0
標準偏差	1.51	0.21
CV	3.1%	0.6%

表1 小規模バリデーションセットの患者背景

	前立腺肥大症	前立腺癌	p値
n=100	50	50	
年齢，中央値（範囲）	66.5（51～85）	67（51～86）	ns
PSA値 ng/mL，中央値（範囲）	6.45（1.9～20.4）	6.6（1.5～21.4）	ns
%S2,3PSA値　中央値（範囲）	38.55（22.9～59.1）	45.70（34.7～71.7）	< 0.0001
生検時Gleason score（GS）		n（%）	
GS 3+3		15（30%）	
GS 3+4		12（24%）	
GS 4+3		8（16%）	
GS 4+4，3+5，5+3		9（18%）	
GS 4+5，5+4，5+5		6（12%）	

4.45ng/mLとすると，感度80%で特異度14.0%であり，陽性診断率は48.2%および陰性診断率は41.2%となり，%S2,3PSA検査は，感度，特異度ともに優れた次世代前立腺癌診断マーカーとして有用であると考えられる。

今回検討した小規模バリデーションセット50名の患者のうち54%（27名）が生検時Gleason score（GS）がGS 3+3，GS 3+4であり，46%（23名）

図 6　小規模バリデーションセットにおける %S2,3PSA 検査の前立腺癌診断精度評価

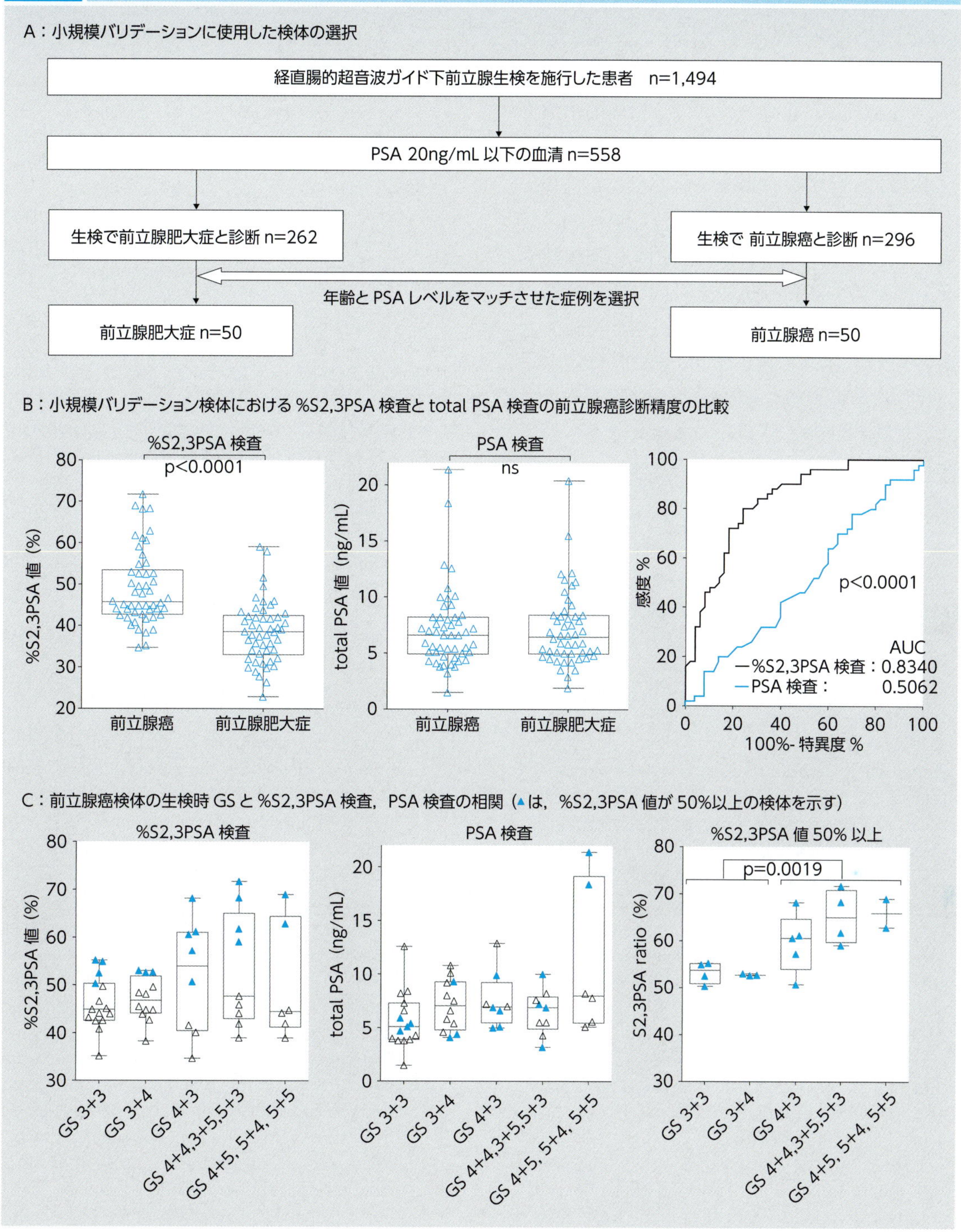

A：小規模バリデーションに使用した検体の選択

経直腸的超音波ガイド下前立腺生検を施行した患者　n=1,494

PSA 20ng/mL 以下の血清 n=558

生検で前立腺肥大症と診断 n=262

生検で 前立腺癌と診断 n=296

年齢と PSA レベルをマッチさせた症例を選択

前立腺肥大症 n=50

前立腺癌 n=50

B：小規模バリデーション検体における %S2,3PSA 検査と total PSA 検査の前立腺癌診断精度の比較

%S2,3PSA 検査　p<0.0001　%S2,3PSA 値 (%)　前立腺癌　前立腺肥大症

PSA 検査　ns　total PSA 値 (ng/mL)　前立腺癌　前立腺肥大症

感度 %　100%- 特異度 %　p<0.0001　AUC　—%S2,3PSA 検査：0.8340　—PSA 検査：0.5062

C：前立腺癌検体の生検時 GS と %S2,3PSA 検査，PSA 検査の相関（▲は，%S2,3PSA 値が 50%以上の検体を示す）

%S2,3PSA 検査　%S2,3PSA 値 (%)　GS 3+3　GS 3+4　GS 4+3　GS 4+4,3+5,5+3　GS 4+5, 5+4, 5+5

PSA 検査　total PSA (ng/mL)　GS 3+3　GS 3+4　GS 4+3　GS 4+4,3+5,5+3　GS 4+5, 5+4, 5+5

%S2,3PSA 値 50% 以上　p=0.0019　S2,3PSA ratio (%)　GS 3+3　GS 3+4　GS 4+3　GS 4+4,3+5,5+3　GS 4+5, 5+4, 5+5

が GS 4+3 以上の癌を有していた **(表 1)**。小規模バリデーションのため検体数は少ないが，GS 3+4 以下の群と GS 4+3 以上の群の %S2,3PSA 値を比較すると，GS 4+3 以上の群で %S2,3PSA 値が 50 %を超える症例が有意に多いことが明らかとなった **(図 6)**。%S2,3PSA 検査が前立腺癌の診断だけでなく，GS 4+3 以上の癌の存在を示す悪性度評価マーカーとしても有用である可能性が示唆される。

最近，Ferrer-Batalle らは，エタノールアミンで処理した血清 0.75mL を用いて，SNA レクチンアフィニティーカラムクロマトグラフィーの素通り画分のフリー PSA を測定することで，%S2,3PSA を測定する方法を報告した[21]。非常に少数例（79 症例）での検討であり，測定系も未発達ではあるが，Ferrer-Batalle らは，%S2,3PSA と PHI を組み合わせることで，ハイリスク前立腺癌を検出すること

(AUC:0.985) が可能であると報告している。以上の結果は，われわれが開発した%S2,3PSA 検査の前立腺癌の悪性度との関連を支持する結果であり，さらなる大規模な検討が必要と思われる。%S2,3PSA 検査が Active surveillance における積極的治療介入の指標としても有用であると考えられ，将来的に PHI や 4Kscore などの有用なマーカーとの併用によるさらなる診断精度向上が期待される。

以上の結果から，%S2,3PSA 検査は，PSA 検査をはるかに凌駕する診断精度を保持した測定系であり，臨床での使用に耐えられる汎用性を備えた検査系として1日でも早い実用化が期待される。今後，2020 年度を目処に保険収載を目指した大規模な臨床試験を計画しており，さまざまなシーンにおける %S2,3PSA 検査の利用の可能性について検討する予定である。

参考文献

1) Schröder FH, Hugosson J, Roobol MJ, et al : Screening and prostate-cancer mortality in a randomized European study. N Engl J Med 360 : 1320-1328, 2009
2) Hugosson J, Carlsson S, Aus G, et al : Mortality results from the Göteborg randomised population-based prostate-cancer screening trial. Lancet Oncol 11 : 725-732, 2010
3) Loeb S, Catalona WJ : Prostate-specific antigen in clinical practice. Cancer Lett 249 : 30-39, 2007
4) Ito K, Ichinose Y, Kubota Y, et al : Clinicopathological features of prostate cancer detected by transrectal ultrasonography-guided systematic six-sextant biopsy. Int J Urol 4 : 474-479, 1997
5) Ito K, Ohi M, Yamamoto T, et al : The diagnostic accuracy of the age-adjusted and prostate volume-adjusted biopsy method in males with prostate specific antigen levels of 4.1-10.0ng/mL. Cancer 95 : 2112-2119, 2002
6) Loeb S, Sanda MG, Broyles DL, et al : The prostate health index selectively identifies clinically significant prostate cancer. J Urol 193 : 1163-1169, 2015
7) Foley RW, Gorman L, Sharifi N, et al : Improving multivariable prostate cancer risk assessment using the Prostate Health Index. BJU Int 117 : 409-417, 2016
8) Fossati N, Lazzeri M, Haese A, et al : Clinical performance of serum isoform [-2] proPSA (p2PSA), and its derivatives %p2PSA and the Prostate Health Index, in men aged <60 years : results from a multicentric European study. BJU Int 115 : 913-920, 2015
9) Seisen T, Rouprêt M, Brault D, et al : Accuracy of the prostate health index versus the urinary prostate cancer antigen 3 score to predict overall and significant prostate cancer at initial biopsy. Prostate 75 : 103-111, 2015
10) Punnen S, Pavan N, Parekh DJ : Finding the Wolf in Sheep's Clothing : The 4Kscore Is a Novel Blood Test That Can Accurately Identify the Risk of Aggressive Prostate Cancer. Rev Urol 17 : 3-13, 2015
11) Watt KW, Lee PJ, M'Timkulu T, et al : Human prostate-specific antigen : structural and functional similarity with serine proteases. Proc Natl Acad Sci U S A 83 : 3166-3170, 1986
12) Borgoño CA, Michael IP, Diamandis EP : Human tissue kallikreins : physiologic roles and applications in cancer. Mol Cancer Res 2 : 257-280, 2004
13) Emami N, Diamandis EP : New insights into the functional mechanisms and clinical applications of the kallikrein-related peptidase family. Mol Oncol 1 : 269-287, 2007
14) Bélanger A, van Halbeek H, Graves HC, et al : Molecular mass and carbohydrate structure of prostate specific antigen : studies for establishment of an international PSA standard. Prostate 27 : 187-197, 1995
15) Song E, Hu Y, Hussein A, et al : Characterization of the Glycosylation Site of Human PSA Prompted by Missense Mutation using LC-MS/MS. J Proteome Res 14 : 2872-2883, 2015
16) Song E, Mayampurath A, Yu CY, et al : Glycoproteomics : identifying the glycosylation of prostate specific antigen at normal and high isoelectric points by LC-MS/MS. J Proteome Res 13 : 5570-5580, 2014
17) Ohyama C, Hosono M, Nitta K, et al : Carbohydrate structure and differential binding of prostate specific antigen to Maackia amurensis lectin between prostate cancer and benign prostate hypertrophy. Glycobiology 14 : 671-679, 2004
18) Tajiri M, Ohyama C, Wada Y : Oligosaccharide profiles of the prostate specific antigen in free and complexed forms from the prostate cancer patient serum and in seminal plasma : a glycopeptide approach. Glycobiology 18 : 2-8, 2008
19) Yoneyama T, Ohyama C, Hatakeyama S, et al : Measurement of aberrant glycosylation of prostate specific antigen can improve specificity in early detection of prostate cancer. Biochem Biophys Res Commun 448 : 390-396, 2014
20) Ishikawa T, Yoneyama T, Tobisawa Y, et al : An Automated Micro-Total Immunoassay System for Measuring Cancer-Associated α 2,3-linked Sialyl N-Glycan-Carrying Prostate-Specific Antigen May Improve the Accuracy of Prostate Cancer Diagnosis. Int J Mol Sci 18 : E470, 2017
21) Ferrer-Batalle M, Llop E, Ramírez M, et al : Comparative Study of Blood-Based Biomarkers, α 2,3-Sialic Acid PSA and PHI, for High-Risk Prostate Cancer Detection. Int J Mol Sci 18 : E845, 2017

Prostate Journal 5(1), 2018, 41～47

特集1 前立腺癌のバイオマーカー

7. 遺伝子多型を用いた進行前立腺癌の予後・治療反応予測

成田伸太郎*1, 土谷　順彦*2, 羽渕　友則*1

秋田大学大学院医学研究科腎泌尿器科学講座*1, 山形大学大学院医学研究科腎泌尿器科学講座*2

要旨　遺伝子多型は，簡便・安定・非侵襲であり，進行前立腺癌の有力なバイオマーカーとなる可能性がある。多型解析は従来型の仮説研究的解析に加え，大規模な網羅的解析が行われるようになった。しかし，臨床応用のハードルは高く，生物学的機能解析，複数多型を組合せたモデルや複数コホートによる検証が重要である。本稿では進行前立腺癌と遺伝子多型の関連につき，最近の報告とわれわれのこれまでの研究結果につき概述する。

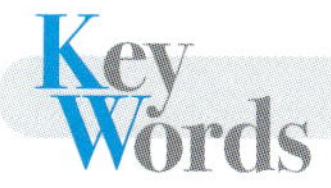

Key Words　前立腺癌，遺伝子多型，予後

はじめに

近年，本邦において進行前立腺癌に対し予後延長が期待できる新規内分泌治療薬や抗癌剤が複数保険適応となった。また欧米での大規模臨床試験において転移性前立腺癌に対し，従来の去勢治療に加えて早期からの抗癌剤および新規内分泌治療薬の併用療法が有効であることが示された。以上のように，進行前立腺癌治療は非常に多様化してきている。このような現状のなかで適格に個々の患者の予後を予測し，適切な治療方法を選択する進行前立腺癌個別化治療のためのバイオマーカーの同定は急務であるといえる。

癌の予後や治療反応性の決定には癌細胞自体の生物学的特徴に加えて，宿主側の要因が重要であることが知られている。遺伝子多型は各個人におけるゲノム塩基配列の差異であり，一般に集団の1%以上の頻度で認められることで遺伝子変異とは区別される。生殖細胞系列遺伝子多型（germline polymorphism）は，患者に備わった資質であり，採血のタイミングに左右されず，微量の血液から採取したDNAから解析できる点で安定および簡便であり，有力なバイオマーカーとなる可能性がある。近年ではゲノムワイド関連解析（GWAS）などの遺伝子解析技術の向上により網羅的な遺伝子多型解析が進められており，前立腺癌においても発症リスクに関連する遺伝子多型の解析結果が数多く報告されるようになった[1, 2]。一方，進行前立腺癌の予後や治療反応を予測する遺伝子多型解析の報告は限られており，この分野の発展が期待される。今回，進行前立腺癌の予後や治療反応に関連する遺伝子多型解析の現状につき，国内外からの近年の報告および当科でのこれまでの研究結果に加え，遺伝子多型解析の問題点や将来の展望を含めて概述する。

I. 遺伝子多型と癌領域への臨床応用

遺伝子多型は大きく，①一塩基置換遺伝子多型（single nucleotide polymorphism：SNP），②挿入／欠失多型（insertion/deletion polymorphism），③反復多型（repeat polymorphism）に大別される**（図1）**[3]。癌領域でのgermline polymorphismの臨床応用としてはグルクロン酸抱合酵素UDP-glucuronosyltransferase（UGT）遺伝子多型とイリノテカンの副作用の関係がよく知られている。イリノテカンはプロドラッグであり，肝のカルボ

The impact of genetic polymorphisms to predict treatment response and outcomes in patients with advanced prostate cancer

Shintaro Narita*1, Norihiko Tsuchiya*2 and Tomonori Habuchi*1

Department of Urology, Akita University Graduate School of Medicine*1 ; Department of Urology, Yamagata University Graduate School of Medicine*2

key words : prostate cancer, single nucleotide polymorphism, outcome

*1 秋田市本道1-1-1（018-834-1111）〒010-8543

図1 遺伝子多型の種類（文献3より引用改変）

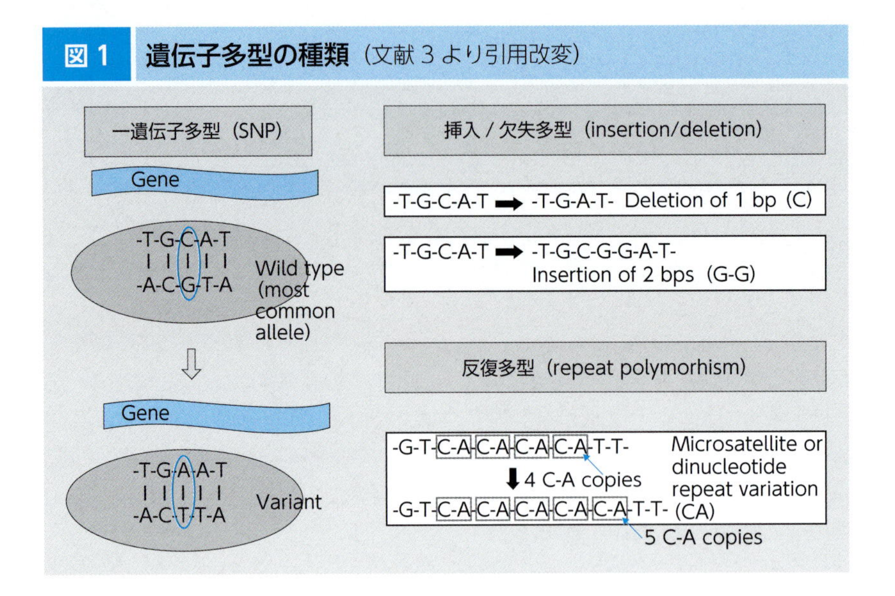

キシルエステラーゼによりトポイソメラーゼI阻害活性を有するSN-38に変換され，その後UG-T1A1などによりSN-38Gとなり不活性化される。*UGT1A1*のエクソン1に存在するSNPであるUGT1A1＊6，プロモーター領域に存在するTATA繰り返し多型であるUGT1A1＊28の2つの遺伝子多型のいずれかをホモ接合体，またはいずれもヘテロ接合体（複合ヘテロ接合体）の患者では，薬物代謝の遅延によって骨髄抑制など重篤な副作用の発現の可能性が高くなる[4]。本邦においては2008年より保険収載検査として承認され，広く臨床応用されている。

薬物療法個別化に関連する遺伝子多型の臨床応用が進んでいる一方，癌の発症，治療反応および予後に関連する遺伝子多型の報告は数多くなされているが臨床応用には至っていない。その理由として，①体細胞遺伝子の分子修飾に比較し単一の生殖細胞系列多型の影響が低いこと，②生物学的意義が不明な多型が多いこと，③解析した症例の環境因子への曝露が集団によって異なると一貫した結果が得られないこと，④仮説検証的研究が多く，検証が十分でないことがあげられる[5,6]。Akamatsuらは GWAS解析により抽出した日本人前立腺癌発症リスクに関連する16種類のSNPsを用いたモデルで，PSAが1～10ng/mLの男性において遺伝学的高リスク群では癌陽性率が42.4%，低リスク群では10.7%となり，前立腺生検要否の個別化につながることを報告している[7]。単一の遺伝子多型のオッズ比が高くなくても，複数の多型を組み合わせたモデルは今後臨床応用できるバイオマーカーの一つの方向性になるのではないかと考える。

遺伝子多型に関する最近の話題としては，miRNAに代表されるnon-coding RNAs（ncRNAs）およびその結合領域の遺伝子多型と癌の関連があげられる[8]。GWASで同定されたncRNA遺伝子多型を次世代シーケンサーを用いた遺伝子発現量の個人差との関連を解析するeQTL解析（expression quantitative trait locus解析）などの手法と統合することにより，機能的意義のあるncRNAの多型を効率的に抽出する試みが進められている[9]。また，DNAやRNAにCからTの変異を導入する遺伝子編集酵素であるAPOBEC3と悪性腫瘍の関連が注目されているが，APOBEC3のSNP rs1014971や30-kb欠失などのgermline polymorphismが膀胱癌発症や乳癌の悪性臨床因子および予後不良に関連し，APOBEC-signature mutationや免疫応答関連遺伝子発現と相関することが報告されている[10,11]。近年多くの癌腫で治療効果が実証された免疫チェックポイント阻害薬など免疫療法のバイオマーカーとしてmutation burdenの量や質が注目されていることを考慮するとAPOBEC遺伝子多型と癌の関連は興味深い。

Ⅱ．進行前立腺癌に関連する遺伝子多型の近年の報告

進行前立腺癌においてアンドロゲン除去療法は治療の中心的役割を担うため，ステロイドホルモン代謝に関連する遺伝子多型と前立腺癌進展・治療効果・予後との関連は古くから数多く検討されてき

図 2　ステロイドホルモン合成経路と HSD3B および CYP19 の関連

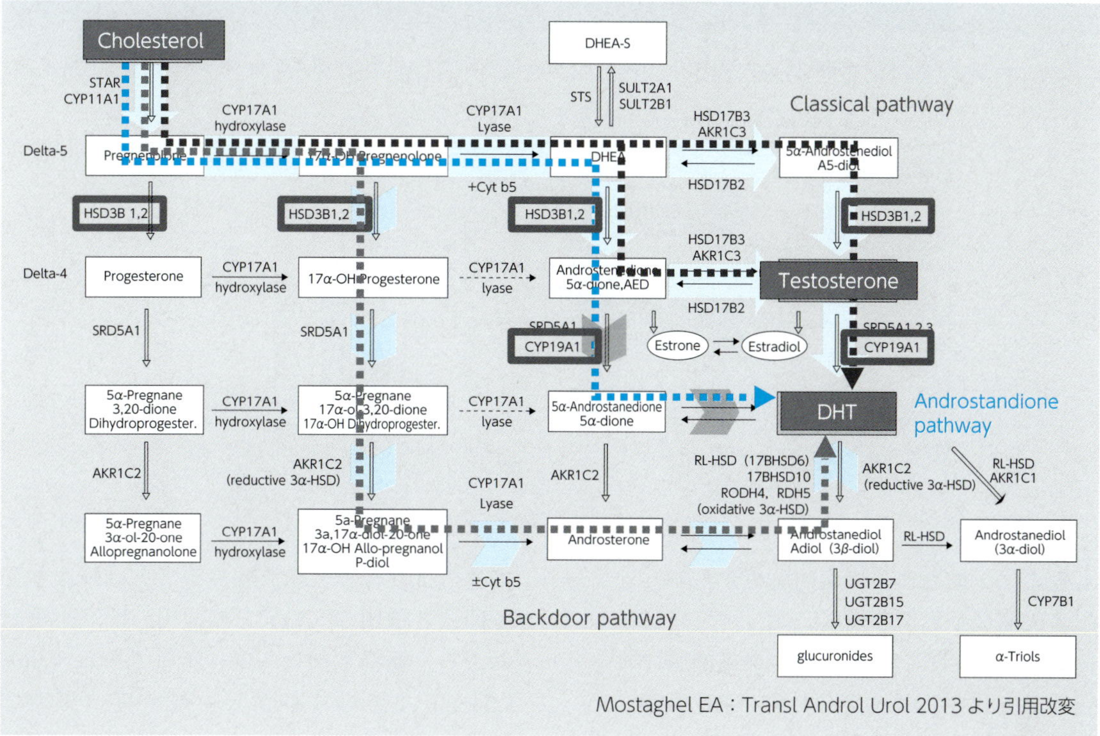

Mostaghel EA：Transl Androl Urol 2013 より引用改変

た **(図 2)**。コレステロールからのテストステロン産生経路には classical pathway, androstenedione pathway, backdoor pathway の 3 つの経路があり，ステロイドホルモン代謝に関連する酵素のなかに，このすべての経路に関与する 3β-Hydroxysteroid Dehydrogenase（HSD3B）が存在する[5]。Chang らは HSD3B1 の 1245C 遺伝子多型が機能的 SNP であり，LAPC4 前立腺癌細胞株においてリスクアレルを持つと細胞内デヒドロエピアンドロステンジオン（DHEA）が低下し，テストステロンが上昇することを報告した[12]。またアビラテロン酢酸エステルを投与したマウスの前立腺癌 xenograft モデルでは 1245C 遺伝子変異が高率に認められ，Germline で 1245C 遺伝子多型をヘテロで持つ去勢抵抗性前立腺癌患者の腫瘍組織の 3 例（27%）に 1245A のヘテロ接合性消失（LOH）が認められると報告した[6]。最近 Hearn らが前立腺全摘術後の前立腺癌患者の 2 コホートおよび転移性前立腺癌患者の 1 コホートの計 3 つの別コホートで HSD3B1 の 367T（1245C）多型をホモでもつ患者は無増悪生存率および全生存率が低いことを示した[13]。このように生物学的機能が証明され，また複数の別コホートで検証された遺伝子多型の今後の臨床応用にむけた取り組みは注目される。また Shiota らはエンザルタミド治療抵抗性に関与するアンドロゲン受容体のスプライスバリアントである AR-V7 発現に転写因子 YB-1 が関連し，YB-1 に存在する rs12030724 多型が前立腺全摘標本の YB-1 発現に関連し，AA 遺伝子型を有する転移性前立腺癌は予後が不良であると報告した[14]。68 例の去勢抵抗性前立腺癌におけるアビラテロン酢酸エステルの治療効果に関連する Germline の SNPs を OmniExpress genotyping platform（Illumina®）を用いて網羅的に解析した Agarwal らの報告では，SULT1E1 多型が Gleason score，年齢，治療前 ALP，治療前 PSA で補正後もアビラテロン治療成功期間と有意に関連した[15]。前述のようにアビラテロン酢酸エステルやエンザルタミドといった新規内分泌療法治療効果や治療後予後と遺伝子多型の報告も増えている。いずれも機能的意義や別コホートでの検証が必要であるが今後の展開が注目される。

Ⅲ．当科におけるこれまでの検討

前述のように進行・有転移前立腺癌の予後予測や新規治療薬後の治療反応を予測する遺伝子多型に関する報告はいまだ少なく，なかでも日本人進行前立腺癌患者を対象とした遺伝子多型の検討は限られた報告しか存在しない。われわれはこれま

図3 前立腺癌細胞株におけるCYP19遺伝子多型とCYP19活性
(文献19より引用)

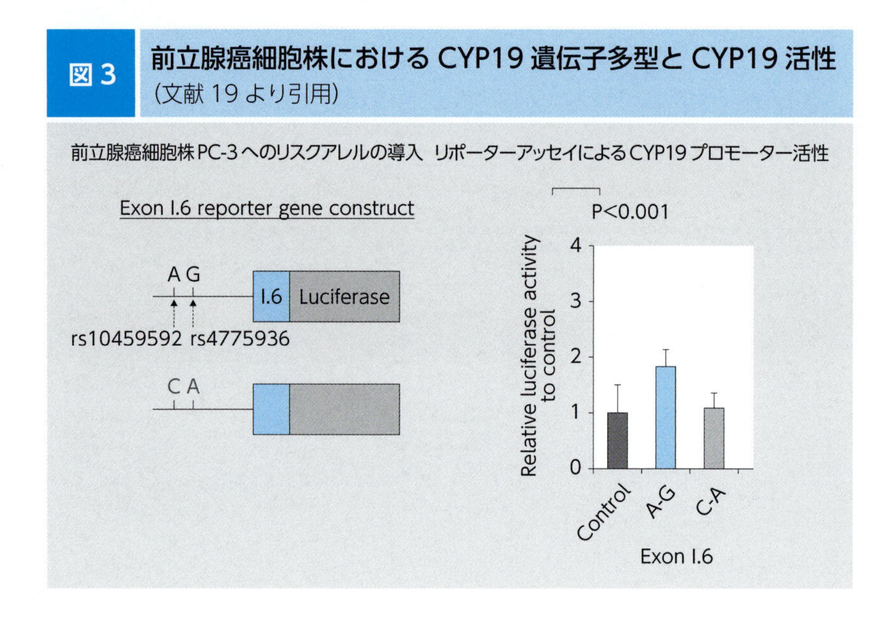

でにも仮説検証的および探索的解析から本邦前立腺癌患者の癌発症および進展に関与する遺伝子多型の同定を行ってきた[16～18]。仮説検証的アプローチを用いて本邦3大学（秋田大学，京都大学，千葉大学）で治療した有転移前立腺癌111例を対象に性ホルモン関連，増殖因子・サイトカイン，癌遺伝子・癌抑制遺伝子，薬物代謝関連，腫瘍マーカーに関わる13遺伝子多型と全生存率の関連を検証したところ，テストステロンをエストラジオールに変換するCYP19のTTTAリピート多型や成長因子であるIGF-IのCAリピート多型を組み合わせた遺伝子多型スコアが無治療転移性前立腺癌患者の予後予測因子となり得る可能性を報告した[18]。とくにCYP19に関して，これまで癌や血中エストロゲン値との関連が報告されているプロモーター領域に存在する3種類のSNPsと前立腺癌臨床因子の関連を検討したところ，いずれもリスクアレルが癌発症と関連し，とくにCYP19 rs4775936多型のGA＋AA遺伝子型を持つ患者はGG遺伝子型を持つ患者に比べて有意に癌特異生存率が低いことを見出した（$p=0.040$）。さらに*in vitro*で，レポーター遺伝子解析によりCYP19 rs4775936とその近傍にあるrs104595992のリスクアレルを導入した前立腺癌細胞株のCYP19転写活性が有意に低下することを見出した（**図3**，$p=3.33\times10^{-3}$）[19]。

また，われわれは去勢抵抗性前立腺癌に対する抗癌剤治療の副作用と遺伝子多型の関連についても検討した。ドセタキセル，エストラムスチンリン酸エステル，カルボプラチンで治療した35例の去勢抵抗性転移性前立腺癌患者の副作用と薬物代謝関連8種類のSNPsと副作用の関連を検討したところ，薬物トランスポーターである*ABCB1*のC3435T多型のTT遺伝子型を持つ患者では1コース目でのGrade 3以上の白血球減少の頻度がCT＋CC遺伝子型の患者より有意に多いことを報告した[20]。最近，ドセタキセル，プレドニゾロンにベバシツマブの上乗せ効果を検討する大規模第Ⅲ相試験の症例を用いてGrade 3以上の神経毒性に関与するSNPsのGWASによる網羅的解析が行われた。そのなかでVAC14（rs875858）がドセタキセル神経毒性関連SNPとして同定され，VAC14のリスクアレルをヘテロに有するマウスでは熱刺激に関する痛覚過敏反応が低下していることが示された[21]。タキサン系抗癌剤は進行前立腺癌の中心的治療薬である一方，本邦患者では副作用も懸念されるため，関連遺伝子多型などを利用した個別的な容量設定や至適症例選択への応用が期待される。

近年はSNPパネルやGWASなど大規模な網羅的手法による遺伝子多型解析が多く行われるようになった。当科でもイルミナ社のCancer SNP Panel®を用いて本邦5大学（秋田大学，京都大学，東北大学，弘前大学，琉球大学）で治療した骨転移を有する前立腺癌患者185例を対象として408癌関連遺伝子，1,421遺伝子多型と予後の関連を検討した[22]。6遺伝子（XRCC4，PMS1，GATA3，IL13，CASP8，IGFI），14個のSNPsが癌特異生存に有意に関連する多型として同定され（**表1**），リスクSNPを4個以上有すると既存の予後予測因

表 1 Cancer SNP Panel®で同定された有転移前立腺癌の癌特異死亡関連遺伝子（文献 22 より引用）

Gene (location, function), SNP	Risk genotypes	MGF[a]	Log-rank x^2	P
XRCC4 (5p14, DNA strand-break repair)				
rs2891980	GG (v, AG, AA)	45	9.49	0.0021
rs1805377	AA (v, AG, GG)	46	9.10	0.0026
PMSI (2q31, DNA mismatch repair)				
rs256550	GG, AG (v, AA)	46	8.39	0.0038
rs256552	GG, AG (v, AA)	46	7.82	0.0052
rs256564	AA, AG (v, GG)	46	7.27	0.0070
rs256563	GG, AG (v, AA)	46	6.84	0.0089
rs256567	AA, AG (v, GG)	44	6.04	0.0140
GATA3 (10p14, transcription factor)				
rs570730	GG, AG (v, AA)	50	6.86	0.0088
rs10752126	GG, CG (v, CC)	49	6.85	0.0089
rs569421	GG, AG (v, AA)	49	5.21	0.0225
IL13 (5q31, cytokine)				
rs1295686	AA, AG (v, GG)	50	6.22	0.0126
rs20541	AA, AG (v, GG)	48	6.06	0.0138
CASP8 (2q33, apoptosis)				
rs2293554	AA (v, AC, CC)	48	5.46	0.0195
IGFI (12q23, growth factor)				
rs2162679	GG, AG (v, AA)	45	5.45	0.0196

MGF : minimum genotype frequency, SNP : single nucleotide polymorphism
[a] : MGF was defined as the lower frequency of 2 dichotomized genotype groups in each SNP.

図 4 有転移前立腺癌におけるリスク遺伝子多型の数と癌特異生存
（文献 22 より引用）

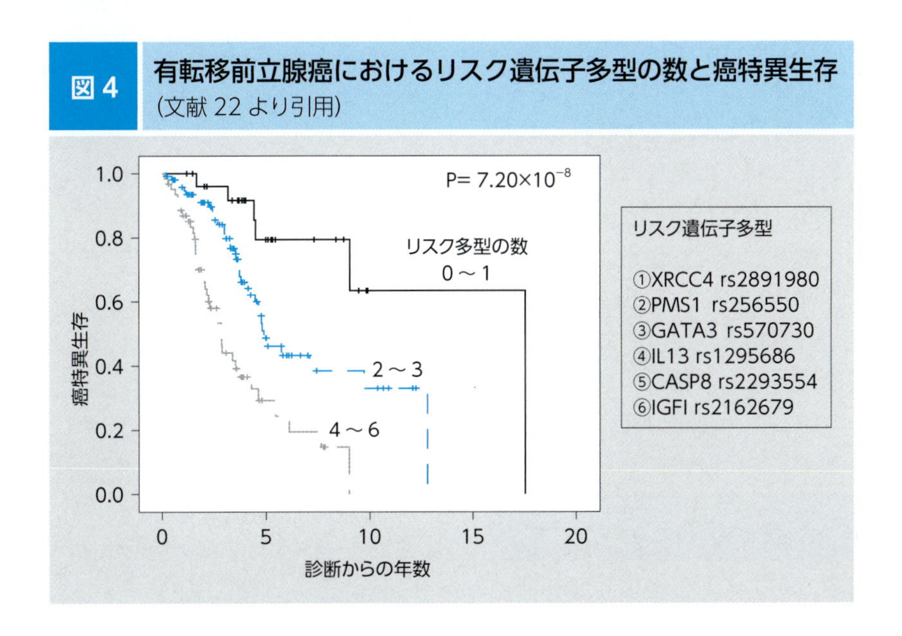

子を含めた多変量解析でも癌死亡の独立した危険因子となることを見出した（**図 4**）[22]。しかし，この解析で抽出した候補遺伝子多型を用いて，本邦 8 施設（秋田大学，東北大学，弘前大学，宮崎大

図5 有転移前立腺癌におけるXRCC4遺伝子多型（rs2891980）とPSA非再発生存

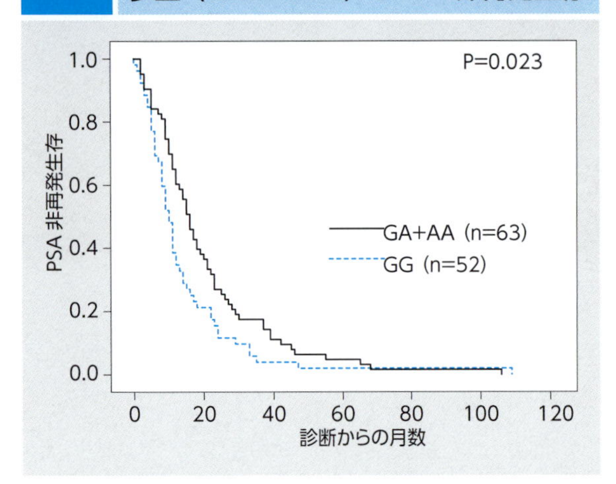

学，筑波大学，昭和大学，獨協医科大学，東邦大学佐倉病院）および韓国2施設（ASAN Medical Center，Chungbuk National University）によるvalidation解析を施行したところ5遺伝子多型のみ（XRCC4 rs2891980，PMS1 rs256550，GATA3 rs570730，IL13 rs1295686，IGFI rs2162679）での解析ではあるが，リスク数と癌特異生存率に相関はみられなかった（p＝0.594）。しかし，各SNPでのサブ解析を行うとXRCC4 rs2891980多型はGG多型を持つ群のPSA非再発生存率がGA＋AA多型を持つ群に比べて有意に低かった（**図5**，p＝0.023）。本結果はvalidation cohortの重要性を実感する結果となったが，その半面，観察期間が41ヵ月と短いこと，また検討できた遺伝子が5種類のみであり，今後解析遺伝子多型数追加と解析期間延長を行い，再検討する予定である。

また，最近ではこれまでのGWAS解析で検出できないマイナーアレルも含め網羅的に関連多型をスクリーニングする目的で，Affymetrix Axiomプラットフォームを使用し東芝社が東北大学と共同で開発した67.5万個の日本人集団に特徴的なSNPsを搭載したジャポニカアレイ®を用いて有転移前立腺癌の予後に関連する新たな候補遺伝子多型の解析も進めている。今後本研究の結果も報告していきたいと考えている。

おわりに

遺伝子多型は簡便，安定，非侵襲より進行前立腺癌のバイオマーカーの一つとして注目される。遺伝子多型解析は従来型の仮説検証的手法から，GWASや次世代シーケンサーなどの解析技術の進歩による大規模な網羅的手法を用いた解析にシフトし，今後進行前立腺癌に関連する候補遺伝子多型の同定がさらに進むことが予想される。しかし半面，薬物代謝関連以外の癌の治療反応や予後に関連する遺伝子多型の臨床応用が進んでいない現状がある。遺伝子多型の生物学的機能の解析，複数の多型を組み合わせたリスクモデル，および複数のコホートを用いた候補多型の検証が実施診療で応用可能な遺伝子多型同定の鍵となると考える。

参考文献

1) Kote-Jarai Z, Olama AA, Giles GG, et al : Seven prostate cancer susceptibility loci identified by a multi-stage genome-wide association study. Nat Genet 43 : 785-791, 2011
2) Al Olama AA, Kote-Jarai Z, Berndt SI, et al : A meta-analysis of 87,040 individuals identifies 23 new susceptibility loci for prostate cancer. Nat Genet 46 : 1103-1109, 2014
3) 羽渕友則，成田伸太郎，土谷順彦：【進行前立腺癌の治療Update】遺伝子多型解析と治療反応性の予測．Urology View 7 : 32-39, 2009
4) Minami H, Sai K, Saeki M, et al : Irinotecan pharmacokinetics/pharmacodynamics and UGT1A genetic polymorphisms in Japanese : roles of UGT1A1*6 and *28. Pharmacogenet Genomics 17 : 497-504, 2007
5) Coate L, Cuffe S, Horgan A, et al : Germline genetic variation, cancer outcome, and pharmacogenetics. J Clin Oncol 28 : 4029-4037, 2010
6) 土谷順彦：【新前立腺癌学—最新の基礎研究と診断・治療—】前立腺癌における遺伝子多型．日本臨床 74 : 683-686, 2016
7) Akamatsu S, Takahashi A, Takata R, et al : Reproducibility, performance, and clinical utility of a genetic risk prediction model for prostate cancer in Japanese. PLoS One 7 : e46454, 2012
8) Pipan V, Zorc M, Kunej T : MicroRNA Polymorphisms in Cancer : A Literature Analysis. Cancers (Basel) 7 : 1806-1814, 2015
9) Khurana E, Fu Y, Chakravarty D, et al : Role of non-coding sequence variants in cancer. Nat Rev Genet 17 : 93-108, 2016
10) Cescon DW, Haibe-Kains B, Mak TW : APOBEC3B expression in breast cancer reflects cellular proliferation, while a deletion polymorphism is associated with immune activation. Proc Natl Acad Sci U S A 112 : 2841-2846, 2015
11) Middlebrooks CD, Banday AR, Matsuda K, et al : Association of germline variants in the APOBEC3 region with cancer risk and enrichment with APOBEC-signature mutations in tumors. Nat Genet 48 : 1330-1338, 2016
12) Chang KH, Li R, Kuri, B, et al : A gain-of-function mutation in DHT synthesis in castration-resis-

tant prostate cancer. Cell 154 : 1074-1084, 2013
13) Hearn JWD, AbuAli G, Reichard CA, et al : HSD3B1 and resistance to androgen-deprivation therapy in prostate cancer : a retrospective, multicohort study. Lancet Oncol 17 : 1435-1444, 2016
14) Shiota M, Fujimoto N, Imada K, et al : Potential Role for YB-1 in Castration-Resistant Prostate Cancer and Resistance to Enzalutamide Through the Androgen Receptor V7. J Nati Cancer Inst 108 : 2016
15) Agarwal N, Alex AB, Farnham JM, et al : Inherited Variants in SULT1E1 and Response to Abiraterone Acetate by Men with Metastatic Castration Refractory Prostate Cancer. J Urol 196 : 1112-1116, 2016
16) Habuchi T, Liqing Z, Suzuki T, et al : Increased risk of prostate cancer and benign prostatic hyperplasia associated with a CYP17 gene polymorphism with a gene dosage effect. Cancer Res 60 : 5710-5713, 2000
17) Narita S, Tsuchiya N, Wang L, et al : Association of lipoprotein lipase gene polymorphism with risk of prostate cancer in a Japanese population. Int J Cancer 112 : 872-876, 2004
18) Tsuchiya N, Wang L, Suzuki H, et al : Impact of IGF-I and CYP19 gene polymorphisms on the survival of patients with metastatic prostate cancer. J Clin Oncol 24 : 1982-1989, 2006
19) Kanda S, Tsuchiya N, Narita S, et al : Effects of functional genetic polymorphisms in the CYP19A1 gene on prostate cancer risk and survival. Int J Cancer 136 : 74-82, 2015
20) Narita S, Tsuchiya N, Yuasa T, et al : Outcome, clinical prognostic factors and genetic predictors of adverse reactions of intermittent combination chemotherapy with docetaxel, estramustine phosphate and carboplatin for castration-resistant prostate cancer. Int J Clin Oncol 17 : 204-211, 2012
21) Hertz DL, Owzar K, Lessans S, et al : Pharmacogenetic Discovery in CALGB (Alliance) 90401 and Mechanistic Validation of a VAC14 Polymorphism that Increases Risk of Docetaxel-Induced Neuropathy. Clin Cancer Res 22 : 4890-4900, 2016
22) Tsuchiya N, Matsui S, Narita S, et al : Distinct cancer-specific survival in metastatic prostate cancer patients classified by a panel of single nucleotide polymorphisms of cancer-associated genes. Genes Cancer 4 : 54-60, 2013

ミニマム創手術の来た道、行く道

◆著者◆
木原　和徳

ミニマム創手術の
来た道、
行く道

ひとつの孔から、CO_2を使わず、
腹膜を温存して、
高いコストをかけずに行う
ウエアラブル・ロボット手術
（自動手術）を目指して

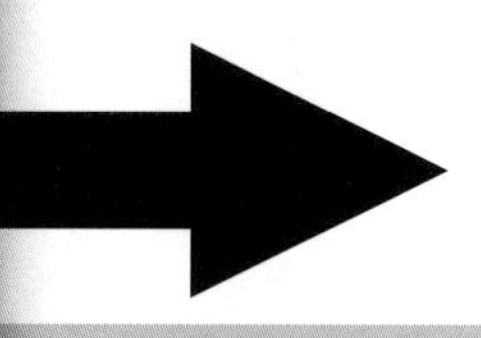

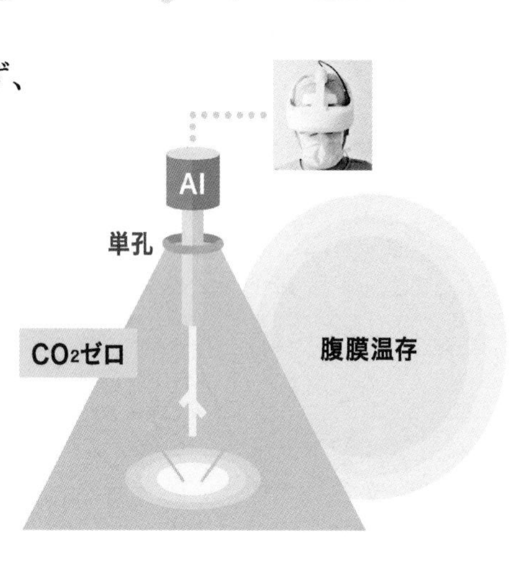

木原和徳
東京医科歯科大学医学部附属病院 前院長
日本ミニマム創泌尿器内視鏡外科学会 理事長

医学図書出版株式会社

1. はじめにの巻
2. ミニマム創内視鏡下手術開発の端緒の巻
3. ミニマム創内視鏡下手術の開始の巻
4. 手術の確立を進めるの巻
5. ガラスのハートを支えてくれたサポーターの巻
6. ダビンチ手術登場の巻
7. 術者の高機能化（ロボサージャン）に向かうの巻
8. さまざまな夢の巻
9. 先進医療認定と保険収載
10. 手術の歴史は願いと実現の繰り返し

定価：本体 1,200 円＋税，ISBN：978-4-86517-224-9

詳しくは▶URL：http://www.igakutosho.co.jp　または、医学図書出版　で 検索

医学図書出版株式会社
〒113-0033　東京都文京区本郷 2-29-8（大田ビル）
TEL：03-3811-8210　FAX：03-3811-8236
URL：http://www.igakutosho.co.jp
E-mail：info@igakutosho.co.jp

特集1 前立腺癌のバイオマーカー

8. 前立腺癌のバイオマーカーとしての末梢循環細胞とアンドロゲン受容体スプライスバリアント

赤松　秀輔
京都大学大学院医学研究科泌尿器科*

要旨　近年，複数の新規薬剤の登場により進行性前立腺癌の治療が複雑化している。遺伝子解析技術の急速な進歩に伴い，今後は癌ゲノム情報に応じて治療を個別化する最適医療の実現が望まれる。しかし癌ゲノムは治療ストレスに応じて動的に変化するため繰り返し解析が必要であり，組織生検よりも低侵襲な血液ゲノムマーカーによるリキッドバイオプシーが注目されている。本稿ではとくに末梢循環細胞とアンドロゲン受容体スプライスバリアントの有用性と課題について概説する。

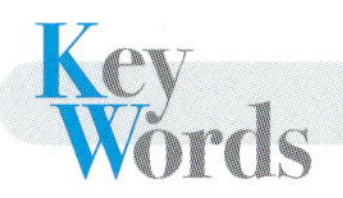

Key Words　前立腺癌，末梢循環細胞，アンドロゲン受容体スプライスバリアント

はじめに

前立腺癌はアンドロゲン依存性の腫瘍であり，進行性前立腺癌の標準的治療はアンドロゲン除去療法（ADT）である。大半の腫瘍は少なくとも一時的には ADT に反応して縮小するがやがて去勢抵抗性前立腺癌（CRPC）となる。近年, CRPC の多くはさまざまな機序によりアンドロゲン受容体（AR）経路に依存し続けることが判明し，AR 経路をより強力に阻害するエンザルタミドやアビラテロンが開発された。また，AR 経路への依存の有無に関わらず奏効するタキサン系抗癌剤もドセタキセルに加えてカバジタキセルが選択肢として加わった。その他，相同組み換え修復遺伝子異常のある癌に対する PARP 阻害剤などの新薬も次々と開発されており，CRPC の治療は複雑化している。これらの薬剤のなかには交叉耐性を生じるものや，投与順で治療効果が異なる可能性のあるものもあり，適切なタイミングで適切な患者に薬剤を投与する「最適医療」の指標となる新規バイオマーカーが強く求められている。最近では遺伝子解析技術の急速な進歩により，癌ゲノム情報を用いてあらかじめ薬剤感受性や耐性獲得を予測することが可能になりつつある。しかし，CRPC は治療経過中に各種の治療ストレスに対して新たな遺伝子変化を蓄積し同一個体でも非常に多様な細胞集団が含まれるため，ある一時点で特定部位の組織生検を行うだけでは時間的，空間的多様性を捉えることは不可能である。また，前立腺癌の主な転移先は骨であり，組織生検そのものが難しいことが多い。組織生検を補うまたはその代替となるものとして血液ゲノムマーカーによる体液診断（リキッドバイオプシー）が注目されている。これは末梢血中を循環する腫瘍細胞や，腫瘍細胞から放出された DNA（circulating tumor DNA：ctDNA），もしくはエクソソームなどを回収してゲノム解析や蛋白解析を行うもので，低侵襲で繰り返し採取可能であり，また，特定の転移部位のみならず全身の癌の状態を反映するため癌の多様性により即した解析が可能であると期待されている。本稿ではこのうち末梢循環細胞（CTC）を取り上げ，同時に近年注目を集めているアンドロゲン受容体のスプライスバリアントと CRPC 治療の関係についても解説する。

Circulating Tumor Cells and Androgen Receptor Splice Variants as Biomarkers for Prostate Cancer

Shusuke Akamatsu
The Department of Urology, Kyoto University Graduate School of Medicine

key words : Prostate cancer, circulating tumor cell, androgen receptor splice variant

*京都市左京区聖護院川原町54(075-753-4300)〒606-8507

Ⅰ．CTCと前立腺癌

CTCは末梢血中を循環する癌細胞で，新たな転移形成に関わっている可能性がある。癌細胞そのものであるため，ゲノム解析から蛋白解析，*in vitro*での細胞培養まで可能とされているが，末梢血中の大量の血球のなかからCTCを安定的に検出する技術開発が必須であり，さまざまな試みがなされている。これまで最もデータが蓄積されているのがCellSearch®（Janssen Diagnostics）システムで，上皮マーカーであるEpCAMとサイトケラチン（CK）を発現し，白血球マーカーであるCD45を発現しない，4 μm以上の大きさの有核細胞を抽出することが可能である。ただし，上皮間葉転換（EMT）を起こしたEpCAMを発現しない癌細胞や，小型の癌細胞は同法では検出できず，特定の表現型を持ったCTCのみを検出しているとの批判がある。より偏りのないCTC検出方法の代表としてはガラススライド上でCD45陰性の有核細胞をハイスループットに検出するEpicScienceプラットフォーム（Epic Science）があげられる。同法ではEpCAMの発現によらずCTCを検出可能であり，CK陰性のCTCやCTC塊（CTC cluster），CellSearchでは検出できない小型のCTCなども検出できる。その他にも，CTCを抗体のついた磁気ビーズで集めてRNA回収までの行程をキット化したAdnatest（Qiagen）や，全く抗体を用いずに大きさや形態のみでCTCを血球と分離する方法など，さまざまな方法がある。ただし，それぞれの手法でCTCの検出感度や，白血球の混入の度合いが大きく異なり，標準化された検出方法がないのが最大の課題である。

CTC研究の黎明期には，CTCの数と臨床的パラメーターの関係についての研究が主に行われ，さまざまな癌種でCTCの検出やその数が予後不良因子であることが報告された[1〜3]。前立腺癌では2008年にCRPCに対して新規の化学療法を受ける患者でCellSearchを用いてCTCが血液7.5mL中に5個以上検出される患者（CTC陽性）では検出されない患者（CTC陰性）と比較して有意に予後が悪く，治療によるCTC数の変化がPSA低下率よりも予後と相関することが報告された[4]。そしてこのデータを基にCellSearch®システムを用いたCTC測定が前立腺癌においてFDA承認された。その後，COU-AA-301，SWOG-S0421などの新規薬剤の大規模なphase Ⅲ試験においてもCellSearchによるリスク分類（CTC陽性：予後不良群，CTC陰性：予後良好群）の有用性が示された[5,6]。また，最近ではEpicScienceプラットフォームを用いてCRPCでは古典的な$CD45^-/CK^+$のCTCだけでなくCTC塊やCK^-のCTC，白血球よりも小さなCTCも末梢血中を循環していることが示され，これらの非古典的なCTCのマーカーとしての有用性も示唆されている[7]。

本邦においてはOkegawaらが2009年にCellSearchを用いて64人のCRPC患者の後ろ向き解析を行っている[8]。そのなかで，CTC陽性症例は32例（50%）であり，CTC陽性症例の予後は陰性症例と比較して有意に悪かったこと，および，治療によってCTCが陰性化した症例の予後は治療後にCTCが陽性化した症例と比較して有意に良かったことを報告している。さらにその後，同様の手法で，ドセタキセル治療を受けるCRPC患者に対して治療前後のCTCを解析する前向き試験を行っている[9]。対象となった57例のうち，27例（47.4%）がCTC陽性で，投与開始前にCTC陰性の症例ではCTC陽性の症例と比較して全生存期間が有意に長かった（25ヵ月対10.5ヵ月）。さらに，治療前とドセタキセル治療3コース後のCTCの変化によって患者を予後別に層別化できることが示された。

近年ではCRPC患者のCTCの特性解析も進んでいる。とくにFISHや免疫細胞染色はCTCを単離する必要がないため比較的容易にできる。これまでに，TMPRSS-ERG融合遺伝子の有無やPTENのコピー数がCTCと対応する腫瘍組織とで一致することが確認されている[10]。また，ARについては個体内での腫瘍の多様性を反映して同一患者のCTCにおいても発現やコピー数にばらつきがみられると報告されている[11]。OkegawaらはドセタキセルKセル投与前の患者でCTC陽性の患者37人に対してCTCのEGFRによる免疫細胞染色を行い，EGFR陽性であった15症例で他の症例と比較して有意に予後が悪い（生存期間中央値5.5ヵ月対20ヵ月）ことを報告している[12]。DNAやRNA解析についてはARやPSAなどの前立腺に特異的な遺伝子の解析は比較的容易だが，白血球でも発現している遺伝子についてはCTCの単離が必要である。シングルセルシーケンスの手法が進歩しており，単離したCTCの解析も可能となってきている[13]が，同一個体のCTCの多様性の問題もあり，今のところ新規のバイオマーカーの開発には至っていない。

これまで述べてきたようにCTCは回収の方法が標準化されておらず，また，生きた細胞を扱うために採血後の検体処理までの時間的制約がある。このため，最近ではより検体処理が簡便で採血後の時間的制約が少ないctDNAのほうが大規模な臨床試験などでコンパニオン診断としてテストされることが多くなってきている。一方，CTCはDNAのみならず，RNAや蛋白解析もできるという利点があり，今後もシングルセルシーケンスなどのCTC解析によって新規バイオマーカーが開発されることが期待される。現時点では，CTC，ctDNAはバイオマーカーとしての優劣を競うものではなく，補完しあう関係にあると考えられる。

Ⅱ．ARスプライスバリアント

CRPCではARのスプライシングによりリガンド結合部位（LBD）を欠くスプライスバリアントが生じ，それがアンドロゲン除去下での癌増殖に関与するとされている[14,15]。ARにはLBDを欠くさまざまなスプライスバリアントがあるが，初期の研究でCRPCの細胞株である22Rv1で最も豊富にみられるのがAR-V7であったことやCRPCの臨床検体でAR-V7の発現が有意に亢進していたことなどから以後の研究はAR-V7に焦点を絞って行われてきた[16]。野生型のARは8つのエクソンからなり，エクソン2-3がDNA結合ドメイン，4-8がLBDである。AR-V7ではエクソン3の後ろに本来のエクソン4とは異なるエクソン（cryptic exon）CE3が続き，エクソン4以下は省略される。AR-V7は代表的な前立腺癌細胞株LNCaPをアンドロゲン除去下で培養するだけでも可逆的に発現上昇するが，その程度は軽度である[17,18]。アンドロゲン除去下に起こる反応性のARスプライシングの変化の機序についてはADTによってU2AF65やASF/SF2などの因子によるARのpre-mRNAのスプライシングが亢進することが報告されている[19]。AR-V7の発現は臨床検体で正常前立腺や限局性前立腺癌でも微量ながら確認されており[20]，その発現亢進はADTなどのストレスに対する反応と考えられる。一方，22Rv1[21]やCWR-R1[22]細胞株ではAR遺伝子の構造異常があり，それらが恒常的（不可逆的）なAR-V7の発現の原因であることも報告されている。AR遺伝子の構造異常によって生じるAR-V7の発現量はADTに対する反応性のAR-V7上昇と比較して多く，また，遺伝子異常を伴った恒常的なものであることより，アンドロゲン除去下の細胞増殖に大きく関わっている可能性が高い。実際，臨床検体やCTCを用いた解析でもエンザルタミドやアビラテロン抵抗性となったCRPCの多くはARの構造異常をきたしており，構造異常のある症例では有意に各種のLBDを欠いたARスプライスバリアントの発現が亢進している[23,24]。また，AR遺伝子増幅のあるVCaP細胞株でもAR-V7は発現亢進しているが，こちらはAR発現量が全体に亢進しており，AR-V7の発現上昇はARの総量の増加に伴ったものである可能性がある。このように，AR-V7の発現亢進の機序が複数考えられることはバイオマーカーとしての妥当性を検討する際にも念頭に置く必要がある。

AR-V7の機能的意義についても多くの検討がなされている。AR-V7は核移行シグナルを保持し，リガンド非依存性に核内移行して標的遺伝子の発現を促す[25]。また，野生型ARの標的遺伝子に加え，UBE2Cなど野生型のARとは異なる標的遺伝子群の転写亢進を通じてアンドロゲン除去下の細胞増殖に関わるとされている[18]。また，AR-V7はリガンド非依存性に活性を持つためAR-V7を発現する細胞はエンザルタミドなどの新規のAR阻害剤投与下でも増殖抑制を受けない[26]。AR-V7は野生型ARおよびその他のARバリアントと2量体を形成することが知られている[27]が，AR-V7が機能的に野生型のARの存在を必要とするのかについては議論が多く決着がついていない[28]。しかしARスプライスバリアントを過剰発現するCRPCではスプライスバリアントを含めたARを標的とした治療が有効であることは間違いなく，近年では，ARのN末端やDNA結合ドメインを標的とした薬剤，ARの2量体形成を阻害する薬剤などの開発が進められている[29～31]。

Ⅲ．CTC中のARスプライスバリアントのバイオマーカーとしての有用性

2014年にCTC中のAR-V7の発現がエンザルタミドやアビラテロンに対する薬剤耐性のマーカーとなりうることをわずか31症例で示した論文がThe New England Journal of Medicineに掲載されたこと[32]は衝撃的であった。CTCの特性解析

の臨床的有用性を示したという点でインパクトが非常に大きかったものと考えられる。さらに翌年にはAR-V7の発現の有無はタキサン系薬剤の効果に影響を及ぼさないことが報告され[33]，CTC中のAR-V7の発現の有無によって新規ホルモン剤とタキサン系薬剤を使い分けることができると期待された。しかし，これらの報告で用いられた解析手法は前述のAdnatestで回収したRNAを用いてRT-PCRを行いゲル上でAR-V7の有無を判定するというものであったために感度が疑問視された。その後，Adnatestで回収したRNAを用いてRT-PCRもしくはより鋭敏なq-PCR法を用いた解析によりAR-V7を発現している症例のうち約20%では新規ホルモン剤で50%以上のPSA低下がみられることが報告され[34]，mRNAレベルでのAR-V7の臨床的有用性については現在でも激論が交わされている[35～37]。また，ctDNAを用いた解析でARの遺伝子増幅が新規ホルモン剤抵抗性と関係[38～42]していることやAR-V7を発現する症例の多くで同時にAR遺伝子増幅もみられることが判明[23, 24]し，AR-V7の発現上昇とAR遺伝子増幅のいずれが真に薬剤耐性に関わっているのかなどの疑問も呈されることとなった。ARの遺伝子増幅はARのゲノムを不安定にして構造異常を起こしやすくすると考えられている。ARの構造異常がスプライスバリアントの生成に関わるという知見と併せるとARの遺伝子増幅に伴うゲノム不安定性によってARの構造異常が生じ，結果としてLBDを欠くスプライスバリアントの発現が上昇してリガンドに依存しない細胞増殖を招くという仮説が立てられるが今のところ証明はされていない。この仮説によると，ADTによる一過性のAR-V7発現上昇は臨床上の薬剤耐性とは直接関係していない可能性があり，一部のAR-V7を発現する症例で新規ホルモン剤が奏効することの説明となるかもしれない。

最近では，mRNAレベルでなく，蛋白質レベルでAR-V7をマーカーにしようとする試みもみられる[43～45]。ScherらはEpicSciencesプラットフォームで回収したCRPC患者161名のCTCについてAR-V7の免疫細胞染色を行った。その結果，核特異的な染色，非特異的な染色いずれも治療を重ねるとともに増加するものの，全患者でみると何らかのAR-V7染色がみられるものが29%，核特異的な染色がみられるものが18%で，生命予後と関係していたのは核特異的な染色がみられた症例のみであったと報告している。この結果は，すべてのAR-V7陽性例を同一には扱えないこと，および，AR-V7陽性症例は治療抵抗性症例の一部（～30%）であることを示している。AR-V7陰性例の一部でAR-V3が薬剤耐性に関わっている可能性[23]や，AR-V9の重要性を指摘する報告[46]もあり，今後はAR-V7のみでなくAR遺伝子増幅，構造異常やAR-V7以外のスプライスバリアントの情報を統合して最適なバイオマーカー開発を行っていくことが望まれる。

まとめ

前立腺癌治療は今後も複雑化する一方であり，最適医療を実現するためのリキッドバイオプシーの開発は必須である。CTCは臨床応用する上で簡便性という点ではctDNAにやや劣るものの，RNAや蛋白レベルでの解析が可能でありバイオマーカーとしてctDNAと補完しあうだけでなく，新規のシーズの同定につながることが期待される。ARスプライスバリアントは，ARのリガンド結合部位を標的とした治療への奏効を予測するバイオマーカーとして期待されるが，バリアントの生成機序によってその意義づけが異なる可能性や，検出方法の標準化などの課題がある。また，AR-V7以外のバリアントについてもAR-V7と同様に重要である可能性が高く，今後の検討が待たれる。

参考文献

1) Cristofanilli M, Budd GT, Ellis MJ, et al : Circulating tumor cells, disease progression, and survival in metastatic breast cancer. N Engl J Med 351 : 781-791, 2004
2) Bidard FC, Peeters DJ, Fehm T, et al : Clinical validity of circulating tumour cells in patients with metastatic breast cancer : a pooled analysis of individual patient data. Lancet Oncol 15 : 406-414, 2014
3) Cohen SJ, Punt CJ, Iannotti N, et al : Relationship of circulating tumor cells to tumor response, progression-free survival, and overall survival in patients with metastatic colorectal cancer. J Clin Oncol 26 : 3213-3221, 2008
4) de Bono JS, Scher HI, Montgomery RB, et al : Circulating tumor cells predict survival benefit from treatment in metastatic castration-resistant prostate cancer. Clin Cancer Res 14 : 6302-6309,

2008
5) Scher HI, Heller G, Molina A, et al : Circulating tumor cell biomarker panel as an individual-level surrogate for survival in metastatic castration-resistant prostate cancer. J Clin Oncol 33 : 1348-1355, 2015
6) Goldkorn A, Ely B, Quinn DI, et al : Circulating tumor cell counts are prognostic of overall survival in SWOG S0421 : a phase Ⅲ trial of docetaxel with or without atrasentan for metastatic castration-resistant prostate cancer. J Clin Oncol 32 : 1136-1142, 2014
7) McDaniel AS, Ferraldeschi R, Krupa R, et al : Phenotypic diversity of circulating tumour cells in patients with metastatic castration-resistant prostate cancer. BJU Int 120 : E30-44, 2017
8) Okegawa T, Nutahara K, Higashihara E : Prognostic significance of circulating tumor cells in patients with hormone refractory prostate cancer. J Urol 181 : 1091-1097, 2009
9) Okegawa T, Itaya N, Hara H, et al : Circulating tumor cells as a biomarker predictive of sensitivity to docetaxel chemotherapy in patients with castration-resistant prostate cancer. Anticancer Res 34 : 6705-6710, 2014
10) Attard G, Swennenhuis JF, Olmos D, et al : Characterization of ERG, AR and PTEN gene status in circulating tumor cells from patients with castration-resistant prostate cancer. Cancer Res 69 : 2912-2918, 2009
11) Miyamoto DT, Lee RJ, Stott SL, et al : Androgen receptor signaling in circulating tumor cells as a marker of hormonally responsive prostate cancer. Cancer Discov 2 : 995-1003, 2012
12) Okegawa T, Itaya N, Hara H, et al : Epidermal Growth Factor Receptor Status in Circulating Tumor Cells as a Predictive Biomarker of Sensitivity in Castration-Resistant Prostate Cancer Patients Treated with Docetaxel Chemotherapy. Int J Mol Sci 17 : 2008, 2016
13) Miyamoto DT, Zheng Y, Wittner BS, et al : RNA-Seq of single prostate CTCs implicates noncanonical Wnt signaling in antiandrogen resistance. Science 349 : 1351-1356, 2015
14) Dehm SM, Schmidt LJ, Heemers HV, et al : Splicing of a novel androgen receptor exon generates a constitutively active androgen receptor that mediates prostate cancer therapy resistance. Cancer Res 68 : 5469-5477, 2008
15) Ware KE, Garcia-Blanco MA, Armstrong AJ, et al : Biologic and clinical significance of androgen receptor variants in castration resistant prostate cancer. Endocr Relat Cancer 21 : T87-103, 2014
16) Hu R, Dunn TA, Wei S, et al : Ligand-independent androgen receptor variants derived from splicing of cryptic exons signify hormone-refractory prostate cancer. Cancer Res 69 : 16-22, 2009
17) Watson PA, Chen YF, Balbas MD, et al : Constitutively active androgen receptor splice variants expressed in castration-resistant prostate cancer require full-length androgen receptor. Proc Natl Acad Sci U S A 107 : 16759-16765, 2010
18) Hu R, Lu C, Mostaghel EA, et al : Distinct transcriptional programs mediated by the ligand-dependent full-length androgen receptor and its splice variants in castration-resistant prostate cancer. Cancer Res 72 : 3457-3462, 2012
19) Liu LL, Xie N, Sun S, et al : Mechanisms of the androgen receptor splicing in prostate cancer cells. Oncogene 33 : 3140-3150, 2014
20) Robinson D, Van Allen EM, Wu YM, et al : Integrative clinical genomics of advanced prostate cancer. Cell 161 : 1215-1228, 2015
21) Li Y, Alsagabi M, Fan D, et al : Intragenic rearrangement and altered RNA splicing of the androgen receptor in a cell-based model of prostate cancer progression. Cancer Res 71 : 2108-2117, 2011
22) Li Y, Hwang TH, Oseth LA, et al : AR intragenic deletions linked to androgen receptor splice variant expression and activity in models of prostate cancer progression. Oncogene 31 : 4759-4767, 2012
23) De Laere B, van Dam PJ, Whitington T, et al : Comprehensive Profiling of the Androgen Receptor in Liquid Biopsies from Castration-resistant Prostate Cancer Reveals Novel Intra-AR Structural Variation and Splice Variant Expression Patterns. Eur Urol 72 : 192-200, 2017
24) Henzler C, Li Y, Yang R, et al : Truncation and constitutive activation of the androgen receptor by diverse genomic rearrangements in prostate cancer. Nat Commun 7 : 13668, 2016
25) Chan SC, Li Y, Dehm SM : Androgen receptor splice variants activate androgen receptor target genes and support aberrant prostate cancer cell growth independent of canonical androgen receptor nuclear localization signal. J Biol Chem 287 : 19736-19749, 2012
26) Li Y, Chan SC, Brand LJ, et al : Androgen receptor splice variants mediate enzalutamide resistance in castration-resistant prostate cancer cell lines. Cancer Res 73 : 483-489, 2013
27) Xu D, Zhan Y, Qi Y, et al : Androgen Receptor Splice Variants Dimerize to Transactivate Target Genes. Cancer Res 75 : 3663-3671, 2015
28) Cao B, Qi Y, Zhang G, et al : Androgen receptor splice variants activating the full-length receptor in mediating resistance to androgen-directed therapy. Oncotarget 5 : 1646-1656, 2014
29) Yamamoto Y, Loriot Y, Beraldi E, et al : Generation 2.5 antisense oligonucleotides targeting the androgen receptor and its splice variants suppress enzalutamide-resistant prostate cancer cell growth. Clin Cancer Res 21 : 1675-1687, 2015
30) Dalal K, Che M, Que NS, et al : Bypassing Drug Resistance Mechanisms of Prostate Cancer with Small Molecules that Target Androgen Receptor-Chromatin Interactions. Mol Cancer Ther 16 : 2281-2291, 2017

31） Andersen RJ, Mawji NR, Wang J, et al : Regression of castrate-recurrent prostate cancer by a small-molecule inhibitor of the amino-terminus domain of the androgen receptor. Cancer Cell 17 : 535-546, 2010
32） Antonarakis ES, Lu C, Wang H, et al : AR-V7 and resistance to enzalutamide and abiraterone in prostate cancer. N Engl J Med 371 : 1028-1038, 2014
33） Antonarakis ES, Lu C, Luber B, et al : Androgen Receptor Splice Variant 7 and Efficacy of Taxane Chemotherapy in Patients With Metastatic Castration-Resistant Prostate Cancer. JAMA Oncol 1 : 582-591, 2015
34） Bernemann C, Schnoeller TJ, Luedeke M, et al : Expression of AR-V7 in Circulating Tumour Cells Does Not Preclude Response to Next Generation Androgen Deprivation Therapy in Patients with Castration Resistant Prostate Cancer. Eur Urol 1 : 1-3, 2017
35） Antonarakis ES, Lu C, Luber B, et al : Clinical Significance of Androgen Receptor Splice Variant-7 mRNA Detection in Circulating Tumor Cells of Men With Metastatic Castration-Resistant Prostate Cancer Treated With First- and Second-Line Abiraterone and Enzalutamide. J Clin Oncol 35 : 2149-2156, 2017
36） Luo J, Luber B, Wang H, et al : Reply to Julie Steinestel, Christof Bernemann, Andres J. Schrader, and Jochen K. Lennerz's Letter to the Editor re : Emmanuel S. Antonarakis, Changxue Lu, Brandon Luder, et al. Clinical Significance of Androgen Receptor Splice Variant-7 mRNA Detection in Circulating Tumor Cells of Men with Metastatic Castration-resistant Prostate Cancer Treated with First- and Second-line Abiraterone and Enzalutamide. J Clin Oncol 2017 ; 35 : 2149-56. AR-V7 Testing : What's in it for the Patient? : Estimating the Clinical Utility of Blood-based AR-V7 Testing in Prostate Cancer. Eur Urol 72 : e170-171, 2017
37） Steinestel J, Bernemann C, Schrader AJ, et al : Re : Emmanuel S. Antonarakis, Changxue Lu, Brandon Luber, et al. Clinical Significance of Androgen Receptor Splice Variant-7 mRNA Detection in Circulating Tumor Cells of Men with Metastatic Castration-resistant Prostate Cancer Treated with First- and Second-line Abiraterone and Enzalutamide. J Clin Oncol 2017 ; 35 : 2149-56 : AR-V7 Testing : What's in it for the Patient? Eur Urol 72 : e168-169, 2017
38） Azad AA, Volik SV, Wyatt AW, et al : Androgen Receptor Gene Aberrations in Circulating Cell-Free DNA : Biomarkers of Therapeutic Resistance in Castration-Resistant Prostate Cancer. Clin Cancer Res 21 : 2315-2324, 2015
39） Wyatt AW, Azad AA, Volik SV, et al : Genomic Alterations in Cell-Free DNA and Enzalutamide Resistance in Castration-Resistant Prostate Cancer. JAMA Oncol 2 : 1598-1606, 2016
40） Romanel A, Gasi Tandefelt D, Conteduca V, et al : Plasma AR and abiraterone-resistant prostate cancer. Sci Transl Med 7 : 312re10, 2015
41） Salvi S, Casadio V, Conteduca V, et al : Circulating cell-free AR and CYP17A1 copy number variations may associate with outcome of metastatic castration-resistant prostate cancer patients treated with abiraterone. Br J Cancer 112 : 1717-1724, 2015
42） Salvi S, Casadio V, Conteduca V, et al : Circulating AR copy number and outcome to enzalutamide in docetaxel-treated metastatic castration-resistant prostate cancer. Oncotarget 7 : 37839-37845, 2016
43） Welti J, Rodrigues DN, Sharp A, et al : Analytical Validation and Clinical Qualification of a New Immunohistochemical Assay for Androgen Receptor Splice Variant-7 Protein Expression in Metastatic Castration-resistant Prostate Cancer. Eur Urol 70 : 599-608, 2016
44） Scher HI, Lu D, Schreiber NA, et al : Association of AR-V7 on Circulating Tumor Cells as a Treatment-Specific Biomarker With Outcomes and Survival in Castration-Resistant Prostate Cancer. JAMA Oncol 2 : 1441-1449, 2016
45） Scher HI, Graf RP, Schreiber NA, et al : Nuclear-specific AR-V7 Protein Localization is Necessary to Guide Treatment Selection in Metastatic Castration-resistant Prostate Cancer. Eur Urol 71 : 874-882, 2017
46） Kohli M, Ho Y, Hillman DW, et al : Androgen Receptor Variant AR-V9 Is Coexpressed with AR-V7 in Prostate Cancer Metastases and Predicts Abiraterone Resistance. Clin Cancer Res 23 : 4704-4715, 2017

特集1 前立腺癌のバイオマーカー

9. microRNA のバイオマーカーとしての意義

藤田　和利，野々村祝夫
大阪大学医学部泌尿器科*

要旨　microRNA は 20 ～ 25 塩基の長さの non-coding RNA であり，細胞内で遺伝子発現を制御することにより癌の発生進展に関与している。これまでに前立腺組織内で過剰発現している microRNA の前立腺癌進展に関するメカニズムについて複数報告されている。microRNA は血液，尿中にも存在しており，前立腺癌のバイオマーカーとしての有用性も報告されている。また近年エクソソームと呼ばれる細胞から分泌される小胞体内にも microRNA が存在しており，血中，尿中のエクソソーム内の microRNA が前立腺癌のバイオマーカーとして着目されている。microRNA のバイオマーカーとして臨床応用に向けて，今後の研究の進展が期待される。

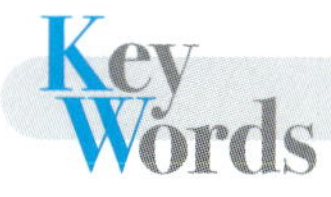
microRNA，前立腺癌，バイオマーカー

はじめに

microRNA とは細胞内の 20 ～ 25 塩基の長さの non-coding RNA であるが，遺伝子発現を転写後に制御することにより癌の発生，進展に関与することが明らかになってきた。また細胞内だけでなく，体液中にも存在し，疾患バイオマーカーとしての有用性も報告されている[1]。本稿では前立腺癌における microRNA のバイオマーカーとしての有用性を解説する。

microRNA はゲノム上の配列より，RNA ポリメラーゼⅡにより一本鎖 RNA に転写され，その後いくつかのステップを経て，成熟した microRNA となる（図 1）。まず核内で転写された一本鎖 RNA は pri-miRNA と呼ばれ，ヘアピンループ構造をとる。pri-miRNA は Drosha-DGGCR8 複合体により切断され，ステムループ構造をとる pre-miRNA になり，核内から細胞質へ移動する。細胞質内で pre-miRNA は Dicer により切断され，二本鎖の mature miRNA が産生される。その後，mature miRNA は Argonature（AGO）タンパクとともに RISC（RNA induced silencing complex）に取り込まれ，標的となる mRNA の 3'-UTR に結合し，その遺伝子の翻訳を阻害する。microRNA は発見された順に番号が付けられ，現在は 7,000 番台まで報告されている。mature miRNA からは 2 本の microRNA が発生し，発現量が著明に多いものを "miR-xxx" と表し，著明に少ないものを "miR-xxx*" と表す。2 つに差がない場合は，前駆体の 5' 末端由来のものには "-5p" を，前駆体の 3' 末端由来のものには "-3p" をつける。microRNA はターゲット遺伝子の翻訳を抑制することにより，その遺伝子が癌に促進的に作用する遺伝子であれば，がん抑制的に働き，逆に癌抑制遺伝子の翻訳を抑制すれば，促進的に働く（oncomir）。miRNA はシード配列と呼ばれる 5' 末端の 7 ～ 8 塩基と相補的塩基配列を有する標的 mRNA を標的とするため，一つの miRNA が標的とする遺伝子の数は数百にのぼることもあり，複雑な miRNA ネットワークを形成している[2]。癌における miRNA の発現異常により，癌細胞の細胞死への耐性，増殖シグナルの維持，増殖抑制機構からの回避，不死性の獲得，ゲノム不安定性，代謝機構の異常が報告されている。また癌細胞だけでなく，癌の微小環境への影響も報告され，浸潤転移の促進，血管

MicroRNAs as a biomarker of prostate cancer
Kazutoshi Fujita and Norio Nonomura
Department of Urology, Osaka University Graduate School of Medicine

key words：microRNA, prostate cancer, biomarker

*吹田市山田丘 2-2（06-6879-5111）〒 565-0871

図1 microRNAの生成機構

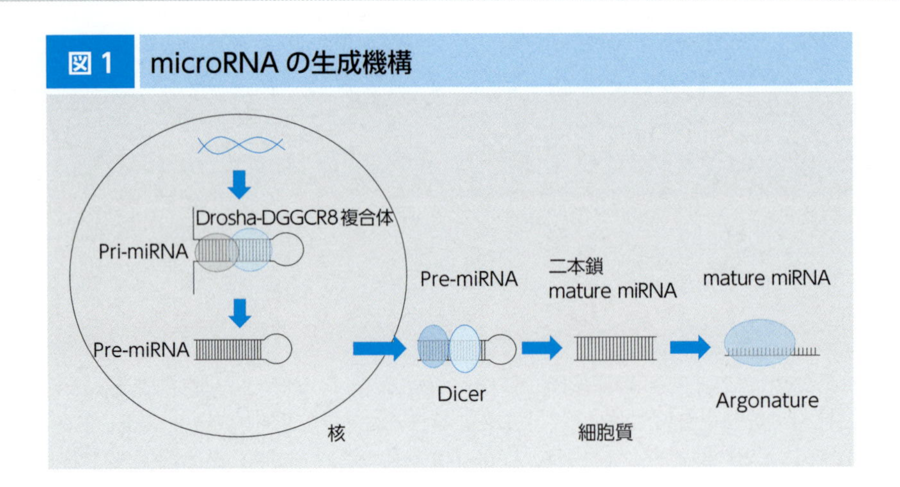

新生，炎症，免疫からの回避などの作用も報告されている。

前立腺癌組織中で過剰発現しているoncomiRのなかで有名なものは，miR-21であり，miR-21は他の癌でもoncomiRとして報告されている。miR-21の過剰発現により前立腺癌細胞増殖は促進され，また去勢抵抗性に寄与する[3]。また，前立腺癌細胞においてmiR-21過剰発現はPTENの発現を抑制することにより，AKTとERK1/2のシグナル経路を活性化し，HIF-1 αとVEGFの発現上昇を介して血管新生を促進する働きをする[4]。miR-21はRECKも標的とし，metaloproteinaseの発現を促進している。前立腺全摘標本を用いてin situ hybridizationによりmiR-21の発現を調べると，病理学的Stage，リンパ節転移，被膜外浸潤，Gleason scoreと関連しており，PSA再発の有意な因子であると報告されている[5]。一方，前立腺全摘徐標本からmicroRNAを抽出し，miR-21，miR-141，miR-221の発現をPCRで調べると，多変量解析ではmiR-221の発現低下のみが術後の再発と有意に関連していた[6]。前立腺癌細胞株ではmiR-141は発現上昇しており，アンドロゲンレセプターの転写共役制御因子であるsmall heterodimer partner（Shp）をターゲットとし，Shpを抑制することによりアンドロゲンレセプターの転写活性を促進している[7]。一方miR-141はCD44陽性の前立腺癌幹細胞においては発現低下しており，miR-141はCD44やRho GTPaseやEZH2をターゲットとし，miR-141を強制発現することによりスフェア形成能などの幹細胞能や，浸潤能，転移能が抑制される[8]。miR-18aは前立腺癌組織や前立腺癌細胞株で強く発現しており，serine/threonine-protein kinase 4（STK4）の非翻訳領域に結合し，oncomiRとして作用している。miR-18aをノックダウンすることにより，STK4が介するAKTの脱リン酸化とそれに続くアポトーシスにより前立腺癌細胞株の増殖は*in vitro*, *in vivo*で抑制される[9]。miR-32は前立腺肥大症の組織と比べ，去勢抵抗性前立腺癌組織中で発現上昇しており，B-cell translocation gene 2（BTG-2）やphosphoinositide-3-kinase interacting protein 1（PIK3IP1）を標的遺伝子としている。後者は細胞増殖や浸潤を制御するPIK3を抑制するため，それらを抑制することによりmiR-32はoncomiRとして作用している[10]。他にmiR-4534，miR-650，miR-32，miR-106，miR-25，miR-125bなどが前立腺癌に対して促進的に作用していると報告されている[11]。

oncomiRとは逆の作用をするtumor suppressor miRNAも多く報告されている。miR-145の前立腺癌組織中の低下が生化学的再発と関連しており，miR-145の低下が高Gleason scoreや腫瘍のサイズ，PSA値などと関連していることが報告されている[12]。miR-145はp53経路により発現を制御され，c-Mycを抑制する[13]。miR-382は前立腺癌細胞株においてCOUP-TFIIの抑制を介してSnailおよびmetalloproteinase 2（MMP2）を抑制することにより，前立腺癌細胞の増殖，浸潤，転移を抑制する[14]。他にmiR-34a, miR-224, miR-452, miR-200b, miR-372, miR-17-92a, miR-27a, miR-135-a-1, miR-204-5p, miR-30a, let-7, miR-133, miR-146aなどが前立腺癌に対して抑制的に作用している[11]。microRNAは細胞内でさまざまな働きをするだけでなく，血液，尿などさまざまな体液中に存在しており，これを利用してバイオマーカーとしての応用の可能性が報告されている。

表 1 主な体液中 microRNA バイオマーカーの一覧

サンプル	microRNA	感度	特異度	AUC	引用文献
血液	miR-141	60	100	0.907	15
血液	miR-106a miR-223 miR-1207-5p miR-24 miR-93 miR-874 miR-1274	-	-	0.928 0.876 0.812 0.778 0.907 0.845 0.928	19
血液	miR-127-3p miR204-5p	-	-	0.753 0.857	18
血液	miR-18a	-	-	0.878	20
尿沈査	miR-107 miR-574-3p	-	-	0.74 0.66	21
尿沈査	miR-21 miR-141 miR-375	-	-	0.817 0.712 0.707	28
尿	miR-205 miR-214	-	-	0.708 0.743	22
尿	miR-1825 miR-484	60 80	69 19	- -	23
尿	miR-183 miR-205	90 90	3 3	0.58 0.56	24
血中エクソソーム	miR-141	-	-	-	25
尿中エクソソーム	miR-145	-	-	0.623	26
尿中エクソソーム	miR-196a-5p miR-501-3p	-	-	0.73 0.69	27
尿中エクソソーム	miR-21 miR-375 let-7c	-	-	0.713 0.799 0.679	28
尿中エクソソーム	miR-19b	79%	95%	-	29

I. 血中

血中に mircoRNA は存在し，さまざまな癌種でバイオマーカーとしての有用性が報告されている**(表 1)**。microRNA array 技術の普及により体液中の microRNA を網羅的に解析することが可能であり，microRNA の前立腺癌のバイオマーカーとしての有用性が報告されているが，いまだ臨床応用されているものはない。血中の microRNA は前立腺癌由来だけでなく，さまざまな臓器および細胞由来であり，炎症などの前立腺癌以外の疾患で上昇していないことの確認が重要であると考える。miR-141 は前立腺癌患者血中で上昇していることが報告された最初の microRNA である。進行性前立腺癌の血中の miR-141 は健常人と比較して有意に高く，進行癌と健常人の比較であるが ROC curve 解析では AUC は 0.907 であった[15]。一方，生検前の血中の miR-26a-1 と miR-141 を 54 名の前立腺癌患者と 79 名の前立腺生検陰性患者で調べたところ，2 群間で有意な差を認めなかったが，miR-141 は Gleason score との関連を認めた[16]。血中の microRNA を microarray を用いて解析し，バイオマーカー候補として 5 つの microRNA（let-7c, let-7e, miR-30c, miR-622, miR-1285）を PCR 法にて調べると，前立腺癌患者と前立腺肥大症患者および健常人を分けることができ，その診断能はそれぞれ AUC 0.924 と 0.860 であった[17]。12 名の健常者と 28 名の前立腺癌患者にて血中の microRNA を RNA シークエンスと PCR 法にて解析したところ，健常者に比べ前立腺癌患者で miR-127-3p, miR-204-5p, miR-329-3p, miR-487b-3p は有意に低下しており，miR-32-5p, miR-20a-5p, miR-454-3p は有意に上昇していた[18]。12 名の健常人と 36 名の前立腺癌患者にて血中の 384 種類の microRNA を同時に測定すると，miR-223, miR-26b, miR-30c, miR-24 が前立腺癌患者の血中で減少し，miR-20b, miR-874, miR-1274a, miR-1207-5p, miR-93, miR-106a は上昇していた[19]。24 名の前立腺肥大症患者，23 名の健常者と 24 名の前立腺癌患者の血中の miR-18a を PCR 法で調べたところ，前立腺癌患者で有意に高く，また Gleason score 7 以上，stage 3 または stage 4 で高かった[20]。

Ⅱ．尿中

尿中にも microRNA が存在することは知られているが，前立腺へのマッサージもしくは直腸診後の排尿第一時尿には前立腺から圧出された前立腺液が含まれており，前立腺癌由来の物質が多く含まれている。尿中には遊離している microRNA, 尿中に存在する前立腺癌細胞内に存在する microRNA，さらに後述するエクソソーム内の microRNA が存在している（**表 1**）。4,000 ～ 10,000g で遠心することにより得られる沈査を使うことにより，尿中の前立腺癌細胞を調べることができ，1,000,000g で遠心すれば沈殿物としてエクソソームを回収できる。135 名の直腸診後の尿の沈査を用いて，miR-107, miR-574-3p, miR-375, miR-200b, miR-141をPCR 法で調べたところ，miR-107 と miR-574-3p がコントロールに比べて前立腺癌患者で有意に上昇していた[21]。前立腺癌組織を用いた解析から得られたバイオマーカー候補 microRNA を 32 名の前立腺癌患者と 12 名の健常人の尿を用いて PCR 法で調べたところ，尿中の miR-205 と miR-214 は健常者に比べ前立腺癌患者において有意に低下しており，2 つの microRNA を組み合わせることにより癌予測の感度は 89%，特異度は 80% であった[22]。10 名の健常人，12 名の前立腺肥大症患者，8 名の前立腺癌患者の尿を用いてマイクロアレイおよび PCR 法で microRNA を調べたところ，miR-1825 と miR-484 が前立腺癌患者尿中で上昇しており，前立腺癌診断に関する感度および特異度はぞれぞれ miR-1825 は 60% と 69%，miR-484 では 80% と 19% であった[23]。前立腺癌組織中で上昇している miR-183 と miR-205 を尿中で測定したところ，感度は 90% であるが，特異度は 3% とバイオマーカーとして有用ではないという報告もあり[24]，前立腺癌組織中で上昇している microRNA がすべて前立腺液中に分泌しているのではないと推測される。

Ⅲ．エクソソーム

エクソソームとは体内の細胞や培養細胞から分泌される 30 ～ 200nm の膜小胞で，血液，尿，腹水などの体液や細胞培養液中に微量に存在する。エクソサイトーシス・エンドサイトーシス機序を介し，細胞・組織間の communication に関与している。表面に CD9 や CD63 といった，エクソソーム特異的タンパクの発現を認める。内部に mRNA, miRNA やタンパク質などを含み，膜によって分解から免れており，癌細胞由来のエクソソームは癌細胞の性質を反映し，バイオマーカーとしての有用性が期待されている（**表 1**）。20 名の前立腺癌患者と 20 名の前立腺肥大症患者，20 名の健常人の血液から ExoQuick を用いてエクソソームを分離し miR-141 を PCR 法で調べたところ，血清と同様にエクソソーム中の miR-141 は健常人前立腺癌患者で上昇をしており，また Gleason score との関連を認めた。さらに転移性前立腺癌患者のエクソソーム内 miR-141 は限局性前立腺癌患者よりも優位に高値を示した[25]。血中のエクソソーム内の 742 の microRNA を qRT-PCR 法にて調べた結果，エクソソーム内の miR-375 および miR-141 は非再発の前立腺癌患者に比べて有意に転移性前立腺癌患者で高かった[21]。microRNA は尿中に浮遊しているもの以外に，尿中のエクソソーム中にも存在しており，バイオマーカーとしての有用性が報告されている。60 名の前立腺癌患者，37 名の前立腺肥大症患者，24 名の健常人の早朝第一尿および血清を超遠心法によりエクソソームを分離し miR-145-5p, miR-141-5p, miR-1290, miR-572 を測定したところ，尿中，血清中ともに 4 種類の microRNA はすべて前立腺癌患者で有意に上昇しており，尿中エクソソーム内の miR-145-5p は Gleason score と関連し，尿中エクソソーム内 miR-1290 は限局性前立腺癌と比べ転移性前立腺癌患者で有意に上昇していた。尿中エクソソーム内 miR-145

の前立腺癌診断能は ROC curve 解析で AUC は 0.623(PSA の AUC は 0.805)であり，PSA と組み合わせると AUC は 0.863 であった[26]。20 名の前立腺癌患者と健常人の通常尿からエクソソームを超遠心法で分離し，エクソソーム内に含まれる microRNA を次世代シークエンサーで解析したところ，5 つの microRNAs(miR-196a-5p, miR-34a-5p, miR-143-3p, miR-501-3p, miR-92a-1-5p)が健常者に比べて，前立腺癌患者で有意に低値を示していた。さらに別のコホート(28 名の前立腺癌患者と 19 名の健常者)の尿を用いてエクソソーム内の miR-196a-5p と miR-501-3p を RT-PCR 法で測定すると有意に低値を示し，ROC カーブ解析では前立腺癌診断に対する AUC は miR-196a-5p が 0.73 で miR-501-3p は 0.69 であった[27]。60 名の前立腺癌患者と 10 名の健常者ボランティアより直腸診後尿を採取し，尿沈渣沈殿物より採取した microRNA および超遠心法で採取したエクソソーム内の microRNA を用いて，5 つの microRNA の発現(miR-21, miR-141, miR-214, miR-375, let-7)を調べたところ，尿沈渣沈殿物では miR-21, miR-141, miR-375 が前立腺癌患者で有意に上昇しており，miR-214 が有意に低下していた。尿中エクソソームでは，miR-21, miR-375, let-7c が前立腺癌患者で有意に上昇していた[28]。14 名の前立腺癌患者および 20 名の健常人の通常尿を用いて超遠心法でエクソソームを分離し，miR-19b, miR-25, miR-125b, miR-205 を RT-PCR にて測定したところ，miR-16b で補正した miR-19b は健常者に比べて，前立腺癌患者で有意に低値を示していた[29]。

最後に

microRNA は単一の遺伝子ではなく，複数の標的遺伝子に対して作用し，生体内では複雑なネットワークを形成している。そのため，microRNA の作用を理解するにはネットワーク全体の理解が重要である。これまでにバイオマーカーとして臨床応用までされた microRNA はなく，小数例での検討の報告がほとんどである。今後，大規模なコホートでの検証が待たれる。ある癌では microRNA は発現が上昇しているが，別の異なる癌では発現が低下しているものもあり，さらに PSA のように microRNA を用いて前立腺癌特異的なバイオマーカーの開発は困難な状況である。前立腺癌特異的なマーカー(TMPRSS fusion gene や PSA mRNA など)で前立腺癌由来のエクソソームを同定し，そのなかに含まれる microRNA を調べることにより，前立腺癌特異的なバイオマーカーとして臨床応用への道が開ける可能性があり，今後の研究の進展が期待される。

参考文献

1) Kumar B, Lupold S : MicroRNA expression and function in prostate cancer : a review of current knowledge and opportunities for discovery. Asian J Androl 18 : 559-567, 2016
2) 鈴木洋：miRNA ネットワークとがん. 実験医 33: 3312-3317, 2015
3) Zheng Q, Peskoe SB, Ribas J, et al : Investigation of miR-21, miR-141, and miR-221 expression levels in prostate adenocarcinoma for associated risk of recurrence after radical prostatectomy. Prostate 74 : 1655-1662, 2014
4) Liu LZ, Li C, Chen Q, et al : MiR-21 Induced Angiogenesis through AKT and ERK Activation and HIF-1 α Expression. PLoS One 6 : e19139, 2011
5) Li T, Li RS, Li YH, et al : miR-21 as an independent biochemical recurrence predictor and potential therapeutic target for prostate cancer. J Urol 187 : 1466-1472, 2012
6) Ribas J, Ni X, Haffner M, et al : miR-21 : an androgen receptor-regulated microRNA that promotes hormone-dependent and hormone-independent prostate cancer growth. Cancer Res 69 : 7165-7169, 2009
7) Xiao J, Gong AY, Eischeid AN, et al : miR-141 modulates androgen receptor transcriptional activity in human prostate cancer cells through targeting the small heterodimer partner protein. Prostate 72 : 1514-1522, 2012
8) Liu C, Liu R, Zhang D, et al : MicroRNA-141 suppresses prostate cancer stem cells and metastasis by targeting a cohort of pro-metastasis genes. Nat Commun 8 : 14270, 2017
9) Hsu TI, Hsu CH, Lee KH, et al : MicroRNA-18a is elevated in prostate cancer and promotes tumorigenesis through suppressing STK4 in vitro and in vivo. Oncogenesis 3 : e99, 2014
10) Jalava SE, Urbanucci A, Latonen L, et al : Androgen-regulated miR-32 targets BTG2 and is overexpressed in castration-resistant prostate cancer. Oncogene 31 : 4460-4471, 2012
11) Vanacore D, Boccellino M, Rossetti S, et al : Micrornas in prostate cancer : an overview. Oncotarget 8 : 50240-50251, 2017
12) Avgeris M, Stravodimos K, Fragoulis EG, et al : The loss of the tumour-suppressor miR-145 results in the shorter disease-free survival of prostate cancer patients. Br J Cancer 108 : 2573-2581, 2013
13) Sachdeva M, Zhu S, Wu F, et al : p53 represses

c-Myc through induction of the tumor suppressor miR-145. Proc Natl Acad Sci U S A 106 : 3207-3212, 2009
14) Zhang W, Liu J, Qiu J, et al : MicroRNA-382 inhibits prostate cancer cell proliferation and metastasis through targeting COUP-TFII. Oncol Rep 36 : 3707-3715, 2016
15) Mitchell PS, Parkin RK, Kroh EM, et al : Circulating microRNAs as stable blood-based markers for cancer detection. Proc Natl Acad Sci U S A 105 : 10513-10518, 2008
16) Westermann AM, Schmidt D, Holdenrieder S, et al : Serum microRNAs as biomarkers in patients undergoing prostate biopsy : results from a prospective multi-center study. Anticancer Res 34 : 665-669, 2014
17) Chen ZH, Zhang GL, Li HR, et al : A panel of five circulating microRNAs as potential biomarkers for prostate cancer. Prostate 72 : 1443-1452, 2012
18) Daniel R, Wu Q, Williams V, et al : A Panel of MicroRNAs as Diagnostic Biomarkers for the Identification of Prostate Cancer. Int J Mol Sci 18 : E1281, 2017
19) Moltzahn F, Olshen AB, Baehner L, et al : Microfluidic-based multiplex qRT-PCR identifies diagnostic and prognostic microRNA signatures in the sera of prostate cancer patients. Cancer Res 71 : 550-560, 2011
20) Al-Kafaji G, Al-Naieb Z, Bakhiet M : Increased oncogenic microRNA-18a expression in the peripheral blood of patients with prostate cancer : A potential novel non-invasive biomarker. Oncol Lett 11 : 1201-1206, 2016
21) Bryant RJ, Pawlowski T, Catto JW, et al : Changes in circulating microRNA levels associated with prostate cancer. Br J Cancer 106 : 768-774, 2012
22) Srivastava A, Goldberger H, Dimtchev A, et al : MicroRNA profiling in prostate cancer--the diagnostic potential of urinary miR-205 and miR-214. PLoS One 8 : e76994, 2013
23) Haj-Ahmad TA, Abdalla MA, Haj-Ahmad Y : Potential Urinary miRNA Biomarker Candidates for the Accurate Detection of Prostate Cancer among Benign Prostatic Hyperplasia Patients. J Cancer 5 : 182-191, 2014
24) Stephan C, Jung M, Rabenhorst S, et al : Urinary miR-183 and miR-205 do not surpass PCA3 in urine as predictive markers for prostate biopsy outcome despite their highly dysregulated expression in prostate cancer tissue. Clin Chem Lab Med 53 : 1109-1118, 2015
25) Li Z, Ma YY, Wang J, et al : Exosomal microRNA-141 is upregulated in the serum of prostate cancer patients. Onco Targets Ther 9 : 139-148, 2015
26) Xu Y, Qin S, An T, et al : MiR-145 detection in urinary extracellular vesicles increase diagnostic efficiency of prostate cancer based on hydrostatic filtration dialysis method. Prostate 77 : 1167-1175, 2017
27) Rodríguez M, Bajo-Santos C, Hessvik NP, et al : Identification of non-invasive miRNAs biomarkers for prostate cancer by deep sequencing analysis of urinary exosomes. Mol Cancer 16 : 156, 2017
28) Foj L, Ferrer F, Serra M, et al : Exosomal and Non-Exosomal Urinary miRNAs in Prostate Cancer Detection and Prognosis. Prostate 77 : 573-583, 2017
29) Bryzgunova OE, Zaripov MM, Skvortsova TE, et al : Comparative Study of Extracellular Vesicles from the Urine of Healthy Individuals and Prostate Cancer Patients. PLoS One 11 : e0157566, 2016

Prostate Journal 2018
5(1), 61～64

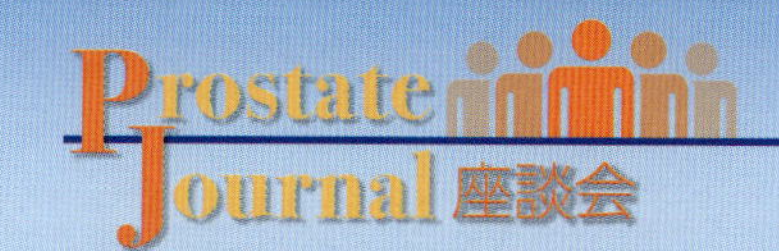

提供：あすか製薬株式会社

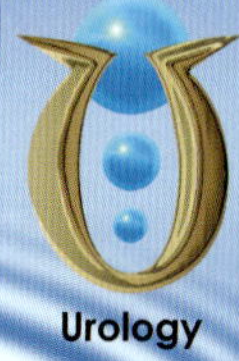

前立腺癌研究の最前線

～シリーズ第2回　QOL向上を目指す低侵襲治療～

日程　2017年4月22日（土）　場所　城山観光ホテル

司会
順天堂大学大学院医学研究科
泌尿器外科学
教授
堀江 重郎 先生

討論者
順天堂大学大学院医学研究科
遺伝子疾患先端情報学講座
特任教授
武藤 智 先生

討論者
獨協医科大学埼玉医療センター
泌尿器科
准教授
井手 久満 先生

討論者
順天堂大学大学院医学研究科
泌尿器外科学
准教授
磯谷 周治 先生

討論者
順天堂大学大学院医学研究科
泌尿器外科学
准教授
永田 政義 先生

前立腺全摘後の救済放射線療法に関する知見

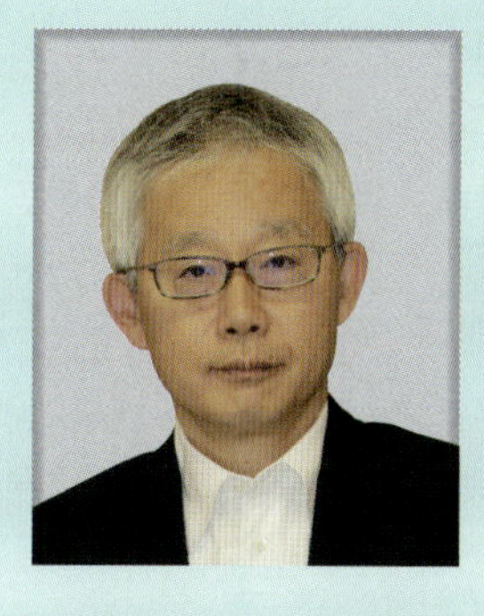

堀江　前立腺癌の研究は日進月歩で進んでおり、治療面では2014年にエンザルタミド、アビラテロン、カバジタキセルが相次いで登場し、大きなインパクトを与えました。こうした状況下、前立腺癌の最新動向に触れていただくべく、2回シリーズの座談会を企画いたしました。前回と同様、前立腺癌治療に造詣の深い4名の先生方に、それぞれ興味深い論文について解説いただき、疑問点、問題点などを討論してまいります。第1回目の座談会では臨床に結びつく基礎研究についてご紹介しましたが、第2回目の今回は、臨床研究にスポットを当てて進めていきます。それではまず武藤先生、お願いできますか。

武藤　これから紹介させていただくのは、救済放射線療法（サルベージ放射線療法）と抗アンドロゲン薬の併用に関する論文です[1]。局所前立腺癌に対する前立腺全摘除術後の再発例に救済放射線療法を実施しても、特に高リスク例では5割で進行が認められます。

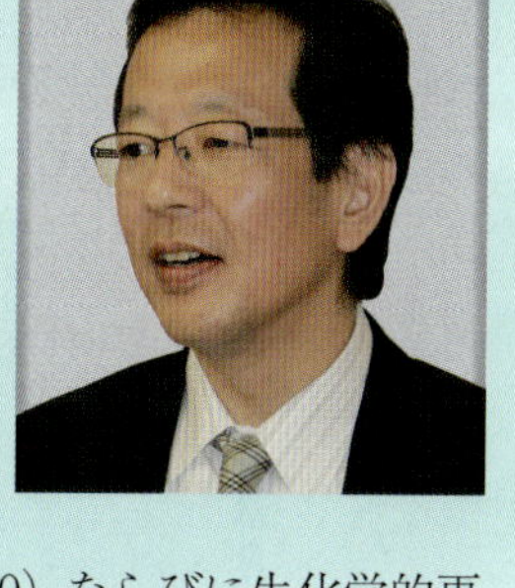

そこで、放射線療法に抗アンドロゲン薬を併用することで、腫瘍コントロールの向上や生存期間の延長に寄与できないかと行われたのが、この二重盲検プラセボ対照試験（海外データ）です。リンパ節郭清を伴う前立腺全摘除術後に組織学的再発（pT2-3N0）ならびに生化学的再発（PSA値0.2～4.0ng/mL）が認められた760例を、放射線療法にビカルタミドを併用する群（150mg/日、24ヵ月）とプラセボを併用する群に無作為に割り付け、主要評価項目として生存率を検討しました。その結果、12年生存率はビカルタミド群76.3%、プラセボ群71.3%と前者で有意に高く（p＝0.04、log-rank検定）、ビカルタミド併用により死亡リスクが23%減少することが明らかになりました。また、前立腺癌による12年死亡率は、ビカルタミド群5.8%、プラセボ群13.4%で（p＜0.001、log-rank検定）、転移の累積発生率はそれぞれ14.5%、23.0%でした（p＝0.005、log-rank検定）。

つまりこの論文は、実臨床でも救済放射線療法に2年間のホルモン療法を併用すべきだろうと述べているわけですが、ビカルタミドを日本の承認用量の約2倍使

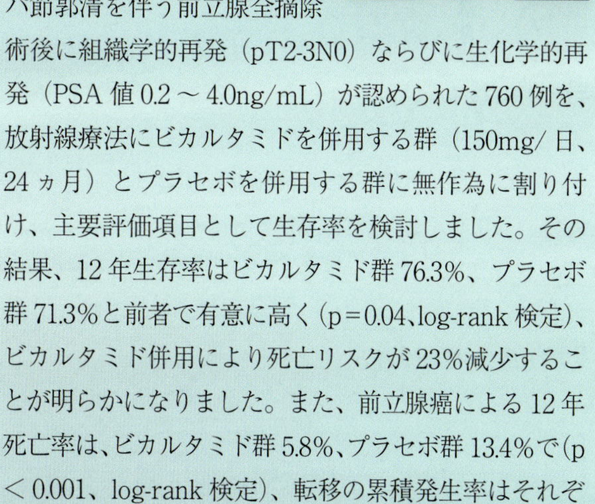

ビカルタミドの用法・用量　通常、成人にはビカルタミドとして80mgを1日1回、経口投与する。
その他、禁忌を含む使用上の注意に関してはDIをご参照ください。

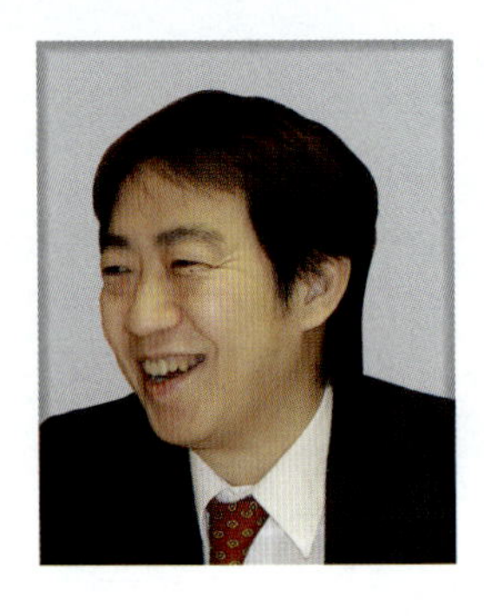

用している点が気になります。

永田　この論文は、実際の臨床の現場でも応用できると確信できる良い論文だと思ったのですが、やはり私もビカルタミドの使用量が気になります。もし仮に、救済放射線療法にホルモン療法を追加するとしても、日本では最大アンドロゲン阻害（MAB）療法が一般的ですので、ビカルタミド単独ではなく、LH-RH 製剤＋ビカルタミド 80mg/ 日といった形での使用になると予想されます。この試験では LH-RH 製剤を使用せずにビカルタミドを単独で 150mg 投与していますが、ビカルタミドを日本で使用可能な 80mg に減量し、LH-RH 製剤を併用しても、おそらく結果にあまり違いはないだろうと思いますので、やはりホルモン治療の併用が推奨されることになりそうです。

堀江　日本でも、前立腺全摘後の救済放射線療法に関する臨床試験が行われていますね。

井手　前立腺全摘後 PSA 再発に対する標準的治療法の確立を目的とする JOCG 0401 試験が行われています[2]。局所前立腺癌（pT1-2N0M0）に対する前立腺全摘除術後に PSA 再発が認められた症例を、抗アンドロゲン療法群（ビカルタミド 80mg/ 日）と放射線療法群（照射後の再燃症例にはビカルタミドを追加）に無作為に割り付けるというデザインで、主要評価項目として抗アンドロゲン療法の治療奏効期間（TTF）、副次評価項目としてプロトコル治療の TTF、無再発生存期間、生存期間などを評価します。

堀江　JCOG 0401 試験の結果が待たれますね。続いて、武藤先生と磯谷先生から、同じ研究グループから 2016 年に発表された 2 本の論文についてご紹介いただきたいと思います。

局所前立腺癌の治療法別転帰に関する知見

武藤　局所前立腺癌では癌の進行が遅く、癌以外の原因で亡くなったり、治療によって QOL が損なわれたりといったことがありますが、治療法別の転帰を比較した堅固なデータは報告されていません。そこで、英国の ProtecT Study Group では、局所前立腺癌患者 1,643 例を無作為に監視療法（545 例）、前立腺全摘除術（553 例）、根治的放射線療法（545 例）のいずれかに割り付け、予後と QOL を比較検討しています[3, 4]。

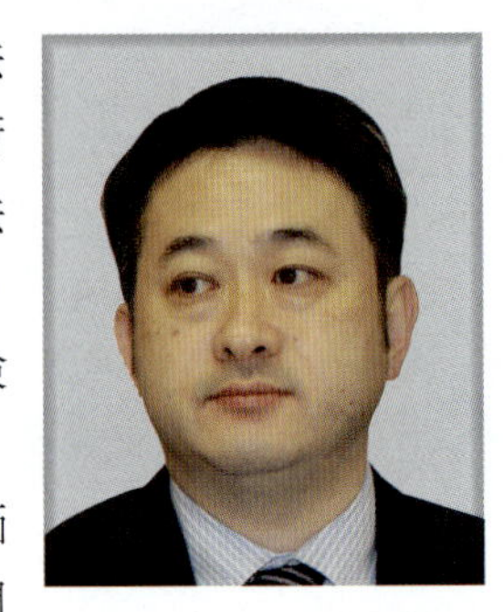

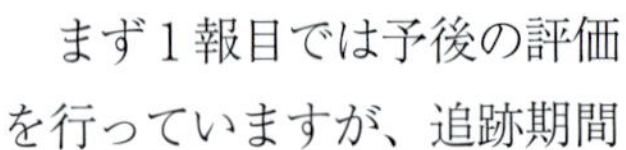

まず 1 報目では予後の評価を行っていますが、追跡期間中央値 10 年の時点における予後を比較すると[3]、主要評価項目である前立腺癌の死亡頻度（/1,000 患者・年）は、監視療法群 1.5、手術群 0.9、放射線療法群 0.7 で、有意差はありませんでした（p＝0.48、log-rank 検定）。また、前立腺癌以外の他因死による死亡頻度についても、3 群間に有意差はみられませんでした（p＝0.87、log-rank 検定）。一方、臨床的進行（それぞれ 22.9、8.9、9.0 イベント /1,000 患者・年、p ＜ 0.001、log-rank 検定）や転移（それぞれ 6.3、2.4、3.0 イベント /1,000 患者・年、p＝0.004、log-rank 検定）については、監視療法群で有意に高率でした。

磯谷　続いて 2 報目では、QOL について評価しています[4]。QOL の評価には患者記入式質問票を使用し、診断前、無作為化後 6 ヵ月および 12 ヵ月、以降は年に 1 回、排尿機能、腸機能、性機能およびそれらが QOL に及ぼす影響、不安、抑うつ、一般健康関連 QOL について評価しています。また、5 年時には疾患関連 QOL の評価も行い、6 年完了時にデータを解析しています。その結果、手術では他の治療法に比べて性機能や排尿機能の低下が大きいことが明らかになりました。放射線療法でも性機能は低下しますが、排尿機能はそれほどでもなく、監視療法では両機能が徐々に低下していきます。腸機能への影響は放射線療法が大きく、各機能の QOL に及ぼす影響は報告された各機能の変化を反映していました。なお、精神状態や一般健康関連 QOL、疾患関連 QOL には治療法による差はありませんでした。

一連の研究から、QOL を重視するなら監視療法が最も良いものの、監視療法では臨床的進行や転移が多いという、当然といえば当然の結果が得られたわけですが、治療効果や治療に伴う QOL の低下は、患者さんが非常に気にするものの一つです。そういう意味では、このような大規模症例を対象とするプロスペクティブな無作為化比較試験で、治療法別に予後と

QOLが評価された意義は大きいと思います。

堀江　最近、米国では手術を回避して放射線療法を行うことが多くなっていますし、QOL重視の傾向は世界的な流れなのかもしれません。

永田　早期前立腺癌への治療として、手術療法、放射線療法、監視療法の中から最も適切な治療法を選択するには、やはり遺伝子プロファイルの解析が必要だと思います。前回の座談会でNatureに掲載された論文をご紹介しましたが[5]、総合的に遺伝子シグニチャーを評価して治療に結びつけていくことが望ましいのではないでしょうか。

堀江　ところで、磯谷先生、QOL重視の傾向は手術や放射線の世界でもますます進んでいるようですね。

勃起機能温存療法に関する知見

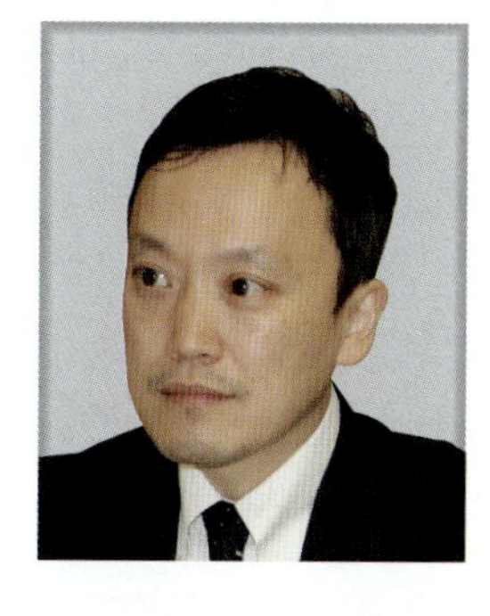

磯谷　QOLについては、やはり患者さんが非常に気にされますので、QOLへの影響がより少ない治療をということで、さまざまな照射法や術式が模索されています。そういった中から、勃起機能の温存に関する論文を2本ご紹介させていただきます。

まず、放射線療法では、血管温存放射線療法が試みられています[6]。根治的神経温存放射線療法では機能解剖学的アプローチによる照射が行われていますが、その手法を取り入れて勃起機能を温存しようというのが血管温存放射線療法です。具体的には勃起血管系の輪郭をはっきりさせ、それを避けるために、MRIやMR血管造影（MRA）によるプラニングを利用します。

この血管温存放射線療法が、腫瘍コントロールを維持しながら勃起機能の温存に寄与するかどうかを検討するため、単群第Ⅱ相試験が実施されました。対象は局所前立腺癌に対し血管温存放射線療法を施行した135例で、患者および医師による勃起機能評価を、ベースライン、施行後2年、5年の時点で行っています。主要評価項目は、施行後5年時点の性的活動率で、施行後5年時点で88％（性補助具なし：35％、性補助具あり：53％）の症例が、性的にアクティブであることが明らかになりました。また、ベースラインで性交に十分な勃起硬度を有する症例に限って2年時の機能的勃起率（性交に適切な勃起を有する割合）を検討すると、血管温存放射線療法では87％でしたが、既報告では神経温存前立腺全摘除術で42％、標準的な体外照射放射線療法で69％でした。

堀江　とても興味深い照射法ですね。では、勃起機能の温存に関するもう1本の論文についてもご紹介いただけますか。

磯谷　手術療法では、前立腺癌が尿道より腹側前面に局在するanterior前立腺癌に対して、ロボット支援によるanterior前立腺部分切除術（APP）が試みられています[7]。前立腺癌治療の1つにフォーカルセラピーがありますが、それと同様のコンセプトで手術ができないかと考案された術式で、腫瘍学的および機能的転帰を検討するプロスペクティブな単群第Ⅱa相試験が実施されています。

対象はanterior前立腺癌に対してAPPを施行した17例で、追跡期間中央値は30ヵ月でした。術後2年時のanterior前立腺癌非再発生存率は0.86、17例中4例で再発がみられ、うち3例はPSA値の上昇により前立腺全摘除術を行いました。なお、非再発の13例中3例で良性前立腺過形成によると考えられるPSA値の上昇が認められました。また、術後6～12ヵ月時点での勃起機能は、術前に正常な勃起機能を有していた12例中のうち10例（83％）で維持されていました。

堀江　磯谷先生はこの術式のメリット、デメリットをどのようにお考えですか。

磯谷　やはりメリットは、勃起機能が良好に保たれるということです。先ほど少し触れましたが、前立腺全摘後の勃起機能温存率は4割程度ですので、8割という数値は非常に素晴らしいと思います。ただ、フォローアップは難しいように思います。APPはフォーカルセラピー（局所療法）の1種ですので、腫瘍が残存もしくは再発してPSA値がわずかに上昇しても、致死的ではないという状態をいずれは呈する可能性があります。

永田　でも、術後1年のPSA値を見てみると、ほとんどの症例が1ng/mL以下ですので、ほぼ取り切れている感じがしますね。

井手　切除腫瘍の生検ではpT3aが8例（47％）で被

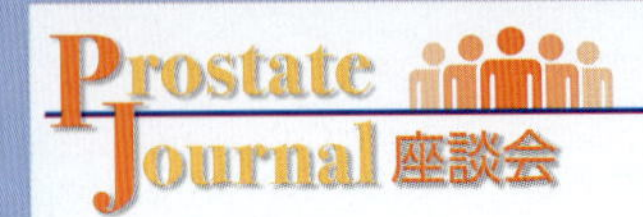

膜外浸潤が結構多いのですが、多分取り切れているということですね。

磯谷　そうだと思います。ただ、切除腫瘍の病期別再発率を見てみるとpT2例では11％（1/9例）、pT3a例では37％（3/8例）ですので、病期が進行している症例のほうが再発率は高いですね。

堀江　磯谷先生に勃起機能の温存に関する論文を2本ご紹介いただきましたが、何かご意見などございますか。

永田　勃起機能を重視するのであれば、何か癌がありそうなところだけ切除するAPPより、血管温存放射線療法のほうが斬新で良いかもしれませんね。

磯谷　なるほどね。ただし、昔はロボット支援手術は大がかりでしたが、近年、装置も侵襲も徐々にコンパクトになってきて、今後は1時間ぐらいで手術を終えることができるかもしれない。そういう可能性をAPPは秘めているように思います。

武藤　しかし、こうした勃起機能の温存療法が、果たして日本で受け入れられるでしょうか。

井手　どうせ前立腺癌の手術をするのであれば、勃起機能も大切だけど、後々心配のないように、全部切除してほしいという方も日本では多い気がします。

磯谷　私も同感です。ただ、勃起機能に対する考え方は個人によって異なりますので、選択肢を増やしておくことが大切なのではないでしょうか。

前立腺癌研究の最前線に触れてみて

堀江　本日は前立腺癌臨床研究の最新動向ということで、武藤先生、磯谷先生に全摘後の救済放射線療法、局所癌の治療法別転帰、勃起機能温存療法など示唆に富む論文について解説いただきました。局所前立腺癌治療では、侵襲的に根治するよりも低侵襲で機能を温存する、つまりQOLを重視するというのが世界的な傾向かもしれません。日本でもいずれそうなるのか、相変わらず根治性を重視するのか、治療傾向を把握するため、常にアンテナを張っておく必要があるでしょう。

本日は局所癌について討論してきましたが、前立腺癌は転移性であっても予後が比較的長いという特徴があります。このため治療を進めるにあたっては、生存のみを目標とするのではなく、本人や家族の希望、合併症、家庭環境、社会的背景なども含めて総合的に対応し、最良の治療を選択していくことが非常に大切です。もちろん、こういった個別化治療の実現には遺伝子プロファイル解析が必要になりますが、その際にも侵襲的で頻回に行えない組織生検ではなく、低侵襲で継時的に施行できるリキッドバイオプシーによって遺伝子変化や発現変化をモニタリングするのが望ましいことも、前回の座談会でご紹介させていただきました。こうした解析では次世代シークエンスが必要になるため、現段階では臨床応用のハードルはまだ高いのですが、近い将来、研究室ではなく、病院の検査室レベルでなされることが期待されます。

2回シリーズで前立腺癌研究の最新情報をお届けしてきましたが、本座談会の内容を、今後の日常診療にお役立ていただければ幸いです。ありがとうございました。

文　献
1) Shipley WU, et al：N Engl J Med 376(5), 417-428, 2017
2) Yokomizo A, et al：Jpn J Clin Oncol 35(1), 34-36, 2005
3) Hamdy FC, et al：N Engl J Med 375(15), 1415-1424, 2016
4) Donovan JL, et al：N Engl J Med 375(15), 1425-1437, 2016
5) Fraser M, et al：Nature 541(7637), 359-364, 2017
6) Spratt DE, et al：Eur Urol 72(4), 617-624, 2017
7) Villers A, et al：Eur Urol 72(3), 333-342, 2017

劇薬、処方箋医薬品(注) 注意—医師等の処方箋により使用すること

日本標準商品分類番号 874291

前立腺癌治療剤

ビカルタミド錠80mg・OD錠80mg「あすか」の概要

BICALUTAMIDE TABLETS, OD TABLETS(ビカルタミド錠・口腔内崩壊錠)

「禁忌を含む使用上の注意」の改訂にご留意ください。

貯法：室温保存
使用期限：外箱等に表示

	錠80mg	OD錠80mg
承認番号	22100AMX00034	22800AMX00324
薬価収載	2009年5月	*2016年6月
販売開始	2009年5月	*2016年6月

禁忌

(次の患者には投与しないこと)

1. 本剤の成分に対し過敏症の既往歴のある患者
2. 小児
   [本薬の薬理作用に基づき、男子小児の生殖器官の正常発育に影響を及ぼすおそれがある。また、本薬の毒性試験(ラット)において、雌性ラットで子宮の腫瘍性変化が認められている。]
3. 女性
   [本薬の毒性試験(ラット)において、子宮の腫瘍性変化及び雄児の雌性化が報告されている。]

*組成・性状

販売名	ビカルタミド錠80mg「あすか」	ビカルタミドOD錠80mg「あすか」
成分・含量	1錠中 ビカルタミド 80mg	
添加物	乳糖水和物、ポビドン、クロスポビドン、デンプングリコール酸ナトリウム、ステアリン酸マグネシウム、ヒプロメロース、酸化チタン、マクロゴール400	D-マンニトール、クロスポビドン、ポビドン,ヒプロメロースフタル酸エステル、タウマチン、カルメロース、結晶セルロース、カルメロースカルシウム、スクラロース、l-メントール、ステアリン酸マグネシウム
剤形	白色円形フィルムコーティング錠	白色～微黄白色の素錠(口腔内崩壊錠)
外形	表 側面 裏 AK 366 / 80 直径約7.6mm 厚さ約4.4mm 重量約210mg	表 側面 裏 AK 386 / ビカルOD 80 直径約8.6mm 厚さ約3.9mm 重量約230mg
識別コード	AK366	AK386

有効成分に関する理化学的知見

一般名：ビカルタミド
Bicalutamide[JAN]

化学名：(*RS*)-N[-4-Cyano-3(-trifluoromethyl)phenyl]-3[-(4-fluorophenyl)sulfonyl]-2-hydroxy-2-methylpropanamide

分子式：$C_{18}H_{14}F_4N_2O_4S$

化学構造式：

分子量：430.37

融点：190～195℃

性状：白色～淡黄白色の結晶又は結晶性の粉末である。
アセトン及び*N,N*－ジメチルホルムアミドに溶けやすく、アセトニトリル及びメタノールにやや溶けにくく、水にほとんど溶けない。
メタノール溶液(1→100)は旋光性を示さない。

効能・効果

前立腺癌

<効能・効果に関連する使用上の注意>

1. 本剤による治療は、根治療法ではないことに留意し、本剤投与12週後を抗腫瘍効果観察のめどとして、本剤投与により期待する効果が得られない場合、あるいは病勢の進行が認められた場合には、手術療法等他の適切な処置を考慮すること。
2. 本剤投与により、安全性の面から容認し難いと考えられる副作用が発現した場合は、治療上の有益性を考慮の上、必要に応じ、休薬又は集学的治療法などの治療法に変更すること。

用法・用量

通常、成人にはビカルタミドとして80mgを1日1回、経口投与する。

<用法・用量に関連する使用上の注意>

(OD錠のみ)
本剤は口腔内で崩壊するが、口腔の粘膜から吸収されることはないため、唾液又は水で飲み込むこと。(「適用上の注意」の項参照)

使用上の注意

1. 慎重投与(次の患者には慎重に投与すること)

肝障害のある患者
[本剤は肝臓でほぼ完全に代謝を受けるため、定常状態時の血中濃度が高くなる可能性がある。]

2. 重要な基本的注意

(1) 外国の臨床試験において、ビカルタミド製剤投与例でビカルタミド製剤との関連性が否定できなかった前立腺癌以外の死亡例が報告されている。そのうち心・循環器系疾患による死亡は9%未満であり、その主な死因は心不全、心筋梗塞、脳血管障害等であった。これら外国の臨床試験で報告された心・循環器系疾患による死亡率は、対照の去勢術群(16%未満)より低く、高齢者で一般に予期される死亡率の範囲内であったが、本剤を投与する場合は十分に観察を行い、慎重に投与すること。

(2) 本剤は内分泌療法剤であり、がんに対する薬物療法について十分な知識・経験を持つ医師のもとで、本剤による治療が適切と判断される患者についてのみ使用すること。

3. 相互作用

本剤は、主として肝代謝酵素CYP3A4を阻害する。

[併用注意](併用に注意すること)

薬剤名等	臨床症状・措置方法	機序・危険因子
クマリン系抗凝血薬 ワルファリン等	クマリン系抗凝血薬の作用を増強するおそれがある。 プロトロンビン時間を測定する、又は、トロンボテストを実施するなど、血液凝固能検査等出血管理を十分に行いつつ、凝固能の変動に注意し、患者の状態を観察しながら慎重に投与すること。	in vitro試験で蛋白結合部位においてワルファリンと置換するとの報告がある。
トルブタミド	トルブタミドの作用を増強するおそれがある。ただし、相互作用に関する報告症例はない。	本剤は、in vitro試験でトルブタミドの代謝を阻害した。
デキストロメトルファン	デキストロメトルファンの作用を増強するおそれがある。 ただし、相互作用に関する報告症例はない。	本剤は、in vitro試験でデキストロメトルファンの代謝を阻害した。
主にCYP3A4によって代謝される薬物 カルバマゼピン、 シクロスポリン、 トリアゾラム等	主にCYP3A4によって代謝される薬物の作用を増強するおそれがある。 ただし、相互作用に関する報告症例はない。	本剤は、in vitro試験でCYP3A4によるテストステロン6β-水酸化酵素活性を阻害した。

4. 副作用

本剤は使用成績調査等の副作用発現頻度が明確となる調査を実施していない。

(1) **重大な副作用**(頻度不明)

1) **劇症肝炎、肝機能障害、黄疸**：劇症肝炎、AST(GOT)、ALT(GPT)、ALP、γ-GTP、LDHの上昇等を伴う肝機能障害、黄疸があらわれることがあるので、定期的な肝機能検査の実施を考慮するとともに、観察を十分に行い、異常が認められた場合には、投与を中止するなど適切な処置を行うこと。

2) **白血球減少、血小板減少**：白血球減少、血小板減少があらわれることがあるので、観察を十分に行い、異常が認められた場合には、投与を中止するなど適切な処置を行うこと。

3) **間質性肺炎**：間質性肺炎があらわれることがあるので、観察を十分に行い、異常が認められた場合には投与を中止するなど適切な処置を行うこと。

4) **心不全、心筋梗塞**：心不全、心筋梗塞があらわれることがあるので、観察を十分に行い、異常が認められた場合には、投与を中止するなど適切な処置を行うこと。

(2) **その他の副作用**

	頻度不明
内分泌	乳房腫脹、乳房圧痛、ほてり
生殖器	勃起力低下
肝臓	AST(GOT)上昇、ALT(GPT)上昇、ALP上昇、γ-GTP上昇、LDH上昇
泌尿器	腎機能障害(クレアチニン上昇、BUN上昇)、血尿、夜間頻尿
皮膚	そう痒、発疹、発汗、皮膚乾燥、脱毛、多毛、光線過敏症
精神神経系	性欲減退、頭痛、めまい、不眠、抑うつ状態、傾眠
循環器	心電図異常
消化器	便秘、食欲不振、下痢、悪心、嘔吐、口渇、消化不良、鼓腸放屁、腹痛
筋・骨格系	胸痛、骨盤痛
過敏症	血管浮腫、蕁麻疹
その他	貧血、浮腫、総コレステロール上昇、中性脂肪上昇、倦怠感、無力症、疲労、高血糖、体重増加・減少、さむけ

5. 高齢者への投与

ビカルタミド製剤の臨床試験成績から、高齢者と非高齢者において血漿中濃度及び副作用の発現に差はみられていない。しかし、一般に高齢者では、心・循環器系の機能が低下していることが多く、心・循環器系の有害事象の発現頻度が若年層より高いため、高齢者への投与の際には患者の状態を観察しながら慎重に投与すること。

6. 適用上の注意

(1) **服用時**(OD錠のみ)

1) OD錠は舌の上にのせて唾液を浸潤させ舌で軽くつぶすことにより崩壊するため、水なしで服用可能である。また、水で服用することもできる。

2) OD錠は寝たままの状態では、水なしで服用させないこと。

(2) **薬剤交付時**

PTP包装の薬剤はPTPシートから取り出して服用するよう指導すること(PTPシートの誤飲により、硬い鋭角部が食道粘膜へ刺入し、更には穿孔を起こして縦隔洞炎等の重篤な合併症を併発することが報告されている)。

7. その他の注意

外国において、呼吸困難が発現したとの報告がある。

取扱い上の注意

安定性試験

最終包装製品を用いた加速試験(40℃、相対湿度75%、6カ月)の結果、ビカルタミド錠80mg「あすか」及びビカルタミドOD錠80mg「あすか」は通常の市場流通下において3年間安定であることが推測された。

包装

ビカルタミド錠80mg「あすか」： 30錠(10錠×3)
100錠(10錠×10)

ビカルタミドOD錠80mg「あすか」： 30錠(10錠×3)
100錠(10錠×10)

16年6月改訂添付文書をもとに作成。詳細は添付文書等をご参照ください。

*2016年6月改訂

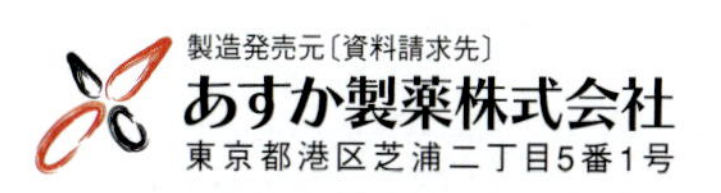

製造発売元〔資料請求先〕
あすか製薬株式会社
東京都港区芝浦二丁目5番1号

販売
武田薬品工業株式会社
大阪市中央区道修町四丁目1番1号

特集2 前立腺肥大症に対する新規技術

序 文

舛森 直哉
札幌医科大学医学部泌尿器科学講座

今回の特集では，前立腺肥大症に対する新規技術を取り上げました。前立腺肥大症の治療は，治療の有効性と安全性を考慮して，薬物治療（単独あるいは併用）あるいは外科治療が選択されます。外科治療の有効性は圧倒的に薬物治療のそれを凌駕しますが，外科治療の侵襲性は高齢者や合併症を有することが多い前立腺肥大症患者においては時に大きな問題となります。前立腺肥大症における外科治療のこれまでの歴史は，いかに有効性を担保しながら侵襲性を低くするかの追求でした。

男性下部尿路症状・前立腺肥大症診療ガイドラインでは，いくつかの外科治療の手技が記載されています。本特集では，前立腺肥大症の外科治療として，①本邦での導入が間もない手技，②本邦では未承認であるが国外においてはすでに臨床的な使用が可能な手技，③有望な方法として臨床治験中の新規手技をご紹介いたします。

滋賀医科大学の村井亮介先生からは，腹腔鏡下・ロボット支援下被膜下前立腺腺腫核出術は本邦では保険適用外であるが，海外においては大きな前立腺に対する施行症例数が増加しているとのご紹介がありました。ホルミウムレーザーや532nm レーザー（PVP）は，現在本邦における前立腺肥大症レーザー治療の中心的役割を有していますが，最近，ダイオードやツリウムによるレーザー治療も導入されています。かとう腎・泌尿器科クリニックの加藤　忍先生と東海大学医学部付属八王子病院の小路　直先生にそれぞれご紹介いただきました。いずれも，従来のレーザー治療とは異なる特性があるようです。

前立腺インプラント埋め込み尿道吊り上げ術は永久インプラントにより前立腺部尿道の開存を確保するとの手技であり，合併症が少ない，逆行性射精を認めないなどの特徴を有しています。長崎大学の志田洋平先生にご紹介いただいた経尿道的水蒸気治療は，経尿道的針焼灼術（TUNA）に類似した手技ですが，ラジオ波の代わりに水蒸気を使用して前立腺の熱凝固を引き起こします。いろいろなエネルギーデバイスがあるのだなと感心させられます。また，京都府立医科大学の浮村　理先生にご紹介いただいたウォータージェット切除術は，高圧水噴射技術を用いて事前に設定された治療計画に基づいて前立腺のアブレーションを経尿道的に行う手技です。アブレーションに要する時間はわずか5分程度であり，大変興味深い内容となっております。

名古屋大学の舟橋康人先生にご紹介いただいた前立腺動脈塞栓術は，前立腺の栄養動脈の塞栓術により前立腺体積の縮小を図る手技です。腎外傷や腎血管筋脂肪腫に対するIVRはわれわれにとってもなじみの深い手技ですが，それを前立腺に応用した手技であり，今後の臨床データの蓄積が期待されます。札幌医科大学の福多史昌先生にご紹介いただいた前立腺内注入療法は，ある種の薬物を前立腺内に直接注入して前立腺体積の縮小を図るもので，これまでの前立腺肥大症診療ガイドラインでは記載のあったエタノールやボツリヌス毒素の前立腺内注入療法に類似しています。臨床開発試験が欧米で進んでおり，臨床応用に至るかが注目されます。

本特集には，現時点では本邦で施行できない手技も含まれていますが，前立腺肥大症に対する外科治療の幅広い治療コンセプトを理解するうえで，また，今後どのような治療が有益な治療として認められて普及してゆくのかを予測するうえで，大変興味深い内容となっていると思います。さらに，工学系との連携が必要なことも理解できるでしょう。今回ご紹介できなかったTIND（temporary implantable nitinol device）などの手技もあり，この分野におけるインベンション/イノベーションはまだまだ続きそうです。

Prostate Journal

編 集 顧 問：山中　英壽
編集委員長：鈴木　和浩
副編集委員長：大家　基嗣・酒井　英樹・舛森　直哉
編 集 委 員：赤倉功一郎・伊藤　一人・深貝　隆志

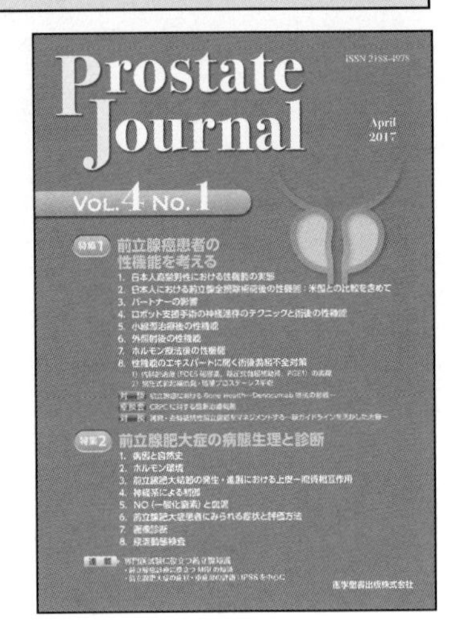

A4 判／4 月・10 月，年 2 回発行
定　　　価（本体　2,800 円＋税）（送料共）
年間購読料（本体　5,600 円＋税）（送料共）
《 内容構成 》特集・座談会・原著・臨床研究・症例報告・統計・連載

2018 年 Prostate Journal 年間購読申込書

御名称（御社名）	
御名前	
御住所	〒　　　－
TEL・FAX	TEL　　　　FAX
E-mail	

どちらかに○をお付けください。　新規・継続

FAX の方は>>03-3811-8236

この申込書をコピーして郵便、または FAX にてお送りください。

医学図書出版株式会社
〒 113-0033 東京都文京区本郷 2-29-8 大田ビル
TEL : 03-3811-8210　FAX : 03-3811-8236
URL : http://www.igakutosho.co.jp
E-mail : info@igakutosho.co.jp
郵便振替口座　00130-6-132204

2018.4

特集2 前立腺肥大症に対する新規技術
1. 腹腔鏡下・ロボット支援下被膜下前立腺腺腫核出術

村井 亮介, 吉田 哲也, 河内 明宏
滋賀医科大学泌尿器科学講座*

要旨 大きなサイズの前立腺肥大症に対する腹腔鏡下およびロボット支援下被膜下前立腺腺腫核出術は本邦未承認であるが，欧米から報告されている。開腹術と比較すると出血量が少なく尿道カテーテル留置期間や在院日数が短縮され，治療効果や合併症発現率は同等であり，安全かつ有効な治療法であると考えられる。しかしながら，他の術式との比較における安全性や有効性の根拠は十分ではなく，今後のエビデンス集積が望まれる。

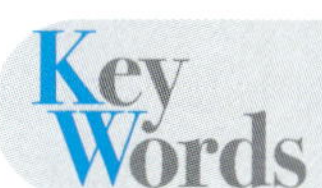
腹腔鏡下被膜下前立腺腺腫核出術，ロボット支援下被膜下前立腺腺腫核出術，周術期アウトカム

はじめに

開腹被膜下前立腺腺腫核出術(Open simple prostatectomy：OSP）は中等症から重症の下部尿路症状を有する前立腺肥大症，とくに大きな前立腺（80〜100mL以上）に対する有効な標準的治療法であり，日本泌尿器科学会男性下部尿路症状・前立腺肥大症診療ガイドライン2017年度版では推奨グレードAである[1)]。近年，手術の低侵襲化を目的とした被膜下前立腺腺腫核出術(Minimally invasive simple prostatectomy：MISP）として，腹腔鏡下被膜下前立腺腺腫核出術（Laparoscopic simple prostatectomy：LSP）やロボット支援下被膜下前立腺腺腫核出術(Robot-assisted simple prostatectomy：RASP）が報告されている。本邦ではどちらの術式も保険収載はなく，ガイドラインでの推奨グレードは保留となっているが，海外からはいくつかのスタディを含めた報告がなされている。米国におけるNationwide Inpatient Sampleを用いた2002年から2012年の統計によると，開腹を含めた被膜下前立腺核出術の施行数は減少しているが，LSPとRASPを合計したMISPの割合は徐々に増加している。ただ，2012年の統計ではMISPの被膜下前立腺摘除全体に占める割合は5%であり，盛んに施行されているという訳ではないようである[2)]。本稿では海外からの報告を参考にLSP，RASPについて紹介する。

I．腹腔鏡下被膜下前立腺腺腫核出術(Laparoscopic simple prostatectomy：LSP)

LSPは2002年にMarianoらにより初回例が報告され[3)]，2006年頃にはOSPを比較対象とした小規模のスタディがいくつか報告されるようになった[4, 5)]。その後RASPが報告されてからは統計上の施行数は徐々に減少している。LSPの利点は体腔鏡による良好な視野と気腹圧による出血量の減少，創部が小さいことによる速やかな術後回復があげられる。欠点は腹腔鏡の鉗子による腺腫剥離や縫合の手技が難しく，手技習得までに熟練を要することであるとされる[6)]。

1. 手術手技

ポート位置や体位は腹腔鏡下根治的前立腺全摘除術とほぼ同等で，5ポートで施行されている。腺腫核出の術式は基本的には古典的な開腹前立腺腺腫核出術と同様であり，前立腺前面で被膜を切開

Laparoscopic Simple Prostatectomy and Robot-Assisted Simple Prostatectomy
Ryosuke Murai, Tetsuya Yoshida and Akihiro Kawauchi
Department of Urology, Shiga University of Medical Science

key words：Laparoscopic simple prostatectomy, Robot-assisted simple prostatectomy, Surgical outcome

＊大津市瀬田月輪町（077-548-2111）〒520-2192

し腺腫を核出するMillin法を踏襲した術式[4)]と，他に膀胱を開放して膀胱内から腺腫を核出する術式がある[5)]。さらにそれぞれの術式について経腹膜アプローチと経後腹膜アプローチが報告されている。

Autorinoらによる欧米の27施設からなる多施設共同研究によると，LSP 843例の内訳で前立腺被膜切開法が87.2%，その他（膀胱切開法など）が21.8%，後腹膜アプローチが87.6%，経腹膜アプローチが12.4%であり，LSPは経後腹膜アプローチの割合が多い[7)]。

2. 周術期アウトカム

Autorinoらの多施設共同研究によると，症例数843例で推定前立腺体積は99mL，切除腺腫量は76g，手術時間は95分，出血量は280mL，在院日数は4日，カテーテル留置期間は4日，術後IPSS 5点，術後最大尿流量22mL/秒（いずれも中央値）であった。術中合併症は1.7%でconversion rateは2.9%，術後90日の術後合併症は7.1%でGrade 2以下の軽微なものが多く，内訳は尿閉1.8%，イレウス1.1%，尿路感染1.1%と報告されている[7)]。

ほかに，LSPの報告14編をまとめたシステマティックレビューによると，症例数626例で前立腺体積は107mL，切除腺腫量は77g，手術時間は118分，出血量は314mL，在院日数は5.1日，カテーテル留置期間は5.1日，輸血施行率は5.6%（いずれも中央値）であった[8)]。

OSPとLSPを直接比較した研究は限られているが，LSPはOSPに比較して手術時間が長く，出血量は少なく，膀胱洗浄が少なく，カテーテル留置期間が短く，在院日数が短い傾向が示されている（**表1**）。出血量と輸血率，膀胱洗浄は差がないとする報告もある[4, 5)]。術後排尿機能を直接比較した検討はさらに限られているが，術後2ヵ月のQmax，IPSSの改善率に差はなかったことが示されている（**表2**）。さらにラーニングカーブに関しては，手術時間で初期の10例の平均が128分に対して後期の10例が平均86.5分に短縮したと報告されている[4)]。

Ⅱ．ロボット支援下被膜下前立腺腺腫核出術 (Robot-assisted simple prostatectomy：RASP)

RASPは2008年に初回例がSoteloらによって報告された[9)]。その後徐々に報告件数が増加し，手術件数の統計ではMISPにおける内訳で2012年以降はRASPの割合がLSPを逆転して増加している[7)]。RASPの長所としてはLSPの利点に加えて，より高い精度と視野が得られ，自由度の高い手術操作が可能であること，ラーニングカーブが比較的短いことがあげられる。欠点としてはコスト面が指摘されているが，各国の医療体系による違いなどにより報告者によって意見がわかれる[6)]。

1. 手術手技

ポート位置や体位はロボット支援下根治的前立腺全摘除術とほぼ同等である。トロッカーの位置は6ポートで，**図1**のように紹介されている[9)]。

報告されている術式は基本的にはLSPと同様で，前立腺前面で被膜を切開し腺腫を核出する方法と，膀胱を切開して腺腫を核出する経膀胱到達法が主である。さらにそれぞれの術式について経腹膜アプローチと経後腹膜アプローチが報告されている。経膀胱到達法の報告では膀胱結石合併例，膀胱憩室合併例，鼠径ヘルニア合併例で同時手術が可能であったとの報告がされている[11)]。AutorinoらのRASP 487例の解析による内訳では，前立腺被膜切開法が62.8%，その他（膀胱切開法など）が37.2%，経後腹膜アプローチが20%，経腹膜アプローチが80%であり，LSPとは逆に経腹膜アプローチが多い。また膀胱切開法の割合が高くLSPに比較して術式の幅が広いと考えられる[7)]。

2. 周術期アウトカム

前述の多施設共同研究によると，RASP群の推定前立腺体積は110mL，切除腺腫量は75g，手術時間は154.5分，出血量は200mL，在院日数は2日，カテーテル留置期間は7日，術後IPSS 7点，術後最大尿流量25mL/秒（いずれも中央値）であった。術中合併症は3.2%でconversion rateは3.1%，術後90日の術後合併症は16.6%で，内訳は尿閉2.1%，尿路感染4.7%，カテーテル洗浄を要した出血が2.7%と報告されている[7)]。

他の多施設共同研究によるLSPとの比較では手術時間はやや長く（RASP 150分 vs. LSP 120分），出血量は同等からやや少なく（RASP 250mL vs. LSP 300mL），カテーテル留置期間（5日），在院日数（5日）には差がなかった（**表1**）。術中合併症は3.8%でconversion rateは10.8%，術後90日の術後合併症は17.7%であるがGrade 2以下が多くを占め，LSPより長期術後合併症が多いが統計時期の違いにより軽微な副作用の届け出数が増

表 1　各術式における患者背景，手術パラメータの一覧（文献 5，7，10，12，13 より引用改変）

Study	year	Technique	Number of cases	Mean operative time (min)	Transfusion rate (%)	Length of stay (days)	Length of catheterization (days)	Prostate volume (cc)	Enucleated volume (g)
Varkarakis et al.	2004	OSP	232	–	6.8	6.1	5	104	–
Gratzke et al.	2007	OSP	902	80.8	7.5	11.9	–	96.3	84.8
Baumert et al.	2006	OSP	30	54	16.7	8	6.8	106.2	78.1
Baumert et al.	2006	LSP	30	115	3.3	5.1	4	121.8	77.2
Autorino et al.	2014	LSP	843	95	–	4	4	99	76
Pavan et al.	2016	LSP	189	120	–	5	5	109	94
Autorino et al.	2014	RASP	487	145	1	2	7	110	75
Pokorny et al.	2015	RASP	67	97	1.5	4	3	129	84
Pavan et al.	2016	RASP	130	150	–	5	5	118.5	77
Umari et al.	2017	RASP	81	105	1	4	3	130	89
Umari et al.	2017	HoLEP	45	105	0	2	2	130	112

表 2　各術式における周術期アウトカムの一覧（文献 5，7，10，12，13 より引用改変）

Study	year	Technique	Preoperative Qmax (mL/s)	Postoperative Qmax (mL/s)	Preoperative IPSS	Postoperative IPSS	Intraoperative complication (%)	postoperative complication (%)	Transient urinary incontinence (%)
Varkarakis et al.	2004	OSP	7.3	23.6	25	1.6	–	–	–
Gratzke et al.	2007	OSP	10.6	23.1	20.8	–	–	–	–
Baumert et al.	2006	OSP	–	–	–	–	–	30	–
Baumert et al.	2006	LSP	8.1	24.6	22.4	5.7	–	27	–
Autorino et al.	2014	LSP	5	22	24	5	1.7	7.1	–
Pavan et al.	2016	LSP	5	20	17	2	5.3	5.3	–
Autorino et al.	2014	RASP	8	25	23	7	2.2	16.6	–
Pokorny et al.	2015	RASP	7	23	25	3	–	30	–
Pavan et al.	2016	RASP	9	22	23	5	3.8	17.7	–
Umari et al.	2017	RASP	8	23	25	5	–	31	1.2
Umari et al.	2017	HoLEP	9	20	21	3	–	26	8.9

図1 RASP におけるポート位置（文献9より引用改変）

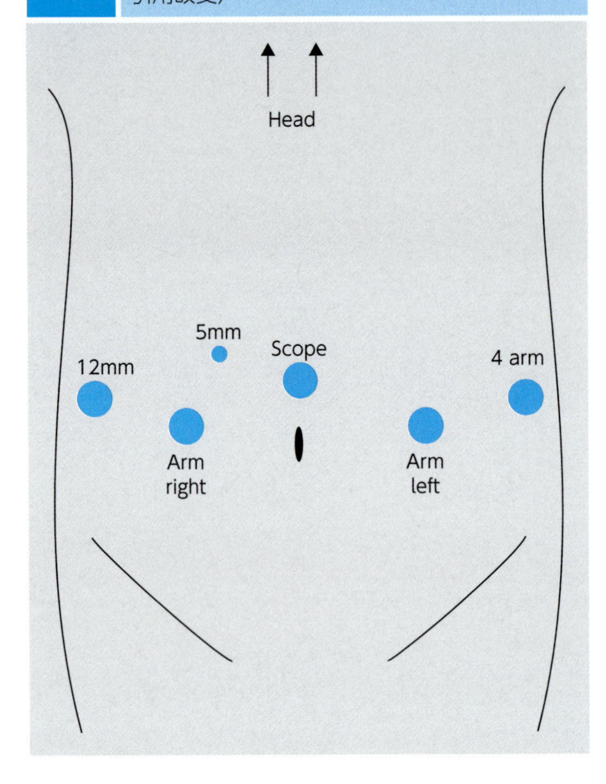

えたためと論じられている[12]。IPSS や Qmax といった排尿状態の評価では両群ともに良好な改善を示しており（表2），手術前後の排尿状態を LSP と比較した検討では IPSS は LPS が良好，Qmax は RASP が良好であるが，術前の背景にも差があり臨床的な排尿状態の改善に差はなかったと考えられている[12]。

RASP が今後一般的な術式として受け入れられるかを考えると，やはり HoLEP との比較が議論になると思われる。大きなサイズの前立腺肥大症に対する HoLEP と RASP の比較研究は 2017 年以降に報告されはじめた。Umari らの報告によると手術時間は同等（105 vs. 105 分）で，Hb 低下量も同等，術後 IPSS と Qmax の改善度も同等であった[13]。一方，RASP の方が手術時間が長く，出血量も多いとする報告もある[14]。カテーテル留置期間は HoLEP で短く（2 vs. 3 日），在院日数は HoLEP で短く（2 vs. 4 日），切除腺腫量は HoLEP で多かった（112 vs. 89g）。術後合併症はすべて Grade 3 以下であり，発生率は両群ともに同等であった（表1，2）。合併症の内訳では，RASP では腸管運動と創部に関するものが主であり，HoLEP では術後尿失禁が多かった（8.9 vs. 1.2%）[13]。

おわりに

LSP および RASP は大きなサイズの前立腺肥大症に対して安全かつ有効な治療法であると考えられる。しかしながら，スタディとしては一部のハイボリュームセンターからの報告がいくつかあるのみで，HoLEP をはじめたとした他の術式との比較においてはエビデンスが少ない状況である。また，コスト面に関しては報告される地域の医療における社会的背景も関係し，一概に比較できないのが現状である。世界的には施行数が増加する可能性はあるが，本邦では保険収載はなく施行されていないため，今後の世界的な動向の解析やエビデンスの集積が期待される。

参考文献

1) 日本泌尿器科学会編：男性下部尿路症状・前立腺肥大症診療ガイドライン．リッチヒルメディカル，東京，2017
2) Pariser JJ, Packiam VT, Adamsky MA, et al : Trends in Simple Prostatectomy for Benign Prostatic Hyperplasia. Curr Urol Rep 17 : 57, 2016
3) Mariano MB, Graziottin TM, Tefilli MV : Laparoscopic prostatectomy with vascular control for benign prostatic hyperplasia. J Urol 167 : 2528-2529, 2002
4) Porpiglia F, Terrone C, Renard J, et al : Transcapsular adenomectomy (Millin) : a comparative study, extraperitoneal laparoscopy versus open surgery. Eur Urol 49 : 120-126, 2006
5) Baumert H, Ballaro A, Dugardin F, et al : Laparoscopic versus open simple prostatectomy : a comparative study. J Urol 175 : 1691-1694, 2006
6) Ferretti M, Phillips J : Prostatectomy for benign prostate disease : open, laparoscopic and robotic techniques. Can J Urol 22 : 60-66, 2015
7) Autorino R, Zargar H, Mariano MB, et al : Perioperative Outcomes of Robotic and Laparoscopic Simple Prostatectomy : A European-American Multi-institutional Analysis. Eur Urol 68 : 86-94, 2015
8) Asimakopoulos AD, Mugnier C, Hoepffner JL, et al : The surgical treatment of a large prostatic adenoma : the laparoscopic approach--a systematic review. J Endourol 26 : 960-967, 2012
9) Sotelo R, Clavijo R, Carmona O, et al : Re : Robotic Simple Prostatectomy. J Urol 179 : 513-515, 2008
10) Cockrell R, Lee DI : Robot-Assisted Simple Prostatectomy : Expanding on an Established Operative Approach. Curr Urol Rep 18 : 37, 2017
11) Leslie S, Abreu AL, Chopra S, et al : Transvesical

robotic simple prostatectomy : initial clinical experience. Eur Urol 66 : 321-329, 2014

12) Pavan N, Zargar H, Sanchez-Salas R, et al : Robot-assisted Versus Standard Laparoscopy for Simple Prostatectomy : Multicenter Comparative Outcomes. Urology 91 : 104-110, 2016

13) Umari P, Fossati N, Gandaglia G, et al : Robotic Assisted Simple Prostatectomy versus Holmium Laser Enucleation of the Prostate for Lower Urinary Tract Symptoms in Patients with Large Volume Prostate : A Comparative Analysis from a High Volume Center. J Urol 197 : 1108-1114, 2017

14) Zhang MW, El Tayeb MM, Borofsky MS, et al : Comparison of Perioperative Outcomes Between Holmium Laser Enucleation of the Prostate and Robot-Assisted Simple Prostatectomy. J Endourol 31 : 847-850, 2017

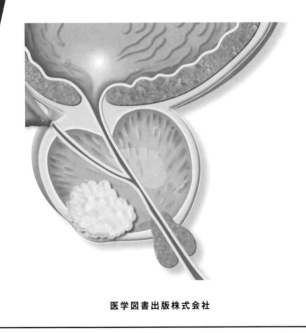

特集2 前立腺肥大症に対する新規技術

2. 前立腺肥大症に対する新しい低侵襲レーザー治療：CVP (Contact laser Vaporization of the Prostate：接触式レーザー前立腺蒸散術)

加藤　忍

かとう腎・泌尿器科クリニック*

要旨　下部尿路症状を有する前立腺肥大症に対する手術的治療は経尿道的前立腺切除術が gold standard とされているが，より低侵襲なさまざまなエネルギー源を用いたレーザー治療が増えつつある。980nm のダイオードレーザーの波長は水，ヘモグロビンに同等に選択的に吸収されるために，前立腺組織への光侵達深さはやや深くなり，300W の高出力レーザーによる連続波は効率的な蒸散とやや深い凝固層を形成するため，極めて出血の少ない手術が可能となる。本稿では，ダイオードレーザーの特性，CVP の手術手技について概説するとともに，CVP 手術の臨床効果に関し，文献的考察を行った。

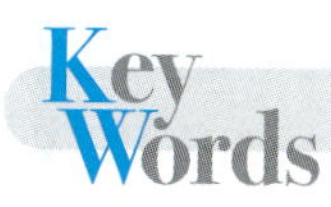

Key Words　前立腺肥大症，980nm ダイオードレーザー，接触式レーザー前立腺蒸散術

はじめに

下部尿路症状を有する前立腺肥大症（benign prostatic hyperplasia：BPH）に対する手術的治療は経尿道的前立腺切除術（transurethral resection of the prostate：TURP）が gold standard とされているが，より低侵襲なさまざまなエネルギー源を用いたレーザー治療が増えつつある。波長 980nm のダイオードレーザーを用いた経尿道的前立腺レーザー蒸散術は 2009 年頃より，その有効性，安全性が報告されている[1～6]。本邦では波長 980nm，最高出力 300W の高出力半導体レーザー（Ceralas™ HPD 300W, Biolitec, Germany）および前立腺組織と接触させてレーザー光を照射することが可能な Twister ファイバー（Twister™ Large Fiber, Biolitec, Germany）を用い，2013 年 4 月から 2014 年 9 月までに国内 4 施設で 80 症例の臨床治験が行われ，安全性と IPSS の改善に対し，TURP に対する非劣勢が証明された[7]。2016 年 4 月に接触式レーザー前立腺蒸散術（Contact laser Vaporization of the Prostate：CVP）として保険診療が可能となり，本邦では 2017 年 8 月現在 5 施設で導入され，今後全国で導入施設が増加することが予想される。CVP で使用されるダイオー

図 1　レーザーの波長

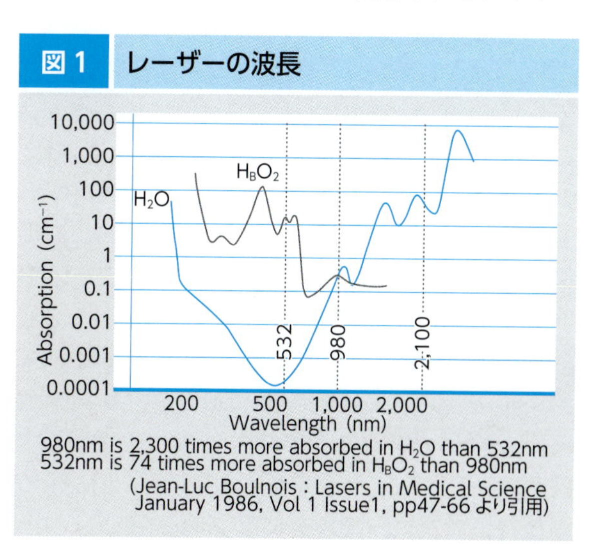

980nm is 2,300 times more absorbed in H_2O than 532nm
532nm is 74 times more absorbed in HBO_2 than 980nm
(Jean-Luc Boulnois：Lasers in Medical Science January 1986, Vol 1 Issue1, pp47-66 より引用)

New Minimally Invasive Laser Surgery for Benign Prostatic Hyperplasia：Contact laser Vaporization of the Prostate (CVP) using 980nm High Power Diode Laser and Twister™ Large Fiber

Shinobu Kato
Kato Urological Clinic

key words：benign prostatic hyperplasia, 980nm diode laser, CVP

＊平塚市南原 2-1-2（0463-30-0415）〒 256-0065

図2 CVP 手術機器

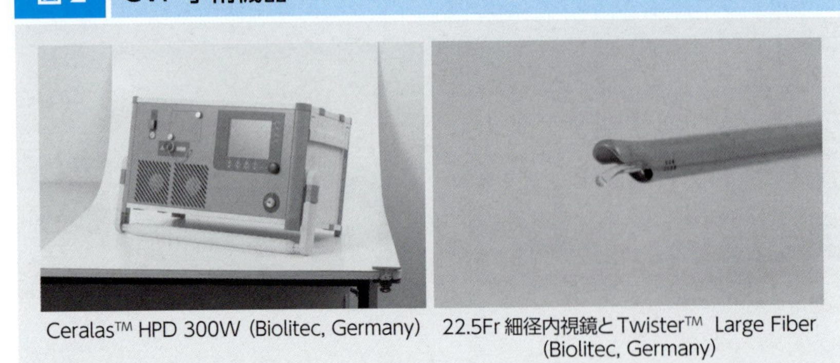

Ceralas™ HPD 300W (Biolitec, Germany)　22.5Fr 細径内視鏡と Twister™ Large Fiber (Biolitec, Germany)

ドレーザーの 980nm の波長は水，ヘモグロビンに同等に選択的に吸収されるために，前立腺組織への光侵達深さはやや深くなり[8, 9]，300W の高出力レーザーによる連続波は効率的な蒸散とやや深い凝固層を形成するため，極めて出血の少ない手術が可能となる[10～12]（図1）。その一方で，レーザーが照射された前立腺組織は凝固，細胞死が生じ，術後に脱落する。

Twister ファイバーを組織に密着して手術する手技のため，TURP の手技を習得した泌尿器科医にとっては，ラーニングカーブが短く，手術手技習得も容易と考えられる。それに加え，術中出血や後出血の発症頻度が低く，また抗凝固薬服用中の症例や[6, 13～15]，80g を超える比較的大きな前立腺肥大症に対しても安全に治療が可能であることも報告されており[16]，光選択的前立腺レーザー蒸散術（photoselective vaporization of the prostate：PVP）同様，従来の手術法に変わり得る安全で効果的な前立腺蒸散手術として注目されている。今回はダイオードレーザーの特性，筆者が行っている CVP の手術手技について概説するとともに，CVP 手術の臨床効果に関し，文献的考察を行った。

Ⅰ．CVP 装置の構成

CVP のレーザー装置は，Biolitec 社で製造され，本邦ではインテグラル社より輸入販売されている。図2 にダイオードレーザー装置の外観，内視鏡と Twister ファイバーを示した。Ceralas™ HPD レーザーは 200V 電源を使用し，連続波とパルス波の 300W の高出力が使用可能である。本体は 60×30×30cm，40kg とコンパクトで消費電力も少ない。操作は蒸散のペダルのみであり，止血が必要な場合は出力を落として，止血を行う。内視鏡は 22.5Fr の細径持続灌流式内視鏡を使用する。Twister ファイバーの外径は 7.5Fr で前立腺組織に直接密着させるため，効率の良い照射が可能であり，手術で使用している連続波の波長は，より効率的な蒸散を可能としている。しかし，膀胱頸部や括約筋周囲などにおいては，300W の高出力レーザーのため操作法に注意を要する。

Ⅱ．手術手技の実際

術前の前立腺特異抗原（prostate specific antigen：PSA）高値あるいはエコーや直腸診により前立腺癌が疑われた症例は，必ず前立腺針生検を行い悪性所見のないことを確認した上で手術を施行している。灌流液には生理食塩水を利用した。手術用内視鏡システムは Olympus 社製の 22.5Fr の持続灌流式レーザー内視鏡，30° 光学視管に，Twister ファイバー（直径 7.4Fr）を使用した。

レーザー光の広がり角は Twister ファイバー先端から縦方向に前下方 29°，横方向では 26° で[11] 軽微な出血の際には前立腺組織とファイバーを接触させ，そのまま蒸散することで止血したが，動脈性の出血に対してはファイバーにて出血点を圧迫しつつ出力を落として血管周囲を蒸散することで止血を行った。

手術の流れを図3, 4 に示す。手術はまず，膀胱鏡挿入用内筒を 22.5Fr 外筒に装着し，ビデオガイド下に外尿道口から前立腺部尿道，膀胱内を観察する。とくに中葉肥大の場合，両側尿管口と中葉肥大腺腫との距離を十分把握し，尿管口に注意して手術を行っている。原則的に蒸散は中葉に続いて側葉の順に施行した。膀胱頸部の蒸散時膀胱内のレーザーによる損傷を防ぐため，ファイバーが膀胱頸部を超えないように注意することが大切である。蒸散は側葉下端と膀胱頸部の 5 時あるいは 7 時から精阜横まで 140W で開始する。膀胱頸部，括

図3 手術の流れ：手術開始～中葉蒸散まで

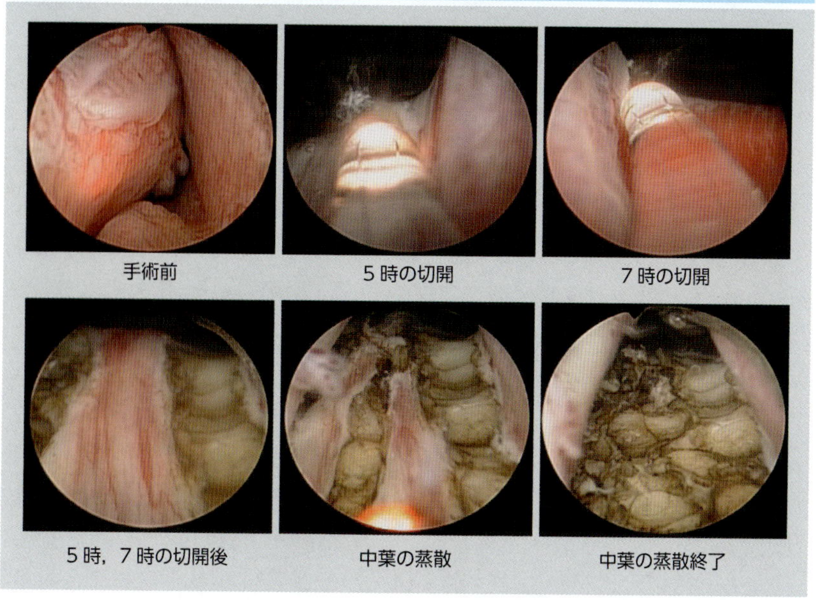

手術前　5時の切開　7時の切開

5時，7時の切開後　中葉の蒸散　中葉の蒸散終了

図4 手術の流れ：右葉の切開～手術終了まで

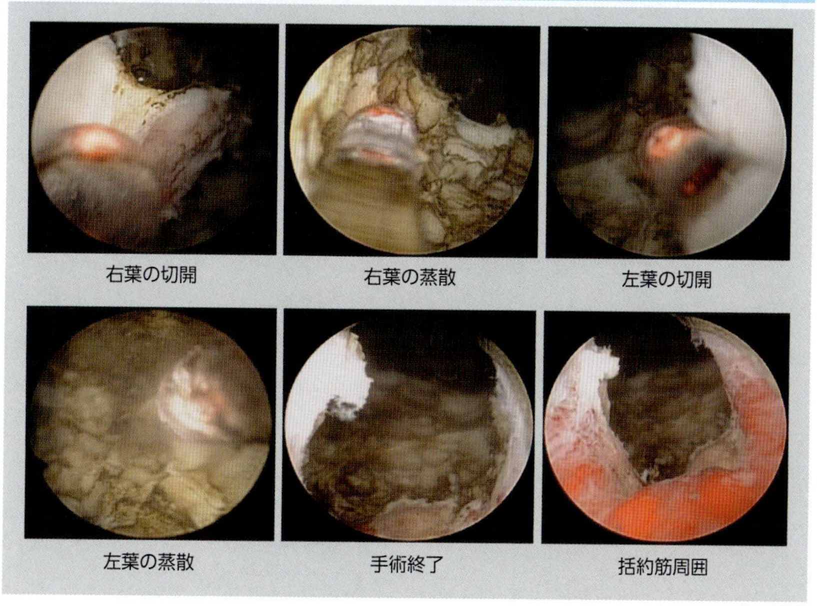

右葉の切開　右葉の蒸散　左葉の切開

左葉の蒸散　手術終了　括約筋周囲

約筋周囲以外は出力を200Wに上げて，蒸散した。5時，7時の切開で溝を作り，その深さに合わせるように残存する中葉をTwisterファイバーでsweepしながら蒸散した。次に右葉の前立腺腺腫を膀胱頸部から括約筋手前まで切開し，溝を作り中葉同様溝の間の残存腺腫を蒸散した。同様に左葉を処理し，最後に前立腺全体の形態をTwisterファイバーで左右に掃くようにsweepしながら整え，前立腺部尿道の十分な開大が得られ，TURP様のcavityを形成できたところで手術を終了した。日帰り手術のため，灌流液を止めた状態で出血がないことを十分確認し，手術を終了している。

術後は24Frの3wayカテーテルを留置し，原則として牽引は行わず，リカバリールームで経過観察中は膀胱内持続洗浄を行い，帰宅前に中止している。術後の灌流に使用した生理食塩水は2L程度で，血尿が悪化したケースはなかった。術後2～4日後カテーテルを外来で抜去，排尿状態を確認して帰宅とした。

手術は全例日帰り手術が可能で，麻酔は原則として全身麻酔にて施行した。術前に常勤麻酔科医による詳細な麻酔科診察を行っている。術直前，

表1 Baseline characteristics of the patients analyzed for efficacy of contact laser vaporization of the prostate（文献7より引用改変）

Variables	
No. of patients	76
Age (year)	69.8±6.0
Prostate Volume (mL)	53.79±19.93
PSA (ng/mL)	5.58±4.66
PVR (mL)	92.88±63.00
Qmax (mL/sec)	8.16±3.27
IPSS	21.8±5.6
QOL	5.0±0.9
OABSS	6.0±2.9

Data are shown as mean±SD.

初回投与8時間後，術翌朝にそれぞれ cefazolin sodium 1g を静脈内投与し，以降は levofloxacin 500mg/ 日の経口投与を5日間とした。

術後1，3，6ヵ月に国際前立腺症状スコア（International Prostate Symptom Score：IPSS），QOL スコア，過活動膀胱症状質問票（Overactive Bladder Symptom Score：OABSS），最大尿流率（Qmax），残尿量（post void residual urine：PVR）を評価し，また6ヵ月後には前立腺体積，PSA 値の測定を行っている。

Ⅲ．本邦における臨床治験の成績

本邦では2013年4月から2014年9月まで国内4施設で80例に対して CVP の臨床治験が行われた。治験の結果は Miyazaki らから報告されている[7]。筆者は34例（42.5%）を担当した。入院期間は各施設で設定されたが日帰り手術から4泊5日で，尿道留置カテーテルの留置期間は2～3日であった。表1に患者背景を示す。評価可能症例は76例で平均年齢は69.8±6.0歳（mean±SD），前立腺体積は平均53.79±19.93mL，PSA 値は平均5.58±4.66ng/mL，PVR は平均92.88±63.00mL，Qmax は平均8.16±3.27mL/sec，IPSS の平均値は21.8±5.6，QOL スコアは平均5.0±0.9，OABSS の平均値は6.0±2.9であった。

術中および周術期データではレーザー照射時間は平均28±14分，レーザー照射量は平均341.6±218.1kJ であった。血中ヘモグロビン濃度変化は術前14.39±1.23g/dL から術翌日で14.35±1.45g/dL であった。今回の臨床治験では TURP に対する非劣性の証明を目標とし，評価項目を24ヵ月における IPSS の50%以上の低下とした。本治験では76例中64例（84.2%）が50%以上の低下を認めており，95%信頼域は74.0～91.6%であるため，CVP の TURP に対する非劣性が証明された。

CVP の各排尿パラメータの結果を図5に示す。

主な周術期合併症を表2に示す。術後に一過性の尿閉を認めた症例が20例（25.0%）で，いずれも一時的なカテーテル留置で改善している。また，膀胱頸部硬化症4例(5.0%)，尿道狭窄3例(3.8%)，前立腺床の結石3例(3.8%)，膀胱結石2例(2.6%)，膀胱穿孔1例（1.3%)，膀胱変形1例（1.3%）が報告されているが，重篤な合併症は認めていない。

Ⅳ．文献的考察

前立腺肥大症に対する外科的治療は TURP が gold standard とされている。しかし TURP は治療に伴う出血のリスクから，高齢者や心疾患，脳血管疾患などの合併症を有する症例にはその適応が困難な場合もある。そのため，最近ではより低侵襲なレーザー手術が導入される傾向にある。

今回，本邦で行った臨床治験の Miyazaki らの報告[7]を基に CVP の有効性，安全性の文献的考察を行った。IPSS，QOL スコア，OABSS，Qmax，PVR の各排尿パラメータはすべての評価項目について術後3ヵ月より改善し，その効果は術後2年まで継続していることが示された。また術後6ヵ月における前立腺容積の減少率は51.31%で，Shaker らの報告においては55.54%と報告されていることから，ほぼ同等であった[17]。

最近では海外でも CVP の外来手術における良好な治療効果が報告されている[18]。これには CVP の手技習得が比較的容易であることも一因と考える。それは Twister ファイバーを前立腺組織に密着させ，前立腺の触感を得ながら，前後にループを動かして切除する TURP と同様な操作ができるからである。そのため10例ほどの経験でほぼ安定した手技を得ることが可能である。本法における蒸散手技は前立腺組織に対し一定の距離を保ちながら蒸散する PVP よりもより手技習得が易しいと考える[19]。

CVP で使用するダイオードレーザーは，波長が

図 5 Outcomes in patients treated with contact laser vaporization of the prostate（文献 7 より引用改変）

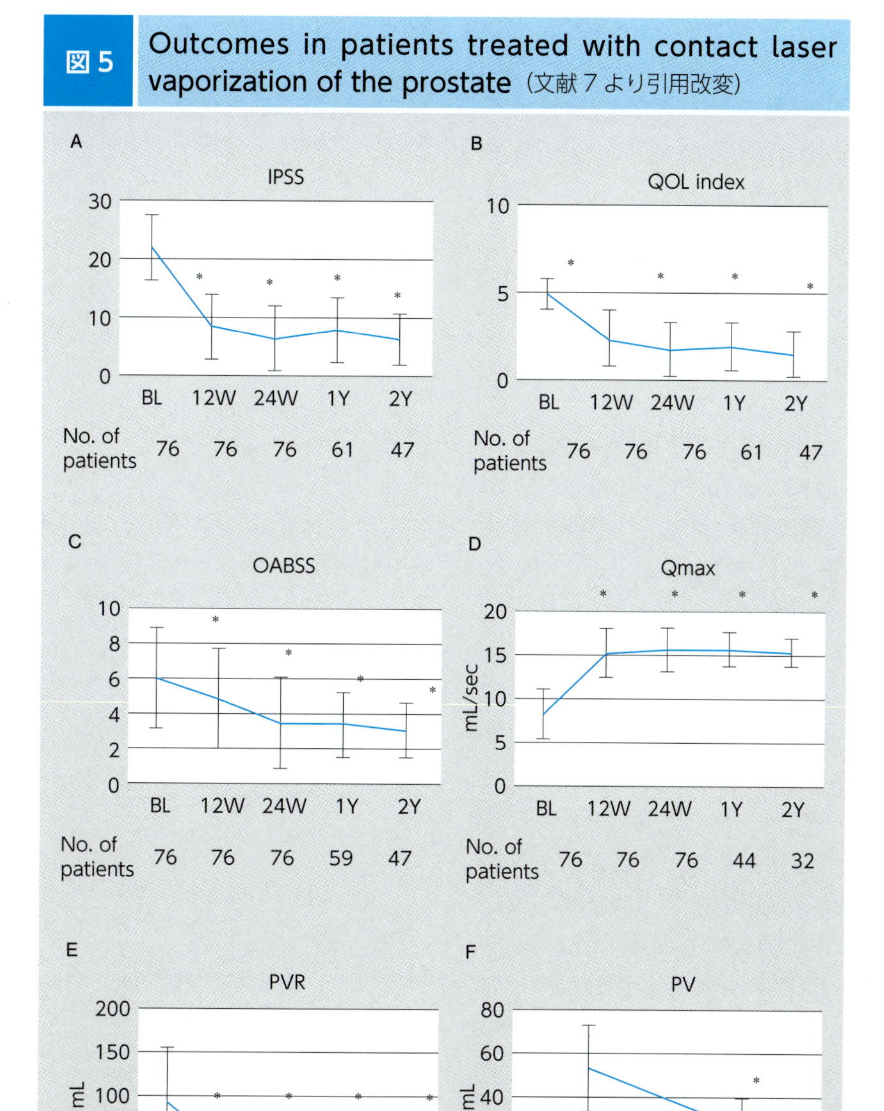

表 2 Complications and side effects（文献 7 より引用改変）

Complications	Number (%)
Transient urinary retention	20 (25.0)
Bladder neck contracture	4 (5.0)
Urethral stricture	3 (3.8)
Stone in prostatic bed	3 (3.8)
Bladder stone	2 (2.6)
Bladder perforation	1 (1.3)
Bladder deformity	1 (1.3)
Transient urgency incontinence	1 (1.3)

Data are shown as n (%).

980nmのレーザー光で，ヘモグロビンおよび水に同程度吸収されるが，波長2,100nmのHo:YAGレーザーやPVPで使用される532nmの波長より深い光浸達深さである。術後2週間で撮影したMRI像から凝固壊死領域の厚みを推定したTakadaらの報告では熱影響深さの平均値は5.1±1.8mmであった[10,11]。このように，やや厚めの凝固層が優れた止血効果を有している。このため波長980nmのダイオードレーザーでは抗凝固療法の中止は不要との報告も散見される[6, 13〜15]。

Chiangら[14]はCVPとPVPを比較検討している。これらはTwisterファイバーが使用されていない側射ファイバーの報告であるが，200Wのダイオードレーザー群55例と120WのPVP群84例で比較し，IPSSなどの排尿パラメーターに差はなかったが，ダイオードレーザー群ではPVP群に比し良好な視野での手術が可能だったと報告している。その一方，一過性の尿失禁，尿意切迫感や壊死組織の排出がダイオードレーザー群に多い傾向であった。このようにレーザー照射によって形成されるやや厚めの凝固層は出血のない手術を可能にする反面，術後の膀胱刺激症状，膀胱頸部硬化症や壊死組織の排出の原因にもなる。Chenらは壊死組織の排出をCVPの問題点として報告している[20]。壊死組織の付着の原因としてレーザーの出力，Twisterファイバーの操作法も影響していることも考えられる。

CVPの最大の利点は，術中術後の出血量の減少であり，筆者の経験からも術中の出血はほぼ皆無であった。これは日帰り手術においても術者のストレスの軽減にもつながる。CVPは患者，術者ともに優しい手術であると言える。

最後に波長980nmのCeralas™ HPD 300WとTwister™ Large Fiberを用いたCVPは今後他の治療法と比較してその有効性，安全性，長期成績を検討する必要があるが，患者の高齢化，合併症を伴うハイリスク前立腺肥大症患者増加に対する安全性の高い手術として普及していくものと考える。

参考文献

1) Wendt-Nordahl G, Huckele S, Honeck P, et al : 980-nm Diode laser : a novel laser technology for vaporization of the prostate. Eur Urol 52 : 1723-1728, 2007
2) Erol A, Cam K, Tekin A, et al : High power diode laser vaporization of the prostate : preliminary results for benign prostatic hyperplasia. J Urol 182 : 1078-1082, 2009
3) Ruszat R, Seitz M, Wyler SF, et al : Prospective single-centre comparison of 120-W diode-pumped solid-state high-intensity system laser vaporization of the prostate and 200-W high intensive diode-laser ablation of the prostate for treating benign prostatic hyperplasia. BJU Int 104 : 820-825, 2009
4) Seitz M, Reich O, Gratzke C, et al : High-power diode laser at 980nm for the treatment of benign prostatic hyperplasia : ex vivo investigations on porcine kidneys and human cadaver prostates. Lasers Med Sci 24 : 172-178, 2009
5) Clemente Ramos LM : High power 980nm diode laser : preliminary results in the treatment of benign prostatic hyperplasia. Arch Esp Urol 62 : 125-130, 2009
6) Leonardi R : Preliminary results on selective light vaporization with the side-firing 980nm diode laser in benign prostatic hyperplasia : an ejaculation sparing technique. Prostate Cancer Prostatic Dis 12 : 277-280, 2009
7) Miyazaki H, Hirano Y, Kato S, et al : Early Experiences of Contact Laser Vaporization of the Prostate using the 980nm High Power Diode Laser for Benign Prostatic Hyperplasia. Low Urin Tract Symptoms 2017 [Epub ahead of print]
8) Patterson MS, Wilson BC, Wyman DR : The propagation of optical radiation in tissue. Ⅱ : optical properties of tissues and resulting fluence distributions. Lasers Med Sci 6 : 379-390, 1991
9) Teichmann H, Herrmann TR, Bach T : Technical aspects of lasers in urology. World J Urol 25 : 221-225, 2007
10) Takada J, Honda N, Hazama H, et al : Ex vivo efficacy evaluation of laser vaporization for treatment of benign prostatic hyperplasia using a 300-W high-power laser diode with a wavelength of 980nm. Laser Ther 23 : 165-172, 2014
11) Takada J, Honda N, Hazama H, et al : Analysis of Thermally Denatured Depth in Laser Vaporization for Benign Prostatic Hyperplasia using a Simulation of Light Propagation and Heat Transfer (secondary publication). Laser Ther 25 : 273-284, 2016
12) 高田隼也，本多典広，間久直，他：前立腺肥大症に対するレーザー蒸散術における熱影響深さの光・熱伝搬シミュレーションを用いた解析. 日レーザー医会誌 36：440-449，2015
13) Bach T, Muschter R, Sroka R, et al : Laser treatment of benign prostatic obstruction : basics and physical differences. Eur Urol 61 : 317-325, 2012
14) Chiang PH, Chen CH, Kang CH, et al : GreenLight HPS laser 120-W versus diode laser 200-W vaporization of the prostate : comparative clinical experience. Lasers Surg Med 42 : 624-629, 2010

15) Ruszat R, Wyler S, Forster T, et al : Safety and effectiveness of photoselective vaporization of the prostate (PVP) in patients on ongoing oral anticoagulation. Eur Urol 51 : 1031-1038, 2007
16) Shaker HS, Saafan A, Yassin MM, et al : Safety and efficacy of quartz head contact laser ablation for large prostates using 980-nm laser : a comparative prospective study against that for small- and medium-sized prostates. Urology 85 : 452-456, 2015
17) Shaker HS, Shoeb MS, Yassin MM, et al : Quartz head contact laser fiber : a novel fiber for laser ablation of the prostate using the 980nm high power diode laser. J Urol 187 : 575-579, 2012
18) Elgin R, Pacha T, Di Loreto D, et al : Office Based Photovaprization of the prostate for benign prostatic hyperplasia : outcomes and patient satisfaction. Urology Practice 3 : 70-75, 2016
19) Muir G, Sancha FG, Bachmann A, et al : Techniques and training with GreenLight HPS 120-W laser therapy of the prostate : position paper. Eur Urol 7 : 370-377, 2008
20) Chen CH, Chiang PH, Chuang YC, et al : Preliminaly results of prostate vaporization in the treatment of benign prostatic hyperplasia by using a 200-W high-intensity diode laser. Urology 75 : 658-663, 2010

特集2 前立腺肥大症に対する新規技術

3. ツリウムレーザー

小路 直
東海大学医学部付属八王子病院泌尿器科*

要旨 ツリウムレーザーは，水に吸収されやすく，組織深達度は 1mm 未満と浅い特性を持つ。また，連続波モードでの照射が可能であり，切開能と蒸散能を併せ持つレーザーとして，前立腺肥大症に対する治療として実施されている。前立腺肥大症に対するツリウムレーザーを用いた術式はその低侵襲性が報告されており，今後，本邦においても普及が期待される。

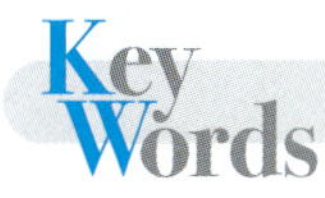
Key Words ツリウムレーザー，前立腺肥大症

Ⅰ. 特徴

ツリウムレーザーの波長は 2,013nm であるため，水分子に吸収されやすく，組織への影響は 1mm 未満という特性を持つ。また，連続波モードでの照射により，組織切開と蒸散の両者の併用が可能であるため，前立腺肥大症の手術用レーザーとして期待されている。前立腺組織の蒸散に関連する研究として，Fried ら[1] は，ツリウムレーザーの出力別（40W および 110W）に前立腺組織の蒸散効率を比較したところ，蒸散効率は 40W から 110W に増加させたことで，0.21 ± 0.02g/min から 0.83 ± 0.11g/min まで増加した一方，深達度は 40W と 110W で同様であった（500 ～ 2,000 μm）ことを示した。

現在，前立腺肥大症に対して一般的に使用されているレーザーとして，ホルミウムレーザーや，KTP レーザーがあげられる。ホルミウムレーザーの波長はツリウムレーザーと同様に水分子への吸収性が高い 2,100nm であるが，照射レーザーが非連続波であるため，組織を切開するというよりも，破壊するため，レーザー照射時に出血を伴いやすい。また，KTP レーザーの波長は 532nm とヘモグロビンの吸収域内にあるため，止血効果が大きい一方，組織中ヘモグロビンの分布により，レーザーの組織深達度が異なることが知られている（図 1）。

治療用プローブへの影響についての検討では，ツリウムレーザーは，ファイバーに対する影響が少ないため，損傷しにくく，繰り返し使用しても，治療効果に影響を及ぼしにくいことが報告されている[1]。

Ⅱ. 方法

ツリウムレーザーは，前述のような特性を有するため，切開能および蒸散能を併せ持ったレー

図 1 レーザー種別の波長，吸収係数，および組織深達度

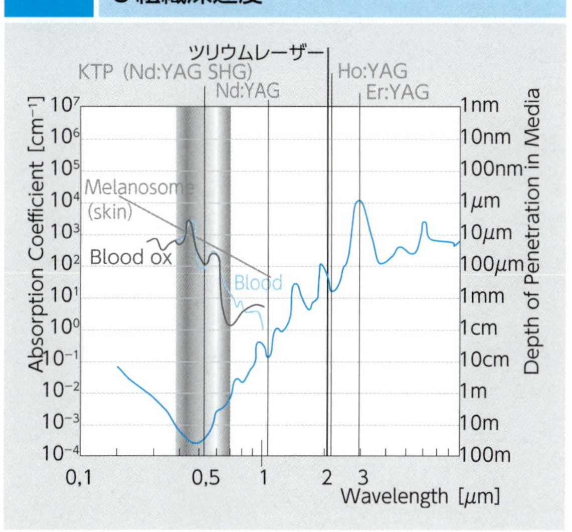

Treatment of benign prostatic hyperplasia with Thulium laser
Sunao Shoji
Department of Urology, Tokai University Hachioji Hospital

key words：Thulium laser, benign prostatic hyperplasia

＊八王子市石川町 1838（042-639-1111）〒 192-0032

ザーである。この特徴を活かした術式として，ThuLEP（Thulium laser enucleation of the prostate：ツリウムレーザー前立腺核出術），ThuVARP（Thulium laser vapo-resection of the prostate：ツリウムレーザー前立腺蒸散切除術），およびThuVAP（Thulium laser vaporization of the prostate：ツリウムレーザー前立腺蒸散術）などが報告されている。

ThuLEPは，内腺と外腺の間を剥離，核出する術式である。完全に剥離，核出した腺腫を膀胱内に遊離させ，モンセレーターにより排出させる方法，膀胱頸部まで剥離した後，電解質溶液を用いた経尿道的前立腺切除術により，組織を切除，排出する方法（マッシュルーム法）が報告されている。

ThuVARPは，ツリウムレーザーの切開能を利用した術式である。Xiaらは，精阜レベルから膀胱頸部に向かって外科的被膜の深さで複数の切開を入れ，切開と切開の間のミカンの房をはぎ取るように，レーザーで切開剥離する術式（tangerine technique）を報告した[2]。

ThuVAPは，ツリウムレーザーの安全性の高い蒸散能を活かした術式である。同様の波長をもつホルミウムレーザーは，ツリウムレーザーと同様に水分子への吸収性が高い波長を有するが，照射レーザーが非連続波であるため，組織を引き裂く力が強く，一般的に蒸散術には使用されない。また，KTPレーザーは，蒸散術に使用される[3]が，その波長はヘモグロビンの吸収域内にあるため，止血効果が大きい一方，組織中のヘモグロビンの分布により，レーザーの組織深達度が異なることが知られている。

Ⅲ．利点と欠点

ツリウムレーザーの利点は，前述のように，組織深達度の浅い切開能および蒸散能を併せ持つことである。剥離術においては，少ない出血量での手術が可能である。また，蒸散術においては，レーザー出力を上昇させることで，蒸散効率を増加させる一方，組織深達度は変化しないため，安全性の高い蒸散術を可能としている。さらに，レーザープローブへの影響が少ないため，繰り返し使用できることも利点である。

一方，本レーザー手術における注意点として，切開能が優れているため，剥離層でない組織に容易に切り込むことが可能である。このため，レーザーの切開能だけを頼みに，核出を行おうとすると，本来の内腺と外腺の境界である剥離ラインから外れてしまい，腺腫を残存させる可能性がある。このため，われわれの行っている剥離術では，内視鏡外筒による鈍的剥離を基本とし，剥離が困難な部分や，出血点をレーザーにより切開，止血している。また，ツリウムレーザーは，そのレーザー特性から術式が多様化しており，各術式について，比較対象となるような他レーザーを用いた治療法との比較検討が少なく，今後の研究が期待される。

Ⅳ．臨床成績（効果と合併症）

1．ThuLEP

Yangらは，ThuLEP（n＝79）とbipolar transurethral resection of the prostate（TUR-P）(n=79)についての無作為化前向き比較試験において，手術時間は，bipolar TUR-Pが有意に短かった（65.4分間 vs. 47.4分間，p＝0.022）一方，カテーテル留置期間（2.1日間 vs. 3.5日間，p＝0.031），術後の膀胱洗浄用生理食塩水灌流量（12.4L vs. 27.2L，p＝0.022），血中ヘモグロビン濃度低下値（0.15g/dL vs. 0.30g/dL，p＝0.045），および入院期間（2.5日間 vs. 4.6日間，p＝0.026）は，ThuLEPが有意に優れていたことを報告した[4]。また，Zhangらは，ThuLEP（n＝71）とHoLEP（n＝62）についての無作為化比較前向き試験において，手術時間は，HoLEPが有意に短かった（72.4分間 vs. 61.5分間，p＝0.034）一方，術中出血量はThuLEPにおいて，有意に少なかった（130.1mL vs. 166.6mL，p＝0.045）(出血量mL算出法＝[排液量mL×排液中ヘモグロビン濃度g/mL]/術前血中ヘモグロビン濃度）ことを示した[5]。さらに，ThuLEPおよびHoLEPの術後1，6，12，18ヵ月目におけるInternational Prostate Symptom Score（IPSS），QOL index，最大尿流率，および残尿量は，術前から有意に改善し，両術式に有意差は認められなかったことも示した[5]。Bachらは，ThuLEP（n＝1,382），TUR-P（n＝798），およびKTPレーザーを用いたPhotoselective vaporization of the prostate（PVP）(n＝468)についての多施設共同後ろ向き試験について報告しており，ThuLEPおよびTUR-Pによる組織切除率は，前立腺体積が40mL未満の症例（0.45g/min vs. 0.39g/min，p<0.001），40mL以上80mL未満の症例（0.66g/min vs. 0.46g/min，

図 2　当院で使用しているツリウムレーザー

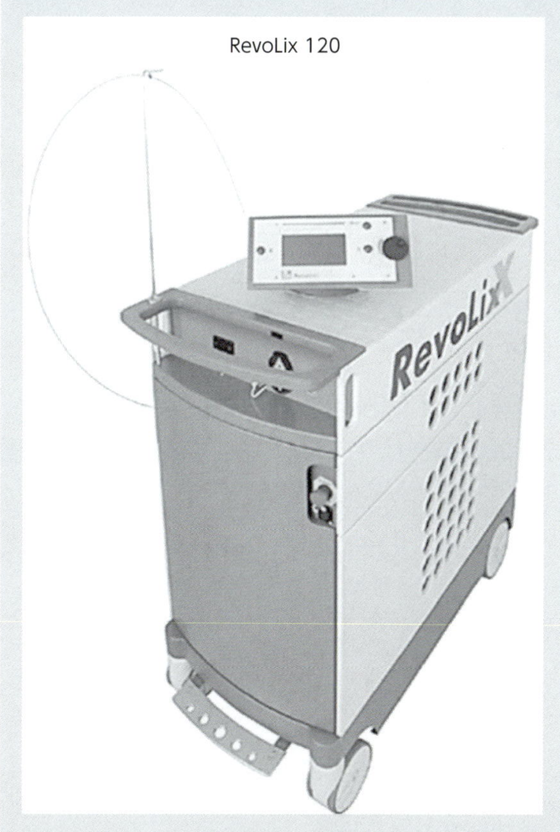

RevoLix (LISA Laser Products OHG, Katlenburg-Lindau, Germany)

p<0.001), 80mL 以上の症例 (0.94g/min vs. 0.63g/min, p<0.001) と，いずれのサイズにおいても，ThuLEP が有意に高かったことを示した[6]。また，ThuLEP, TUR-P, および PVP における手術時間の比較では，前立腺体積が 40mL 未満の症例（35 分間 vs. 44 分間 vs. 37 分間），40mL 以上 80mL 未満の症例（50 分間 vs. 57 分間 vs. 63 分間），80mL 以上の症例（75.0 分間 vs. 61.5 分間 vs. 97.0 分間）と，いずれの術式もサイズが大きくなると手術時間が長くなったが，とくに PVP が他術式と比較して長かった[6]。また，ThuLEP, TUR-P, および PVP の術後入院期間は，3.8±2.4 日間，4.4±2.7 日間，および 2.8±1.7 日間と，ThuLEP は TUR-P よりも入院期間が短かった[6]。性機能への影響について，Carmignani らは，ThuLEP を実施した症例（n=110）に対する前向き試験により，術前，術後 3 ヵ月目, 6 ヵ月目における International Index of Erectile Function (IIEF)-5 (16.84 vs. 16.47 vs. 18.10)，および ICIQ-MLUTSsex による勃起率（87% vs. 87% vs. 87%）は，術前と比較して有意な低下が認められず，ThuLEP が勃起能に影響を及ぼしにくい可能性があることを示した[7]。他のレーザーを使用した前立腺肥大症手術における勃起能への影響として，Meng ら[8] が，HoLEP を施行した 108 例について検討したところ，手術による勃起能の低下が認められにくいことを示した一方，PVP では IIEF-5 を用いた評価により，勃起能は有意に低下したという結果が散見される[9〜12]。

われわれは，2015 年 11 月から本邦で初めてツリウムレーザーを前立腺肥大症に対する手術に導入した。本稿では，われわれが施行した ThuLEP 症例のうち，術後 6 ヵ月間以上経過観察可能であった 30 症例の臨床成績について示す。治療には，RevoLix (LISA Laser Products OHG, Katlenburg-Lindau, Germany)（図 2），および 24Fr 経尿道的内視鏡を使用。内腺と外腺を逆行性に膀胱頸部まで剥離し，膀胱頸部に付着した状態の腺腫を 24Fr Olympus 社製 TURis 用切除用内視鏡を用いて切除した（マッシュルーム法）。なお，切除および凝固時のレーザー出力は，いずれも 40W とした。対象症例の年齢中央値は 75 歳（57 〜 84 歳），前立腺体積中央値は 53mL（33 〜 149mL）であった。核出切除量は中央値 30g（10 〜 80g），レーザー照射時間は中央値 17 分間（11 〜 44 分間），使用エネルギーは中央値 51kJ（30 〜 147kJ），術後カテーテル留置期間は中央値 2 日間（2 〜 7 日間），術後入院期間は中央値 3 日間（2 〜 8 日間）であった。合併症として，術後尿路感染症（CTCAE v.4.0 Grade 2）が 2 例（6.7%），尿道狭窄症（Grade 2）が 2 例（6.7%），尿失禁（Grade 1）が 2 例（6.7%）に認められた。術中および術後に輸血を施行した症例はなかった。術前，術後 3 ヵ月目，6 ヵ月目における IPSS, QOL index, Overactive bladder symptom score (OABSS)，最大尿流量，および残尿量の推移を図 3 に示す。術前と比較し，すべての項目で有意な改善が認められた。このように，前立腺肥大症に対する ThuLEP は，安全に施行可能であり，効果的な治療効果を得ることが可能な治療であると考えられた。

2. ThuVARP

Cui らは，ThuVAP (n=49) と TUR-P (n=47) の無作為化比較前向き試験において，術前と比較した IPSS, QOL index，最大尿流量，および残尿量の術前と比較した 1，2，3，4 年後の改善率，および合併症の発現率に，有意差が認められなかっ

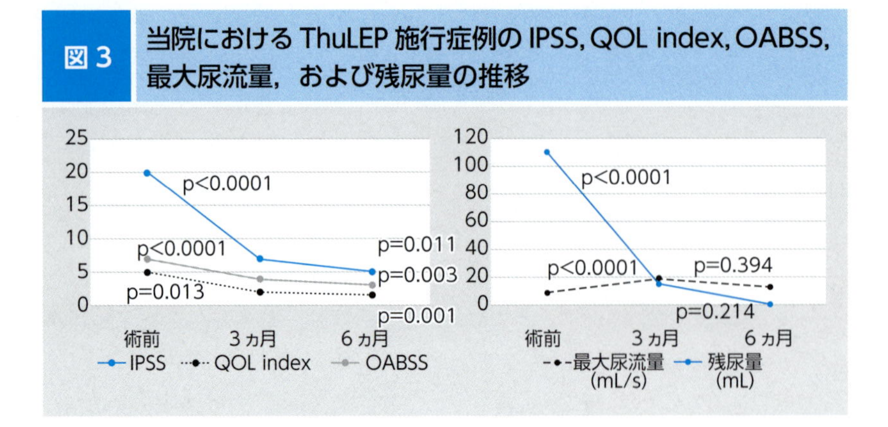

図3 当院におけるThuLEP施行症例のIPSS, QOL index, OABSS, 最大尿流量，および残尿量の推移

たことを報告した[13]。また, Weiらは, ThuVARP (n＝45) とplasmakinetic resection of the prostate (PKRP) (n＝45) の無作為化比較前向き試験において, IPSS, QOL index, 最大尿流量, および残尿量について同様の結果が得られた一方, 血中ヘモグロビンの低下 (0.86±0.42 vs. 1.34±1.04g/dL, p<0.01), カテーテル留置期間 (1.91±0.85 vs. 2.36±0.74日間, p<0.01), 入院期間 (3.80±0.46 vs. 5.02±0.54日間, p<0.01) において, ThuVARPが有意に良好な結果を得ることができたことを報告した[14]。

3. ThuVAP

Vargasらは, 前立腺体積80mL未満の患者55名を対象にしたThuVAPの臨床成績を報告した[15]。対象症例において, 術中合併症は認められず, 術後2日目にカテーテルが抜去可能であったとしている[15]。また, 最大尿流量は, 術前の中央値8.92mL/sから術後6ヵ月目には中央値18.26mL/sまで有意に改善 (p<0.001) し, IPSSも術前の中央値25.00から中央値8.12まで有意に改善した (p<0.001)[15]。術後30日以内の合併症として, 尿閉 (1例, 1.8%), 持続膀胱洗浄が必要な血尿 (2例, 3.6%), および尿路感染症 (2例, 3.6%) が認められた。術後30日以降の合併症として, 内尿道切開術を要した膀胱頸部硬化症 (1例, 1.9%) が認められた[15]。これら合併症発現率は, これまでに報告されてきたKTPレーザーやLBOレーザーを用いた蒸散術と同等であり, 一方でその安全性, 有効性については, さらに期待できるものと考察されている[16, 17]。

結語

ツリウムレーザーは, 安全に切開および蒸散が可能なレーザーであり, 前立腺肥大症に対する治療として, さまざまな術式が実施され, その有効性について報告されている。今後, 本邦においても, 普及することが期待される。

参考文献

1) Fried NM, Murray KE : High-power thulium fiber laser ablation of urinary tissues at 1.94 microm. J Endourol 19 : 25-31, 2005
2) Xia SJ : Two-micron (thulium) laser resection of the prostate-tangerine technique : a new method for BPH treatment. Asian J Androl 11 : 277-281, 2009
3) Herrmann TR, Liatsikos EN, Nagele U, et al : EAU guidelines on laser technologies. Eur Urol 61 : 783-795, 2012
4) Yang Z, Wang X, Liu T : Thulium laser enucleation versus plasmakinetic resection of the prostate : a randomized prospective trial with 18-month follow-up. Urology 81 : 396-400, 2013
5) Zhang F, Shao Q, Herrmann TR, et al : Thulium laser versus holmium laser transurethral enucleation of the prostate : 18-month follow-up data of a single center. Urology 79 : 869-874, 2012
6) Bach T, Wölbling F, Gross AJ, et al : Prospective assessment of perioperative course in 2648 patients after surgical treatment of benign prostatic obstruction. World J Urol 35 : 285-292, 2017
7) Carmignani L, Bozzini G, Macchi A, et al : Sexual outcome of patients undergoing thulium laser enucleation of the prostate for benign prostatic hyperplasia. Asian J Androl 17 : 802-806, 2015
8) Meng F, Gao B, Fu Q, et al : Change of sexual function in patients before and after Ho : YAG laser enucleation of the prostate. J Androl 28 : 259-261, 2007
9) Kavoussi PK, Hermans MR : Maintenance of erectile function after photoselective vaporization of the prostate for obstructive benign prostatic hyperplasia. J Sex Med 5 : 2669-2671, 2008
10) Bruyère F, Puichaud A, Pereira H, et al : Influence of photoselective vaporization of the prostate on sexual function : results of a prospective analysis of 149 patients with long-term follow-up. Eur Urol 58 : 207-211, 2010
11) Kumar A, Vasudeva P, Kumar N, et al : Evaluation of the Effect of Photoselective Vaporization

of the Prostate on Sexual Function in a Prospective Study : A Single Center Experience of 150 Patients. J Endourol 2012 [Epub ahed of print]
12) Hossack TA, Woo HH : Sexual function outcome following photoselective vaporisation of the prostate. Int Urol Nephrol 44 : 359-364, 2012
13) Cui D, Sun F, Zhuo J, et al : A randomized trial comparing thulium laser resection to standard transurethral resection of the prostate for symptomatic benign prostatic hyperplasia : four-year follow-up results. World J Urol 32 : 683-689, 2014
14) Wei H, Shao Y, Sun F, et al : Thulium laser resection versus plasmakinetic resection of prostates larger than 80ml. World J Urol 32 : 1077-1085, 2014
15) Vargas C, García-Larrosa A, Capdevila S, et al : Vaporization of the prostate with 150-w thulium laser : complications with 6-month follow-up. J Endourol 28 : 841-845, 2014
16) Pereira-Correia JA, de Moraes Sousa KD, Santos JB, et al : GreenLight HPS™ 120-W laser vaporization vs transurethral resection of the prostate (<60mL) : a 2-year randomized double-blind prospective urodynamic investigation. BJU Int 110 : 1184-1189, 2012
17) Lukacs B, Loeffler J, Bruyère F, et al : Photoselective vaporization of the prostate with GreenLight 120-W laser compared with monopolar transurethral resection of the prostate : a multicenter randomized controlled trial. Eur Urol 61 : 1165-1173, 2012

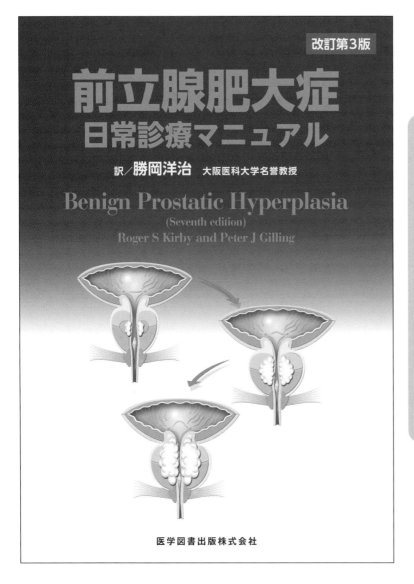

Prostate Journal 5(1), 2018, 89～94

特集2 前立腺肥大症に対する新規技術

4. 前立腺インプラント埋め込み尿道吊り上げ術

舛森　直哉

札幌医科大学医学部泌尿器科学講座*

要旨　前立腺インプラント埋め込み尿道吊り上げ術 (prostatic urethral lift：PUL) は，前立腺肥大症により閉塞した前立腺部尿道を，永久的インプラント (UroLift) により開大させて膀胱出口部閉塞を解除する治療法である。これまでの臨床試験では，短期的な有効性と低侵襲性に加えて，5年間の長期にわたる治療効果の持続が得られている。また，PUL は膀胱頸部の破壊を伴わないために逆行性射精の発現を認めないとの特徴がある。本邦では，現在，医薬品医療機器総合機構にて UroLift の薬事承認が審査中である。

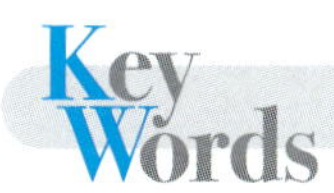

前立腺肥大症，前立腺インプラント埋め込み尿道吊り上げ術 (PUL)，UroLift

はじめに

良性前立腺過形成（benign prostatic hyperplasia：BPH）を特徴とする前立腺肥大症に対する手術療法は，有効性と侵襲性のバランスを考慮しながら進歩してきた。本邦における最近の統計では，monopolar 経尿道的前立腺切除術（TURP）に代わって，bipolar TURP，ホルミウムレーザー前立腺核出術（HoLEP），532nm レーザー光選択的前立腺蒸散術（PVP）の増加が著しい[1]。一方，α_1遮断薬の導入により手術件数の減少と手術適応症例における前立腺体積の増加が観察されており[2]，5α還元酵素阻害薬に関しても，その導入が手術件数の減少に繋がった可能性が推測されている[1]。このように新しい薬剤や技術の導入･普及により，手術療法の適応となる症例の臨床像が変化し，手術件数やその内容にも大きな影響を与えることが予測される。

本稿では，米国においては2013年にアメリカ食品医薬品局（FDA）により認可されているが，本邦においては未承認である前立腺インプラント埋め込み尿道吊り上げ術（prostatic urethral lift：PUL）について，その原理や手技，臨床成績および今後の展望を概説する。

Prostatic urethral lift
Naoya Masumori
Department of Urology, Sapporo Medical University School of Medicine

key words：benign prostatic hyperplasia, prostatic urethral lift（PUL）, UroLift

＊札幌市中央区南1条西16丁目(011-611-2111)〒060-8543

Ⅰ．PUL のコンセプト

前立腺肥大症の手術療法は，核出，切除，蒸散，組織内凝固，切開などに分類されるが，PUL は BPH により閉塞した前立腺部尿道を，永久的インプラントにより開大させて膀胱出口部閉塞を解除する治療法である。したがって，前述のいずれの方法にも当てはまらない。前立腺部尿道の開存を確保するという意味では尿道ステントに近いが，後述するように尿道ステントとは異なる臨床的な利点がある。

Ⅱ．PUL の機器と手技

PUL に使用される機器は，米国 NeoTract 社により開発され，2013年4月に FDA に最初に認可されて以来，何度か改良が加えられている。最新機器は NeoTract UroLift System UL500，UroLift Delivery H（UroLift）である**（図1）**。

UroLift は，デリバリーハンドル（UL500-H），インプラントカートリッジ（UL500-C）およびインプラントより構成される。UL500-C 内のニチノール製中空ニードル（19G，長さ 33mm）のなかには

図1 UroLiftの構成（Teleflex, Inc. より資料提供）

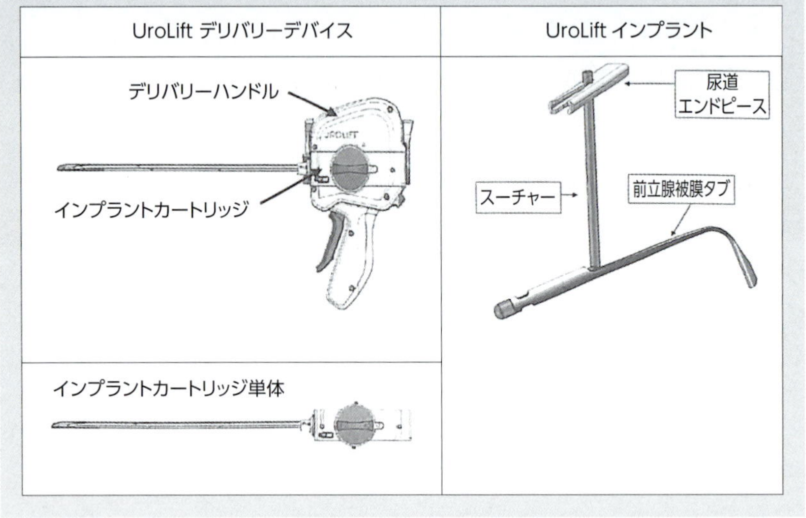

UroLift デリバリーデバイス	UroLift インプラント
デリバリーハンドル インプラントカートリッジ	尿道エンドピース スーチャー 前立腺被膜タブ
インプラントカートリッジ単体	

一つのインプラントが組み込まれており，これをUL500-Hに装着して使用する。UL500-Hは同一患者に複数回（8回まで）使用可能である。インプラントは，ニチノール製前立腺被膜タグ（寸法9.0×0.6mm），ステンレススチール製尿道エンドピース（8.0×1.0×0.51mm）および径0.38mmモノフィラメントポリエチレンテレフタート（PET）製のスーチャーからなる。

インプラントの挿入は硬性膀胱尿道鏡による直視下に施行される**（図2）**。UL500-Cの先端でインプラント挿入予定部の前立腺部尿道を圧迫する。この状態でUL500-Hのトリガーを引くと，UL500-Cの中空ニードルが前立腺被膜外に向かって刺入され，このなかを通してインプラントが送達される。前立腺被膜外で展開した前立腺被膜タグは，被膜直上に配置される。これに連結されたスーチャーは，適切な張力を保った状態で尿道エンドピースにより固定された後に切断される。スーチャーは非弾性であるため，前立腺被膜タグと尿道エンドピース間の長さに経時的変化はない。前立腺被膜は，その内側の前立腺腺組織よりも硬く，スーチャーによる張力は前立腺被膜方向に向くため，前立腺部尿道が開大することになる。

手術は，全身麻酔，腰椎麻酔あるいは局所麻酔下に砕石位で施行される。インプラントは，dorsal vein complexと神経血管束の損傷を避けるために，前立腺部尿道の前外方（anterolateral）方向に挿入される。膀胱頸部から1.5cm遠位の前立腺部尿道2時と10時の2本に加えて，必要に応じて，さらに遠位の前立腺部尿道2時と10時やその他の位置にインプラントが挿入される。肉眼的に前立腺部尿道の開大を確認して手術が終了となる。尿道カテーテルは通常手術翌日には抜去される。一方，局所麻酔下に施行した場合は，必ずしも尿道カテーテルの挿入を必要としない。

Ⅲ．臨床成績

1．前向き試験

PULの安全性と実現可能性を検討するfirst in humanの最初の試験は，オーストラリアの2施設において，中等症から重症の前立腺肥大症患者19名に対して施行された[3]。主な選択基準は，年齢≧55歳，IPSS＞13，残尿量（PVR）＜250mL，最大尿流量（Qmax）5～12mL/秒，前立腺体積20～100mL，前立腺特異抗原（PSA）＜10ng/mLであり，閉塞性の中葉肥大を有する症例は除外された。すべての症例において，手技に関連した有害事象を認めることなしに平均3.5本[2～5]のインプラントが挿入され，内視鏡上の前立腺部尿道の開大が得られた。血尿を12例，排尿困難（dysuria）を11例，蓄尿症状を9例に認めたが，ほとんどが術後1ヵ月以内に改善した。国際前立腺症状スコア（IPSS）は，治療前に比較して2週後には37%，1年後には39%改善した。

症例数を増加させ観察期間を2年まで延長した非無作為化前向き試験は，オーストラリアの6施設において，中等症から重症の前立腺肥大症患者64名に対して施行された[4]。選択基準は前述の試

図2 PULの施行手順（Teleflex, Inc. より資料提供）

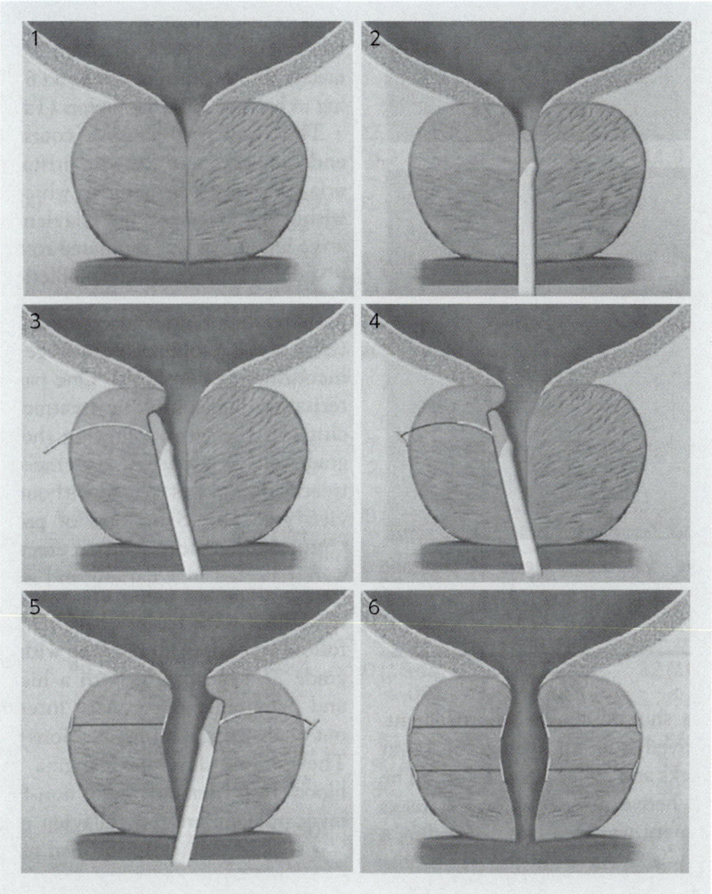

験と同様であった。年齢，前立腺体積およびIPSSの平均±標準偏差（範囲）は，それぞれ，66.9±7.3歳（53～83），51±23（21～149）および22.9±5.4（14～35）であり，平均4本[2～9]のインプラントが挿入された。IPSSは2週後には42%，6ヵ月後には49%，2年後には42%改善した。QOLスコア，前立腺肥大症影響スコア（BPHII）およびQmaxも，IPSSと同様に2年間有意な改善を示した。Sexual Health Inventory for Men（SHIM）やMale Sexual Health Questionnaire for Ejaculatory Dysfunction（MSHQ-EjD）で評価した性機能の増悪はなく，射精障害（無射精や逆行性射精）を訴えた患者はなかった[4, 5]。また，内視鏡上，encrustationや感染などの異常所見は認められなかった[3]。2年までに前立腺肥大症に対してTURPやPVPなどの再治療を要した症例は13例（20%）であったが，うち10例は登録初期の症例であった。TURPのループによるスーチャーの切断は容易であり，通常の手技と変わることなく施行可能であった。その後もPULの安全性と有用性に関するいくつかの前向き試験の結果が報告されている[6, 7]。

2. 無作為化比較試験

1）L.I.F.T. study

Roehrbornらは，年齢≧50歳，IPSS≧13，Qmax≦12mL/秒，前立腺体積30～80mL，PVR＜250mL，PSA＜10ng/mLで，閉塞性の中葉肥大を除く206名の前立腺肥大症患者を対象に施行された国際（アメリカ，カナダ，オーストラリア），多施設共同（19施設），前向き，無作為化，単盲検比較対象試験の結果を報告している[8]。被験者は，2：1にPUL群（n＝140）と対照群（n＝60）に無作為化され，対照群にはシャム手術が施行された。術後3ヵ月目の評価（二重盲検）の後に盲検が解除され，対照群に割り付けられた被験者のうち下部尿路症状が持続した53名に対してはPUL手術が施行された。有効性の主要評価項目は治療3ヵ月後のIPSSの改善度であり，対照群と比較してPUL群で25%以上のIPSSの改善を期待して症例数が設定されている。3ヵ月後のITT解析において，IPSSはPUL群では22.2から11.2に（－11.1），対照群では24.4から18.5に改善し（－5.9），PUL

表1 PULの5年間の有効性（L.I.F.T. 試験，ITT解析）（文献11より引用改変）

n=140	治療前	3ヵ月	12ヵ月	24ヵ月	36ヵ月	48ヵ月	60ヵ月
IPSS 変化量（%）	22.32±5.42 −	11.26±7.65* −49.4%	12.36±7.51* −44.2%	13.27±7.98* −40.0%	13.69±8.06* −38.3%	14.04±8.11* −36.7%	14.47±8.37* −35.0%
QOL	4.62±1.05	2.42±1.72*	2.43±1.70*	2.49±1.74*	2.54±1.76*	2.58±1.72*	2.54±1.76*
Qmax （mL/秒）	7.88±2.41	11.74±5.29*	11.50±5.18*	11.46±5.17*	11.12±4.71*	11.47±5.08*	11.08±4.72*
BPHII	6.92±2.79	2.98±3.08*	3.13±3.12*	3.15±3.27*	3.28±3.31*	3.45±3.30*	3.51±3.34*

*：P<0.001 vs. 治療前

群では対照群の約2倍のIPSSの改善が認められた（p=0.003）。盲検解除後の3～5年までの長期の検討においても，IPSSのみならず，QOLスコア，QmaxおよびBPHIIの持続する改善を認めている（**表1**）[9～11]。外科的な再治療を要した症例は5年間で19例（13.6%）であり，6例にPULによる再治療，13例にTURPが施行された。PUL手術による短期的な合併症は軽度で一時的であり，長期的な安全性のプロファイルにも問題はなかった（**表2**）。また，IIEF-5（International Index of Erectile Function），SHIM，MSHQ-EjDで評価した性機能にも大きな変化はなく，射精障害や勃起障害を新規に発症した症例はなかった[8～12]。なお，シャム手術後にPULにクロスオーバーした53例において，それぞれの手術の3ヵ月後のIPSSの変化量は，シャム手術で−5.0，PUL手術で−11.1であり，両群間で有意差を認めた（p<0.001）[13]。クロスオーバー群におけるPUL手術の有効性は，もともとPULに割り付けられたPUL群のそれと同様に2年間持続したことが示されている[14]。

2）BPH6 study

BPH6 studyは，前立腺肥大症患者に対するPULとTURPの有効性と安全性を比較検討した多施設共同（ヨーロッパ10施設），前向き，無作為化比較対象試験である。主な選択基準は，年齢≧50歳，IPSS≧13，Qmax≦15mL/秒，前立腺体積≦60mL，PVR<350mL，PSA<10ng/mLであり，閉塞性の中葉肥大を有する前立腺肥大症患者は除外された[15]。患者は，TURPあるいはPULに無作為に割り付けられ，以下の6つのエレメントが評価された。1）下部尿路症状の改善（治療後12ヵ月目のIPSSの改善≧30%），2）術前の日常生活までの回復（1ヵ月までのQoR VAS≧70，3）勃起機能（12ヵ月までのSHIM低下<6），4）射精機能（12ヵ月までのMSHQ-EjD質問3への回答が0ではない），5）禁制保持（すべての期間，Incontinence Severity Index≦4），6）安全性（すべての期間，Clavian-Dindo分類でグレード2以上の有害事象がない）。これら6つのエレメントのすべてを満たした症例をリスポンダー（BPH6主要評価項目）と定義してTURPに対するPULの非劣性が検討された。PUL群には46例，TURP群には45例が割り付けられ，それぞれ44例と35例で解析が行われた。PUL群とTURP群のリスポンダーの割合は，それぞれ52.3%と20.0%であり，非劣性（p<0.0001）のみならず，PULの優越性も示された（p=0.005）（**表3**）。また，エレメント別では，術前の日常生活までの回復と射精機能においてPUL群がTURP群よりも優れていた。一方，副次的評価項目の検討においては，PUL群とTURP群のIPSSの改善は，12ヵ月後で−10.9と−15.4（p=0.013），24ヵ月後で−9.2と−15.3（p=0.004），Qmaxの改善（mL/秒）は，12ヵ月後で4.0と13.7（p<0.001），24ヵ月後で5.0と15.8（p=0.002）と，TURP群で良好であった[16]。

3．メタアナリシス

Pereraらは，2014年5月までのPULに関する報告から9つの論文を抽出し，システマティックレビューとメタ解析を行っている[17]。452～680例のPUL症例のプール解析により，IPSSは7.2～8.7の改善，Qmaxは3.8～4.0mL/秒の改善，QOLスコアは2.2～2.4の改善，性機能の若干の改善を示している。その他，最近いくつかの総説も出ているので参照されたい[18～20]。

Ⅳ．ガイドラインにおける位置づけ

ヨーロッパ泌尿器科学会のガイドラインでは，

表 2　PUL の 5 年間の安全性（L.I.F.T. 試験）（文献 11 より引用改変）

期間	0～3 ヵ月	4～12 ヵ月	13～24 ヵ月	25～36 ヵ月	37～48 ヵ月	49～60 ヵ月
症例数	140	139	130	118	108	96
全人月 (subject month：SM)	413.6	1,210.3	1,463.8	1,324.9	1,186.6	1,056.3
全有害事象イベント数	162	15	6	4	2	1
全有害事象患者数	100	12	6	2	2	1
SM あたりの有害事象%						
腹痛	0.3%					
膀胱スパスム	0.3%	0.09%				
悪寒				<0.01%		
下痢	0.2%					
めまい	0.2%					
発熱	0.06%					
嘔吐	0.02%					
低血圧	0.04%					
精巣炎・精巣上体炎	0.3%					
痛みを伴う勃起	0.2%					
尿閉	0.4%					
尿道狭窄	<0.01%	<0.01%				
前立腺炎	0.4%	<0.01%	0.06%			
尿路感染症	0.1%	0.03%	0.03%	0.03%		
骨盤痛	6%	1%				
血尿	4%	0.2%	0.3%		0.07%	0.07%
排尿困難（dysuria）	9%	1%	1%	1%		
切迫性尿失禁	3%	3%	2%	1%	1%	1%
その他	4%	3%	5%	4%	3%	3%

表 3　PUL の有効性と安全性（BPH6 試験）（文献 15 より引用改変）

	リスポンス（%）		p 値	差，%（95% CI）
	PUL	TURP		
Primary BPH6 endpoint	52	20	0.005	32（10, 51）
下部尿路症状（IPSS 減少≧30%）	73	91	0.05	−18（−36, 0.72）
回復（VAS≧70%，1 ヵ月目）	82	53	0.008	29（6.0, 49）
勃起機能（SHIM 低下<6）	97	94	0.6	3（−8.6, 18）
禁制（ISI<5）	85	75	0.4	10（−9.0, 30）
安全性（Clavian-Dindo 分類<2）	93	79	0.1	14（−2.3, 32）

PUL はグレード B の治療法として推奨されている[21]。日本泌尿器科学会の男性下部尿路症状・前立腺肥大症診療ガイドラインでは，PUL の有効性を支持する根拠はある（レベル 2）が，本邦では保険適用外であるため，推奨グレードは保留とされている[22]。

V. PUL の特徴と今後の展望

PUL 手術は通常は 1 時間程度で完了し，術前の日常生活までの復帰期間は 3～8 日程度とされ，周術期の安全性は高い[7,11,13]。また，TURP や HoLEP などの前立腺の切除や核出を伴う手技では，膀胱頸部が破壊されるために逆行性射精が高率に出現するが，PUL では膀胱頸部の破壊を伴わないために逆行性射精の発現を認めていない。短期的な有効性は前述したとおりであるが，経尿道的マイクロ波高温度治療術のような低侵襲的とされる治療法で問題であった長期成績も担保され，短期的な有効性＋低侵襲に加えて，長期にわたる治療効果の持続が得られている。したがって，PUL の適応は，薬物療法の効果は不十分であるが侵襲性や性機能障害などの手術合併症を危惧して従来の手術療法に踏み切れない症例や，尿閉，肉眼的血尿，水腎症・水尿管症，腎後性腎機能障害，尿路感染症などのため手術療法の絶対適応となるが，内科的な合併症などにより従来の方法による手術リスクが高い症例など，と考えられる。ただし，現時点では 80 ～ 100mL を越える大きな前立腺や，閉塞性の中葉肥大を有する患者に対する有効性と安全性は明らかではない。現在，医薬品医療機器総合機構にて UroLift の薬事承認が審査中である。

参考文献

1) Takamori H, Masumori N, Kamoto T : Surgical procedures for benign prostatic hyperplasia : A nationwide survey in Japan, 2014 update. Int J Urol 24 : 476-477, 2017
2) Takeuchi M, Masumori N, Tsukamoto T : Contemporary patients with LUTS/BPH requiring prostatectomy have long-term history of treatment with alpha1-blockers and large prostates compared with past cases. Urology 74 : 606-609, 2009
3) Woo HH, Chin PT, McNicholas TA, et al : Safety and feasibility of the prostatic urethral lift : a novel, minimally invasive treatment for lower urinary tract symptoms (LUTS) secondary to benign prostatic hyperplasia (BPH). BJU Int 108 : 82-88, 2011
4) Chin PT, Bolton DM, Jack G, et al : Prostatic urethral lift : two-year results after treatment for lower urinary tract symptoms secondary to benign prostatic hyperplasia. Urology 79 : 5-11, 2012
5) Woo HH, Bolton DM, Laborde E, et al : Preservation of sexual function with the prostatic urethral lift : a novel treatment for lower urinary tract symptoms secondary to benign prostatic hyperplasia. J Sex Med 9 : 568-575, 2012
6) McNicholas TA, Woo HH, Chin PT, et al : Minimally invasive prostatic urethral lift : surgical technique and multinational experience. Eur Urol 64 : 292-299, 2013
7) Shore N, Freedman S, Gange S, et al : Prospective multi-center study elucidating patient experience after prostatic urethral lift. Can J Urol 21 : 7094-7101, 2014
8) Roehrborn CG, Gange SN, Shore ND, et al : The prostatic urethral lift for the treatment of lower urinary tract symptoms associated with prostate enlargement due to benign prostatic hyperplasia : the L.I.F.T. study. J Urol 190 : 2161-2167, 2013
9) Roehrborn CG, Rukstalis DB, Barkin J, et al : Three year results of the prostatic urethral L.I.F.T. study. Can J Urol 22 : 7772-7782, 2015
10) Roehrborn CG : Prostatic Urethral Lift : A Unique Minimally Invasive Surgical Treatment of Male Lower Urinary Tract Symptoms Secondary to Benign Prostatic Hyperplasia. Urol Clin North Am 43 : 357-369, 2016
11) Roehrborn CG, Barkin J, Gange SN, et al : Five year results of the prospective randomized controlled prostatic urethral L.I.F.T. study. Can J Urol 24 : 8802-8813, 2017
12) McVary KT, Gange SN, Shore ND, et al : Treatment of LUTS secondary to BPH while preserving sexual function : randomized controlled study of prostatic urethral lift. J Sex Med 11 : 279-287, 2014
13) Cantwell AL, Bogache WK, Richardson SF, et al : Multicentre prospective crossover study of the "prostatic urethral lift" for the treatment of lower urinary tract symptoms secondary to benign prostatic hyperplasia. BJU Int 113 : 615-622, 2014
14) Rukstalis D, Rashid P, Bogache WK, et al : 24-month durability after crossover to the prostatic urethral lift from randomized, blinded sham. BJU Int 118 : 14-22, 2016
15) Sønksen J, Barber NJ, Speakman MJ, et al : Prospective, randomized, multinational study of prostatic urethral lift versus transurethral resection of the prostate : 12-month results from the BPH6 study. Eur Urol 68 : 643-652, 2015
16) Gratzke C, Barber N, Speakman MJ, et al : Prostatic urethral lift vs transurethral resection of the prostate : 2-year results of the BPH6 prospective, multicenter, randomized study. BJU Int 119 : 767-775, 2017
17) Perera M, Roberts MJ, Doi SA, et al : Prostatic urethral lift improves urinary symptoms and flow while preserving sexual function for men with benign prostatic hyperplasia : a systematic review and meta-analysis. Eur Urol 67 : 704-713, 2015
18) Jones P, Rai BP, Aboumarzouk O, et al : Urolift : a new minimally-invasive treatment for benign prostatic hyperplasia. Ther Adv Urol 8 : 372-376, 2016
19) Walsh LP : State of the art : Advanced techniques for prostatic urethral lift for the relief of prostate obstruction under local anesthesia. Can J Urol 24 : 8859-8864, 2017
20) Chin P, Robertson P : Medium-term efficacy of the prostatic urethral lift. Transl Androl Urol 6 : S122-132, 2017
21) Treatment of Non-neurogenic Male LUTS. EAU guideline. http://uroweb.org/guideline/treatment-of-non-neurogenic-male-luts/
22) 日本泌尿器科学会編：男性下部尿路症状・前立腺肥大症診療ガイドライン．リッチヒルメディカル，東京，2017

特集2 前立腺肥大症に対する新規技術

5. 経尿道的水蒸気治療（water vapor therapy）

志田　洋平，計屋　知彰，酒井　英樹
長崎大学大学院医歯薬総合研究科泌尿器科学*

要旨　前立腺肥大症に対する手術のgold standardとして経尿道的前立腺切除術（transurethral resection of the prostate：TUR-P）が長年君臨してきたが，ここ数十年の技術の進歩は目覚ましく，さまざまなenergy deviceを用いた低侵襲手術が開発されている。経尿道的水蒸気治療（water vapor therapy）は温熱療法の一種であるが熱媒体に水蒸気を用いるユニークな治療法で，その低侵襲性と治療効果が最近注目されている。ここではその原理，手術方法，治療成績についてこれまでの報告をもとに解説する。

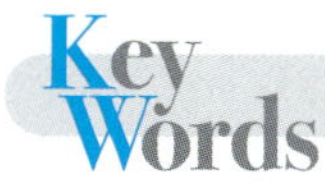

Key Words　前立腺肥大症，経尿道的水蒸気治療，Rezūm®システム

はじめに

前立腺肥大症に対する手術治療は，①薬物療法の効果が不十分である場合，②症状が中等度から高度である場合，③尿閉・尿路感染症・血尿・膀胱結石などの合併症がある(もしくは危惧される)場合に適応が考慮される。手術治療の術式には，A）前立腺組織の切除や蒸散を主体とする術式，B）前立腺組織の熱凝固や変性を主体とする術式，C）その他の術式に大別される**（表1）**[1]。

今回紹介する経尿道的水蒸気治療(water vapor therapy）は，前立腺肥大症の治療に水蒸気を用いるユニークな新規治療法で，2015年後半にアメリカ食品医薬品局(Food and Drug Administration：FDA）により承認された。Rezūm®システム**（図1A，B）**というデバイスを使用して行うことからRezūm療法とも呼ばれ，経尿道的針焼灼術(transurethral needle ablation：TUNA）の一種で，温熱療法である[2]。

Water vapor therapy for lower urinary tract symptoms due to benign prostatic hyperplasia
Yohei Shida, Tomoaki Hakariya and Hideki Sakai
Department of Urology, Nagasaki University Graduate School of Biomedical Sciences

key words：benign prostatic hyperplasia, convective water vapor treatment, Rezūm® system

*長崎市坂本1-7-1（095-819-7340）〒852-8501

熱（すなわち物質間のエネルギーの流れ）の移動形態には，①熱伝導，②対流，③熱放射の3種類がある。従来のTUNAは経尿道的に内視鏡を挿入して前立腺肥大組織に針電極を刺し，高周波電力で電極周囲の組織内の水分子を高速で振動させ，水分子の衝突による摩擦熱で組織を凝固壊死させる『熱伝導』の原理を用いた治療法である。一方，経尿道的水蒸気治療も従来のTUNA同様に穿刺針を前立腺肥大組織に刺すが，高周波電力で発生させた過熱水蒸気を穿刺針先端から組織内へと注入することで熱エネルギーを流体(水蒸気)の移動という形で組織に提供する。これは『対流』の原理を用いた治療法である[2～4]。

熱伝導と対流は，放射線（電磁波）などによってエネルギーが運ばれる熱放射と異なり，どちらも物質を介した熱移動である。熱伝導は物質の移動を伴わないのに対して，対流は物質（流体）の移動を伴うという違いがあり，対流は熱伝導と比較して対象となる領域内の熱移動が素早く均一である。熱を移動させるために使用される流体を熱媒体と呼ぶが，熱媒体として見た場合，水蒸気には他の熱媒体にはない優れた特長がいくつかある。代表的な特長は，①均一な加熱ができること，②素早い加熱ができること，③不燃物質であり安全性が高いことである。実際，水蒸気を熱媒体として使用する経尿道的水蒸気治療では，従来の熱伝導の原理を用いたTUNAなどでみられる温度

表1 前立腺肥大症に対する外科治療（手術治療）（文献1より引用改変）

術式名
A. 組織の切除・蒸散を主体とする術式
開放手術（被膜下前立腺腺腫核出術）（open prostatectomy）
経尿道的前立腺切除術（transurethral resection of the prostate：TURP）
経尿道的前立腺切除術（transurethral incision of prostate：TUIP）
生理食塩水灌流経尿道的前立腺切除術（bipolar-TURP）
ホルミウムレーザー前立腺核出術（holmium laser enucleation of the prostate：HoLEP）
光選択的レーザー前立腺蒸散術［photeselective vaporization of the prostate by KTP（potassium-titanyl-phosphate）laser：PVP］
ホルミウムレーザー前立腺蒸散術（holmium laser ablation of the prostate：HoLAP）
経尿道的前立腺剥離術（transurethral detachment of the prostate）
経尿道的バイポーラ電極前立腺核出術（transurethral enucleation with bipolar system：TUEB®）
B. 組織の熱凝固・変性を主体とする術式
組織内レーザー凝固術（interstitial laser coagulation of the prostate：ILCP）
高密度焦点式超音波検査（high-intensity focused ultrasound：HIFU）
経尿道的針焼灼術（transurethral needle ablation：TUNA®）
経尿道的マイクロ波高温度治療術（transurethral microwave thermotherapy：TUMT）
経尿道的ラジオ波高温度治療術（transurethral radiofrequency thermotherapy：TURF）
C. その他の術式
尿道ステント（urethral stent）
前立腺エタノール注入療法（transurethral ethanol ablation of the prostate：TEAP）
ボツリヌス毒素治療（botulinum toxin）

図1 Rezūm®システム（NxThera Inc., Maple Grove, MN）と経尿道的水蒸気治療の治療イメージ（文献2より引用改変）

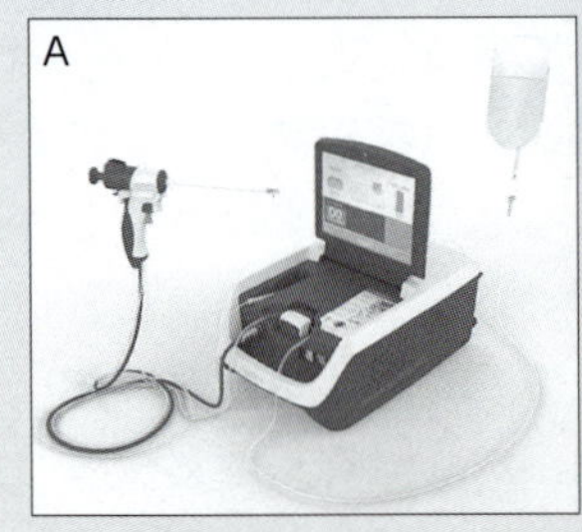

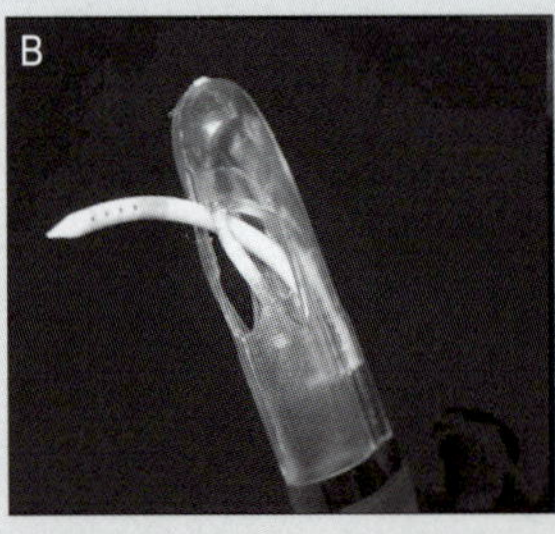

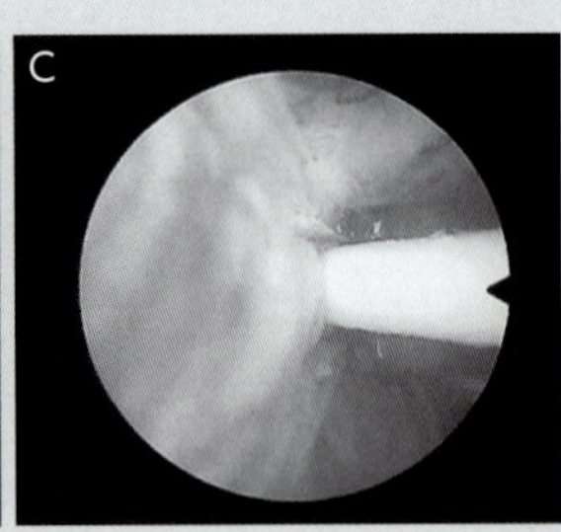

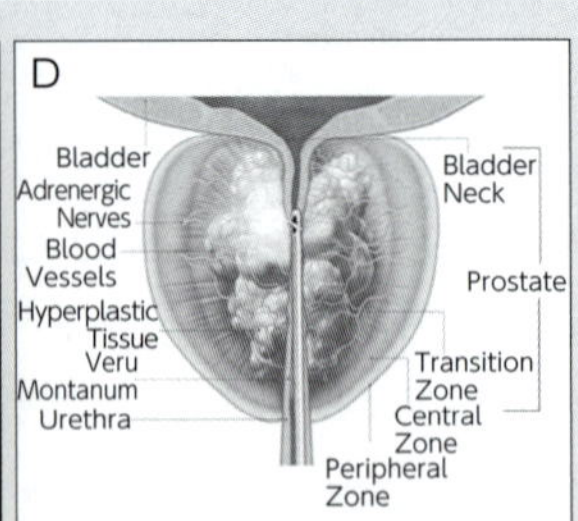

A：高周波電力ジェネレータ，システムコントロール，4mm・30度の内視鏡が組み込まれた経尿道的デリバリーデバイス。ジェネレータはデリバリーデバイスに高周波電力を送達し，ここで滅菌水が水蒸気に変換される。
B：デリバリーデバイス先端部には格納可能な18Gの穿刺針（*PEEK針）があり，12個の小さな穴から水蒸気を全周性に放出することができる。
C：経尿道的に治療針は前立腺組織に対して90度方向で穿刺される。
D：PEEK針の先端から水蒸気が分散される。通常は各側葉に1～3回の水蒸気注入を行い，中葉肥大が存在する場合は中葉にも1～2回注入する。水蒸気は細胞間隙圧よりわずかに高い圧で注入され，細胞間隙を介して対流で急速に分散する。治療針から高温の水蒸気が組織に送られる際は，視野をクリアに保ち，尿道を冷却するための滅菌生食水が灌流される。
*：PEEK：ポリエーテルエーテルケトン
参考動画 https://www.youtube.com/watch?v=zG4P91_5PFQ

図2 従来のTUNAと経尿道的水蒸気治療のイメージ

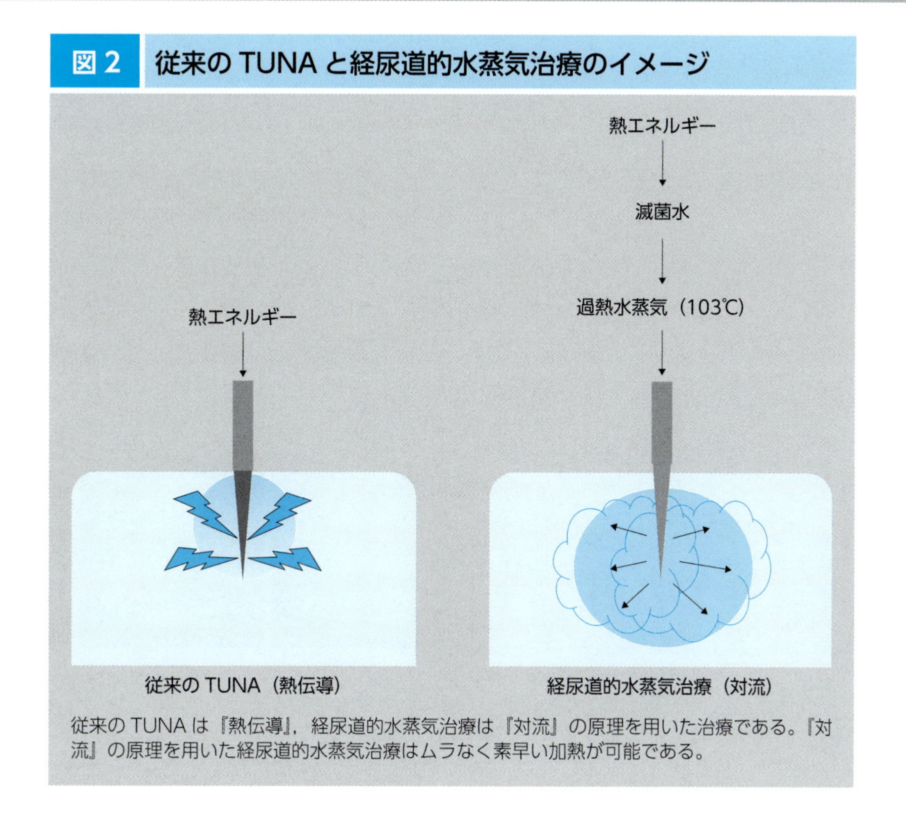

従来のTUNAは『熱伝導』，経尿道的水蒸気治療は『対流』の原理を用いた治療である。『対流』の原理を用いた経尿道的水蒸気治療はムラなく素早い加熱が可能である。

勾配がない（均一な加熱ができる）**（図2）**。また，熱伝導で標的組織における治療温度を達成するには，より高い温度とより長い加熱時間が必要であるが，経尿道的水蒸気治療は1回の施術当たりのエネルギー使用量が4kJ以下と，熱伝導の原理を用いたTUNAなどの従来の温熱療法と比べ1/5～1/60のエネルギーで治療が可能である（素早い加熱ができる）[4]。

治療は経尿道的デリバリーデバイス先端部から前立腺側葉（膀胱頸部から約1cm離れた3時・9時方向）に90度方向に治療針を穿刺し，103℃まで温度を上昇させた過熱水蒸気の注入を平均9秒間行う**（図1C，D）**[2]。その後，尿道の長さに応じて0.5～1cm毎に追加注入を行い精阜方向へ向かう。中葉肥大がある症例では中葉にも1～3ヵ所注入を行う。水蒸気になると水は液体の時の体積の約1,700倍に膨張し，1gあたり540calのエネルギーを運ぶ。高温の水蒸気は細胞間隙圧よりわずかに高い圧で注入され，細胞間隙を介して対流で急速に分散する。高温の水蒸気に蓄積された熱エネルギーは，蒸気が組織と接触して蒸気から液体にシフトまたは凝縮するときに放出される。それによって細胞死が起こり結果として壊死領域が形成される。時間が経つと人体は自然治癒過程の一部として壊死組織を吸収し，前立腺肥大症の症状は軽減される[5]。

この治療法の利点は，①前立腺肥大症治療薬に対する代替療法となりうる，②前立腺肥大症に伴う諸症状を安全かつ効果的に軽減する，③治療後2週間以内に顕著な症状の改善をもたらす，④クリニックや外来で施術可能である，⑤全身麻酔を必要としない（抗不安薬や非ステロイド性鎮痛剤の内服や静脈麻酔での施術が可能），⑥性機能および排尿機能が維持される，⑦治療後数日以内に通常の活動に戻ることが可能，などがあげられる[2,4,6]。

実際の治療成績については，前立腺肥大症に関連する下部尿路症状に対して経尿道的水蒸気治療を行った多施設無作為化比較対照試験の結果が報告されている[4,6]。この試験では，前立腺肥大症患者は経尿道的水蒸気治療群またはコントロール群のどちらかに2：1（経尿道的水蒸気治療群136人，コントロール群61人）で割り当てられ，3ヵ月後にコントロール群の患者はクロスオーバーのため再びエントリー可能であった。経尿道的水蒸気治療を受けた患者は術後2週間でIPSSがベースラインから平均3ポイント，3ヵ月で平均11ポイント低下し，その効果は12ヵ月間維持された。Qmaxは術後3ヵ月で平均6.2mL/s増加し，その効果は12ヵ月間維持された。症状重症度は術後24ヵ月でベースラインから51%低下し，同様にコント

図3 対流水蒸気エネルギーにより形成された治療部位のMRI画像（文献8より引用改変）

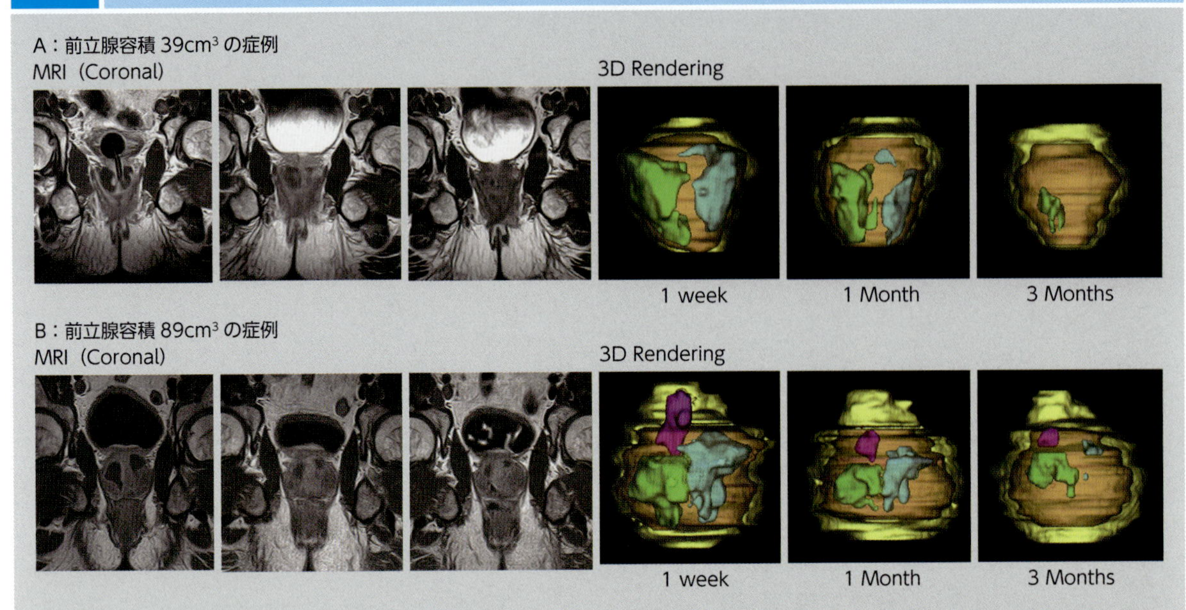

3D画像はMRIの冠状断に対応している。オレンジ色が移行領域，緑は右側葉，青は左側葉，ピンクは中葉のガドリニウム欠損部位を示す。水蒸気注入によりアブレーションされたことを示すガドリニウム欠損部位は連続・融合し，経時的に吸収されて組織が縮小していくのがわかる。

ロール群にもともと入っていた患者も，経尿道的水蒸気治療を受けた後は症状の顕著な改善を経験した。治療後に勃起機能不全となった患者はいなかった。

また別の報告では，3つの国際センターで経尿道的水蒸気治療を受けた前立腺肥大症患者を治療後2年間追跡した結果，治療の1ヵ月後には下部尿路症状，尿流率低下，QOL低下などの前立腺肥大症による症状の有意な改善が認められ，その後も治療効果は2年間安定していた。治療により前立腺容積は著しく減少したが性機能は維持され，新たに勃起機能不全を発症した患者は認めなかった[7)]。

温熱療法の組織に対する治療効果，熱投与量の妥当性，およびアブレーションの範囲を評価するため，ガドリニウム造影MRIを用いた報告が散見される。ガドリニウム造影で造影効果が欠損した部位は血流が減少または欠如した領域と相関しており，これらの欠損部位は熱アブレーションに伴う細胞死の部位と一致している（図3）。この報告では，治療6ヵ月後の全前立腺容積，移行領域容積は，治療1週間後の画像と比べて，それぞれ平均28.9%，38.0%減少していた[8)]。

このように経尿道的水蒸気治療はこれまでの報告を見る限り良好な治療結果を示しており，とくに勃起機能の温存に関しては既存の手術に比べて驚異的な結果であるが，この手技は比較的新しく，治療後長期的に症状の緩和を維持できるかどうかを示す研究報告はなく，今後の報告が待たれる。

参考文献

1) 日本泌尿器科学会編：前立腺肥大症診療ガイドライン．リッチヒルメディカル，東京，2011
2) Dixon C, Cedano ER, Pacik D, et al : Efficacy and Safety of Rezūm System Water Vapor Treatment for Lower Urinary Tract Symptoms Secondary to Benign Prostatic Hyperplasia. Urology 86 : 1042-1047, 2015
3) 平尾佳彦，大園誠一郎，藤本清秀，他：HIFU (high intensity focused ultrasound) とTUNA (transurethral needle ablation) の治療効果と問題点. Jpn J Endourol ESWL 16 : 63-71, 2003
4) McVary KT, Gange SN, Gittelman MC, et al : Minimally Invasive Prostate Convective Water Vapor Energy Ablation : A Multicenter, Randomized, Controlled Study for the Treatment of Lower Urinary Tract Symptoms Secondary to Benign Prostatic Hyperplasia. J Urol 195 : 1529-1538, 2016
5) Dixon CM, Rijo Cedano E, Mynderse LA, et al : Transurethral convective water vapor as a treatment for lower urinary tract symptomatology due to benign prostatic hyperplasia using the Rezūm (®) system : evaluation of acute ablative capabilities in the human prostate. Res Rep

Urol 7 : 13-18, 2015
6) Roehrborn CG, Gange SN, Gittelman MC, et al : Convective Thermal Therapy : Durable 2-Year Results of Randomized Controlled and Prospective Crossover Studies for Treatment of Lower Urinary Tract Symptoms Due to Benign Prostatic Hyperplasia. J Urol 197 : 1507-1516, 2017
7) Dixon CM, Cedano ER, Pacik D, et al : Two-year results after convective radiofrequency water vapor thermal therapy of symptomatic benign prostatic hyperplasia. Res Rep Urol 8 : 207-216, 2016
8) Mynderse LA, Hanson D, Robb RA, et al : Rezūm System Water Vapor Treatment for Lower Urinary Tract Symptoms/Benign Prostatic Hyperplasia : Validation of Convective Thermal Energy Transfer and Characterization With Magnetic Resonance Imaging and 3-Dimensional Renderings. Urology 86 : 122-127, 2015

特集2 前立腺肥大症に対する新規技術

6. ウォータージェット切除術（water jet ablation）：Aquablation

浮村　理，大橋　宗洋
京都府立医科大学泌尿器科学教室*

要旨　高圧水噴射技術をリアルタイム経直腸的超音波イメージガイダンスの下に，ロボット支援技術を導入して，経尿道的に前立腺肥大症を物理的に破砕する新規技術である。切除（破砕）時間が数分と短時間であるのが特徴であるが，TURP との RCT の結果が待たれる。

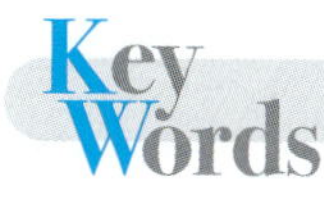
Key Words　高圧水噴射，イメージガイド，ロボット支援

はじめに

超高齢化社会を迎えた現代，前立腺肥大症（BPH）を含む男性下部尿路症状（LUTS）に対するさまざまな手術方法が開発されている今日においても，経尿道的前立線切除術（TURP）は，標準術式として広く行われており，本邦の男性下部尿路症状・前立腺肥大症診療ガイドラインでも推奨グレード A となっている[1,2]。しかしながら，TURP の現代における適応は，薬物治療の進歩や他の外科的選択肢の出現により議論の的となっている。

今回紹介する aquablation 技術は，イメージガイドロボット支援高圧水噴射技術（AQUABEAM®）と称される，熱源を用いない低侵襲前立線切除術である。もともと高圧水噴射は，金属やセラミック，ガラスを切除する際に使用されてきた物理的な破断技術であるが，近年，実質臓器の切除に臨床応用されるようになった。肝組織の切除に始まり[3～5]，泌尿器科領域では豚モデルを用いた腎部分切除術に利用した報告がある[6]。さらには，同様の技術を用いた経尿道的膀胱腫瘍切除術も報告されており，その有効性と安全性が示されている[7]。AQUABEAM システムは，イメージガイドロボット支援高圧水噴射技術を経尿道的前立腺切除術に初めて利用したシステムである。その安全性と有用性はまず犬モデルで示され[8]，引き続いてヒトへの臨床応用が報告されている[9,10]。本稿では初期臨床成績の報告を交えながら，aquablation システムについて解説する。

Ⅰ．特徴

AQUABEAM システムの特徴は，イメージガイダンス技術とロボット技術を組み合わせた高圧水噴射技術を利用し，熱源を用いずに前立腺切除を可能としたことにある。リアルタイム超音波ガイダンスによる切除計画とマッピングの導入により，厳密に制御された低侵襲前立腺切除術が可能となった。

AQUABEAM システムは主にコンソール・モーターパック・ハンドピースから構成される（図 1）。高圧ポンプで加圧しハンドピースに送り出された生理食塩水が，高圧水噴射プローブのノズルより噴射される（図 2）[9]。噴出される生理食塩水の圧力を調節させながら，事前に設定された治療計画に基づき前立腺組織を切除する。また治療中は，切除の進行をリアルタイム TRUS 画像でモニタリングすることが可能となっている。

Ⅱ．方法

①まず全身麻酔下に砕石位とする。

Water Jet Ablation of BPH
Osamu Ukimura and Munehiro Ohashi
Department of Urology, Kyoto Prefectural University of Medicine

key words：Waterjet, Image guide, Robotic

*京都市上京区河原町通広小路上ル梶井町 465
（075-251-5033）〒 602-8566

図1 AQUABEAMシステム

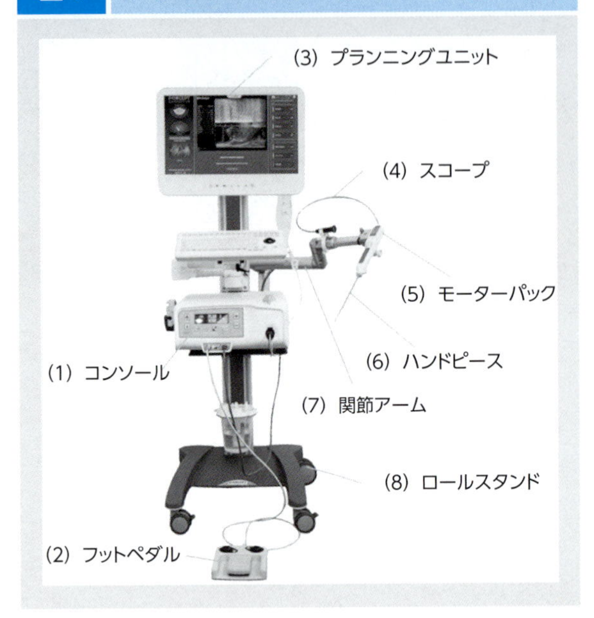

②超音波プローブを経直腸的に挿入し，前立腺を確認する。
③スコープを装着したハンドピースを経尿道的に挿入し前立腺まで進める。
④超音波プローブ，ハンドピース・モーターパックをそれぞれ関節アームで固定する。
⑤プランニングユニット上で膀胱頸部から精阜までの治療領域を設定する（**図3**）[10]。
⑥フットペダルを踏み，高圧水噴射による前立腺切除を開始する。
⑦TRUS・スコープ画像を確認しながら前立腺の状態をモニタリングする。切除された前立腺組織はハンドピースより排出される（**図4**）。
⑧事前に設定した治療領域の前立腺が切除されれば，出血点をレーザー凝固あるいは必要があればモノポーラーかローラーボールで凝固止血し，治療を終了する。

Ⅲ．臨床成績（効果と合併症）

症候性前立腺肥大症を有する患者21例に対しaquablationによる前立腺切除術を施行した，Gillingらによるphase Ⅱ臨床試験の成績をあげる[10]。

まず治療に伴った症状スコアおよびobjective scoreの良好な改善効果が示されている（**図5**）[10]。術後1ヵ月時点で著明な改善を認め，さらに治療効果は1年にわたって継続していることも示されている。

症状スコアに関しては，IPSS平均値が治療前

図2 AQUABEAMプローブ（文献9より引用）

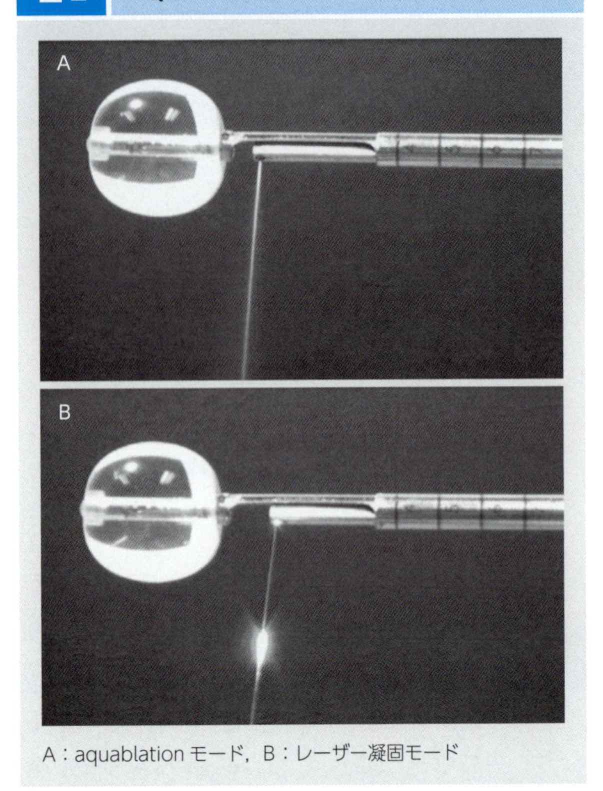

A：aquablationモード，B：レーザー凝固モード

22.8点から11.5点（1ヵ月後），6.8点（12ヵ月後）と非常に良好に改善していた。また，QOL scoreに関しても治療前5点から2.4点（1ヵ月後），1.7点（12ヵ月後）へ有意に改善を認めた。Aquablationによる1年後のIPSS改善効果（16点）は，比較試験ではないもののTURPの治療効果と同等[11]であり，レーザー蒸散術（14点）[12]，前立腺インプラント埋め込み尿道吊り上げ術（11点）[11]や経尿道的水蒸気治療（11点）[13]より効果的である可能性を示唆している。

またObjective scoreとしての平均最大尿流率（Qmax）は，治療前8.7mL/sから14.5mL/s（1ヵ月後），18.3mL/s（12ヵ月後）へ改善していた。排尿後残尿量（PVR）に関しても，治療前136mLから84mL（1ヵ月後），54mL（12ヵ月後）へと有意に改善していた。

1．合併症

Aquablation治療中に特記すべき有害事象は認めず，経尿道的操作に伴う想定内の術後有害事象を，術後30日以内に21例中6例に認めたと報告されている（**表1**）[10]。その内容はGrade 1の排尿困難，血尿，尿閉，Grade 2の尿路感染症などであった。尿道カテーテル再挿入を必要とした症例

図3 プランニングユニット（表示画面）（文献10より引用改変）

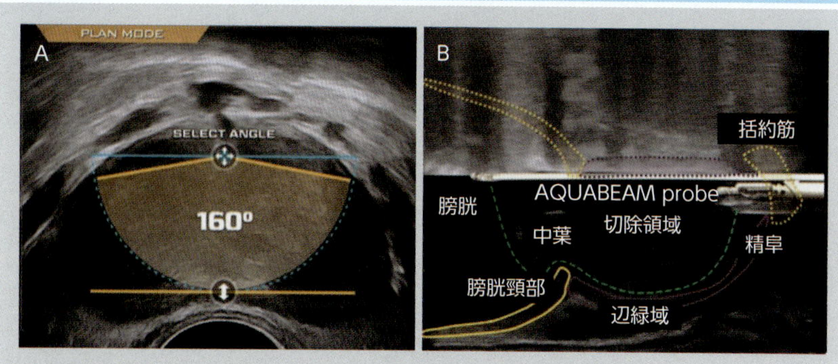

予定切除領域をTRUS transverse（A），sagittal（B）像上に表示。

図4 術中イメージ

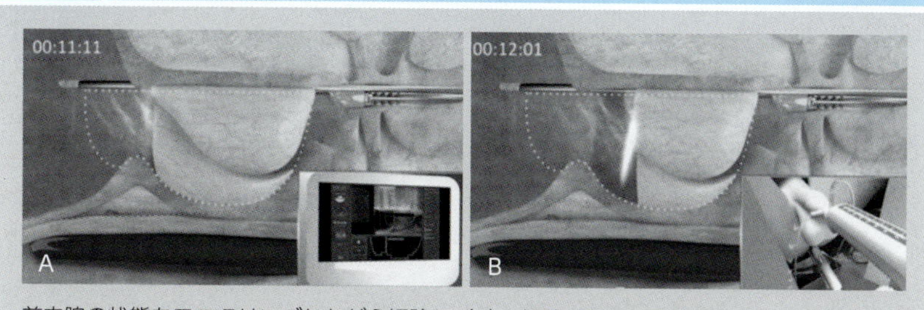

前立腺の状態をモニタリングしながら切除し（A），切除された前立腺組織はハンドピースより吸引され，体外に排出される（B）。

はいずれも，後に排尿テストを施行しカテーテルフリーとなっている。尿失禁は認めず，輸血や再手術は必要なかったと報告されている。

Ⅳ．利点と欠点

AQUABEAMシステムによる利点の可能性の一つは，切除領域のマッピングと高圧水噴射技術を組み合わせることによって，切除時間ならびに手術時間の短縮が可能となった点である。Gillingらは前述のphaseⅡ臨床試験（n＝21）で，aquablation時間は約5分，手術時間も約45分と非常に短時間で治療が可能であったと報告しており**（表2）**，合併症の軽減に貢献した可能性も示唆している[10]。さらに，術翌日には，21例中1例を除き尿道カテーテル抜去が可能であった上，19例は術翌日に退院可能であったと報告している。

もう一つの利点の可能性は，性機能への影響である。TURP術後の問題点として，逆行性射精をはじめとする性機能障害があげられる。Gillingらによると，全21例のうちSexually activeな症例は11例のみであったが，aquablation前のベースラインからIIEF-15の質問9射精および質問10オルガズムの項目で低下を認めた症例はなく，全体としても性機能への悪影響はなかったと報告している[10]。彼らはAQUABEAMシステムによる切除領域の正確なマッピングによって膀胱頸部や精阜周囲の解剖構造を温存できたことが，性機能温存に寄与したのではないかと考察している。

しかしながら，このAQUABEAMシステムによる前立腺切除術は，海外第Ⅱ相多施設臨床試験での治療成績ならびに安全性が報告されたばかりであり，標準的治療としての確立にはまだまだ症例の蓄積が必要であり，また本邦では使用経験がないのが現状である。

統括

近年のBPHに対する治療は経過観察，行動療法，薬物療法そして手術療法と非常に多岐にわたる。薬物療法の進歩にはめざましいものがあるが，治療効果が不十分あるいは副作用により継続ができないこと，尿閉や血尿，膀胱結石といった合併症がある，または危惧される場合に手術療法の適応が考慮される。TURPは現在も標準治療として位置づけされているが，出血，尿閉や尿失禁など

図5 術後機能評価（文献10より引用）

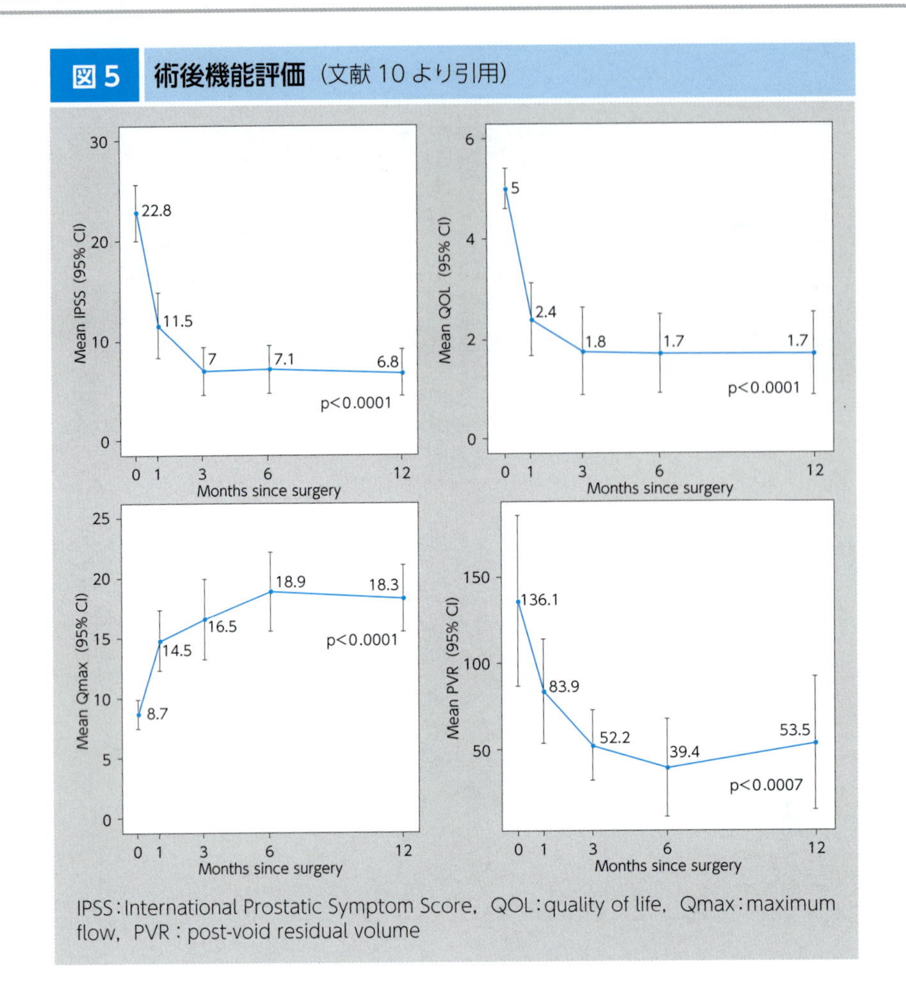

IPSS：International Prostatic Symptom Score，QOL：quality of life，Qmax：maximum flow，PVR：post-void residual volume

表1 30日以内の有害事象（total n=21）（文献10より引用）

有害事象	数
排尿困難	1
血尿	1
尿閉	3
尿路感染症	1
膀胱痙攣	1
尿道狭窄	1

表2 周術期要約（文献10より引用）

	平均±SD mins（range）
手術時間	45 ± 11（28～69）
aquablation 時間	5±3（2～13）
止血焼灼時間	7.5±3.7（3～15）
	平均±SD days（range）
カテーテル抜去	1±0.2（1～2）
退院	1±0.5（1～3）

の排尿障害，勃起不全や逆行性射精などの性機能障害といった術後合併症が問題となる[14, 15]。治療効果を保ちつつ，これら合併症を最大限回避するために，次々と低侵襲治療術が開発されてきており，レーザーによる前立腺核出・蒸散・切除術，マイクロ波高温度治療術やインプラント埋め込み尿道吊り上げ術，水蒸気治療など多種多様な報告があるのが現状である[13]。それぞれの治療成績，リスクとベネフィットが報告されており，患者の病態と手術方法の特性を考慮し，手術方法を選択することが求められる。

本稿で紹介したwaterjet ablationは，本邦のガイドラインにはまだ掲載はなく，海外での臨床第Ⅱ相試験の成績が報告されたばかりの新規の低侵襲治療法である。初期臨床治療成績では，性機能障害を引き起こすことなく，良好なIPSSおよび尿流率改善効果が示され，さらには，ほぼ全例が手術翌日に退院可能であったとする新しい外科的選択肢である。まだ症例数が少なく，Gillingらの報告はコントロール群と比較した試験ではないのが現状であるが，現在，標準的なTURPとのランダム化比較臨床試験が進行中である（ClinicalTrials. gov NCT02505919）[10]。2017年6月AUAでのpreliminaryな報告では，aquablation群は，TURP群と同等の治療成績であり，切除時間はaquablation群で有意に短時間であったと報告されており（4min vs 28min），最終的な結果が待たれる[16]。

参考文献

1) Roehrborn CG : Current Medical Therapies for Men With Lower Urinary Tract Symptoms and Benign Prostatic Hyperplasia : Achievements and Limitations. Rev Urol 10 : 14-25, 2008
2) 日本泌尿器科学会編：男性下部尿路症状・前立腺肥大症診療ガイドライン. リッチヒルメディカル, 東京, 2017
3) Papachristou DN, Barters R : Resection of the liver with a water jet. Br J Surg 69 : 93-94, 1982
4) Baer HU, Stain SC, Guastella T, et al : Hepatic resection using a water jet dissector. HPB Surg 6 : 189-196, 1993
5) Rau HG, Buttler E, Meyer G, et al : Laparoscopic liver resection compared with conventional partial hepatectomy--a prospective analysis. Hepatogastroenterology 45 : 2333-2338, 1998
6) Hubert J, Mourey E, Suty JM, et al : Water-jet dissection in renal surgery : experimental study of a new device in the pig. Urol Res 24 : 355-359, 1996
7) Nagele U, Kugler M, Nicklas A, et al : Waterjet hydrodissection : first experiences and short-term outcomes of a novel approach to bladder tumor resection. World J Urol 29 : 423-427, 2011
8) Faber K, de Abreu AL, Ramos P, et al : Image-guided robot-assisted prostate ablation using water jet-hydrodissection : initial study of a novel technology for benign prostatic hyperplasia. J Endourol 29 : 63-69, 2015
9) Gilling P, Reuther R, Kahokehr A, et al : Aquablation - image-guided robot-assisted waterjet ablation of the prostate : initial clinical experience. BJU Int 117 : 923-929, 2016
10) Gilling P, Anderson P, Tan A : Aquablation of the Prostate for Symptomatic Benign Prostatic Hyperplasia : 1-Year Results. J Urol 197 : 1565-1572, 2017
11) Sønksen J, Barber NJ, Speakman MJ, et al : Prospective, randomized, multinational study of prostatic urethral lift versus transurethral resection of the Prostate : 12-month results from the BPH6 study. Eur Urol 68 : 643-652, 2015
12) Thomas JA, Tubaro A, Barber N, et al : A Multicenter Randomized Noninferiority Trial Comparing GreenLight-XPS Laser Vaporization of the Prostate and Transurethral Resection of the Prostate for the Treatment of Benign Prostatic Obstruction : Two-yr Outcomes of the GOLIATH Study. Eur Urol 69 : 94-102, 2016
13) McVary KT, Gange SN, Gittelman MC, et al : Minimally Invasive Prostate Convective Water Vapor Energy Ablation : A Multicenter, Randomized, Controlled Study for the Treatment of Lower Urinary Tract Symptoms Secondary to Benign Prostatic Hyperplasia. J Urol 195 : 1529-1538, 2016
14) Montorsi F, Moncada I : Safety and Tolerability of Treatment for BPH. Eur Urol Suppl 5 : 1004-1012, 2006
15) Rassweiler J, Teber D, Kuntz R, et al : Complications of transurethral resection of the prostate (TURP) --incidence, management, and prevention. Eur Urol 50 : 969-980, 2006
16) Roehrborn CG, Gilling P : PNFLBA-03 THE WATER STUDY CLINICAL RESULTS -A PHASE Ⅲ BLINDED RANDOMIZED PARALLEL GROUP TRIAL OF AQUABLATION VS. TRANSURETHRAL RESECTION OF THE PROSTATE WITH BLINDED OUTCOME ASSESSMENT FOR MODERATE-TO-SEVERE LUTS IN MEN WITH BENIGN PROSTATIC HYPERPLASIA. J Urol 197 : e603-604, 2017

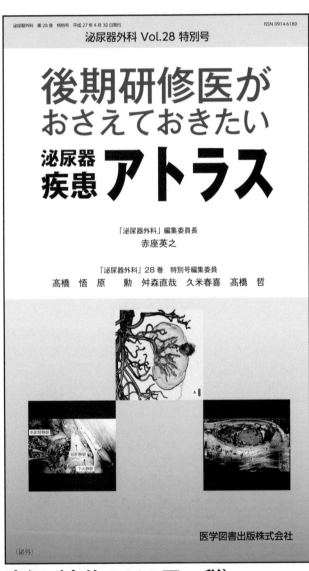

特集2 前立腺肥大症に対する新規技術
7. 前立腺動脈塞栓術

舟橋　康人，後藤　百万
名古屋大学大学院医学系研究科泌尿器科学*

要旨　前立腺肥大症の低侵襲治療として前立腺動脈塞栓術が海外では行われるようになってきている。大腿動脈より前立腺動脈まですすめたマイクロカテーテルから塞栓物質を注入することで，前立腺の血流が低下し，前立腺の縮小をきたす。下部尿路閉塞の解除という観点からは経尿道手術には劣るようだが，その低侵襲度より従来の手術が困難であるような症例に対しても施行可能であり，今後さらなる発展が期待される。

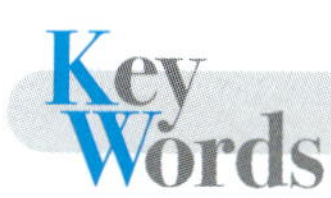
前立腺肥大症，動脈塞栓術，低侵襲治療

はじめに

前立腺肥大症に対する新たな低侵襲治療として『前立腺動脈塞栓術(prostatic artery embolization：PAE)』が登場した。本邦では保険未承認であるが，海外では着実に普及しつつあるようである。本稿ではPAEの現状についてまとめてみたい。

Ⅰ. 歴史

1967年に頸動脈海綿静脈洞瘻に対して動脈塞栓術の報告がなされて以来[1]，出血臓器や過剰血管の低侵襲的治療として動脈塞栓術が行われてきているが，近年ますます適応が拡大しつつある。出血臓器の止血目的としては頭頸部や胸部，腹部臓器からの出血に対して行われており，われわれ泌尿器科医には外傷や腫瘍性の腎出血に対する動脈塞栓術に馴染みがある。過剰血管の出血予防としてはモヤモヤ病や動静脈瘻が適応となり，種々の臓器の動脈瘤に対してはコイル塞栓術が行われている。外科的切除が困難な腫瘤性病変を縮小させるために，肝腫瘍や子宮筋腫，腎血管筋脂肪腫などに対して行われ，過剰臓器機能を抑制させる目的で脾機能亢進症に対しても行われている。

前立腺に対しては，2000年に前立腺出血の止血目的で施行されたのが初見であり，結果として前立腺体積の縮小がみられたことが報告されている[2]。その後，動物実験において性機能障害をきたすことなく前立腺体積の縮小が得られることが確認され[3, 4]，2010年に前立腺肥大症に対して初めて施行されて以来[5]，近年急激に報告が増えている(図1)。

Ⅱ. 機序

動脈内に注入された塞栓物質は血流にのって末梢に進み，粒子径より小さな血管の内腔を物理的に塞ぐことで血流を停滞させ，その周囲に血栓が形成されて血管を閉塞させる。血管内に停滞した塞栓物質の周囲には異物反応が生じ，塞栓直後～20日間は好中球や好酸球を中心とした炎症細胞浸潤と肉芽巨細胞形成が認められ，肉芽腫性血管炎の像を呈する。1週間後には形成された血栓内に内皮細胞が侵入し，線維芽細胞が増殖する。2週間後には血管炎や線維性肥厚のために血管の内腔が狭小化し，完全に閉塞する場合もある。

前立腺は比較的多血性であり，血流が低下することにより前立腺細胞が壊死し，前立腺体積が縮小する。また血流減少による前立腺組織内のテストステロン濃度の低下が前立腺体積の減少をきた

Prostatic artery embolization
Yasuhito Funahashi and Momokazu Gotoh
Department of Urology, Nagoya University Graduate School of Medicine

key words：Benign prostatic hyperplasia, artery embolization, minimal invasive therapy

*名古屋市昭和区鶴舞町65（052-741-2111）〒466-8560

図1 前立腺動脈塞栓術の論文数の推移

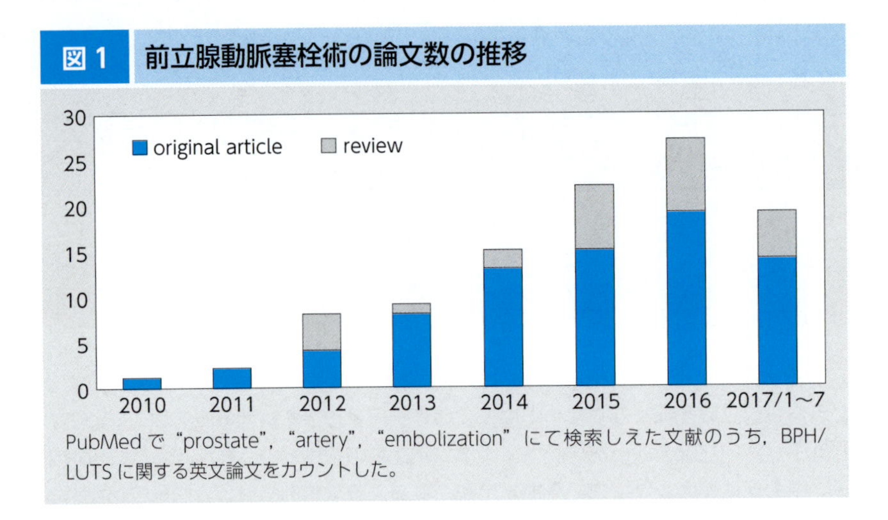

PubMed で "prostate", "artery", "embolization" にて検索しえた文献のうち，BPH/LUTS に関する英文論文をカウントした。

図2 前立腺動脈の選択的塞栓（文献6より引用改変）

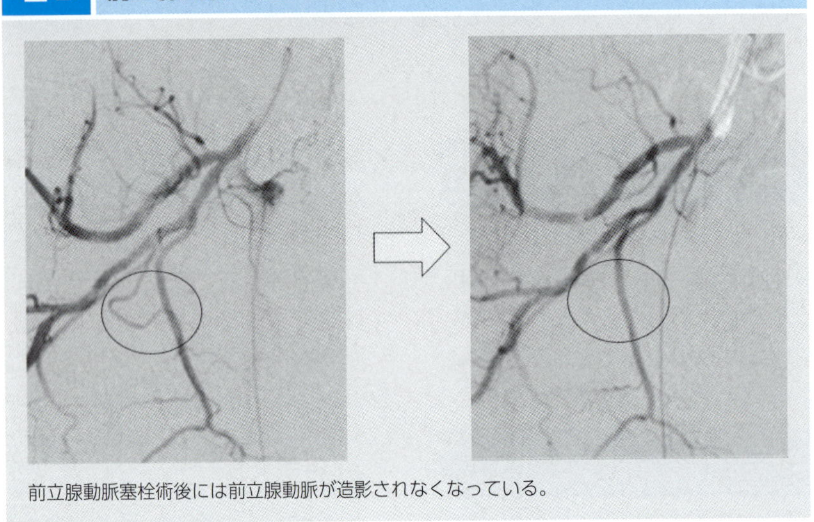

前立腺動脈塞栓術後には前立腺動脈が造影されなくなっている。

す機序（static pathologic component）や，α_1アドレナリン受容体の減少が前立腺平滑筋を弛緩させる機序（dynamic pathologic component）も想定されている[4]。

Ⅲ. 方法

局所麻酔下にSeldinger法にて大腿動脈より挿入した2～3Fr径のマイクロカテーテルを選択的に前立腺動脈へすすめ，塞栓物質を注入し血管を閉塞させる（図2）[6]。前立腺動脈の分枝のうち，近位から遠位に閉塞をすすめることでより高い塞栓効果が得られるとする報告もある[7,8]。通常，両側前立腺動脈を塞栓するが，動脈硬化や血管の蛇行により5～12%の症例は片側で終わるが[9,10]，片側でも一定の効果が認められたとする報告が多い[5,6,11,12]。抗凝固薬の中止は必ずしも必要としない。

Ⅳ. 前立腺動脈の解剖

前立腺の栄養動脈は内腸骨動脈より分枝している。PAE 75例150側の検討では，前立腺動脈は57%の症例で1本，43%で2本認められた[13]。また由来血管は上膀胱動脈，臀部外陰部動脈本幹，閉鎖動脈，外陰部動脈などが多い[13,14]（図3）。

Ⅴ. 塞栓物質

塞栓物質はその形状から固形塞栓物質と液体塞栓物質に分類され，さらに固形塞栓物質には粒子状塞栓物質と機械的塞栓物質に分けられる。PAEにおいては固形粒子状塞栓物質が用いられる。以下にPAEで用いられる代表的な塞栓物質について解説する。

1. ゼラチンスポンジ（1mm）[15]

ウシやブタの皮膚や靭帯などから抽出したゼラ

図3 前立腺動脈の解剖（文献13，14より引用改変）

		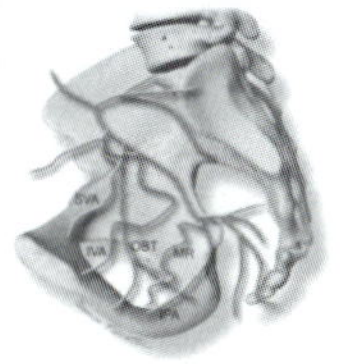 上膀胱動脈より分枝	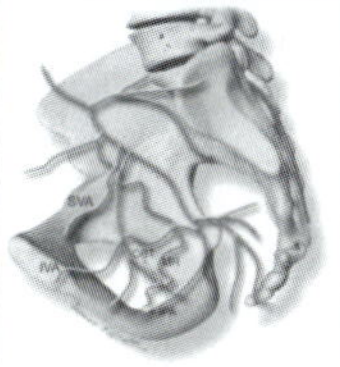 臀部外陰部動脈本幹より分枝	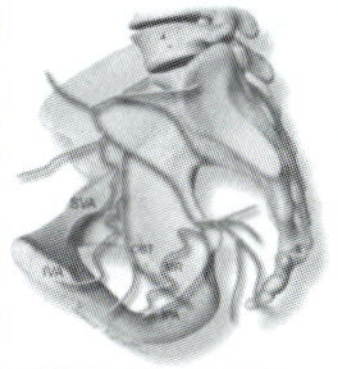 閉鎖動脈より分枝	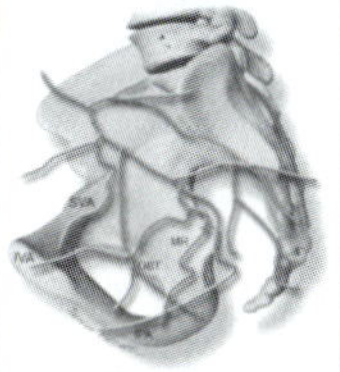 外陰部動脈より分枝
Bilhimら[13]	75人(150側)	20.1%	17.8%	12.6%	34.1%
de Assisら[14]	143人(286側)	28.7%	14.7%	18.9%	31.1%

チンを多孔性の構造に加工したゼラチンスポンジは，数週間で吸収される一時的塞栓物質である。1967年に頸動脈海綿静脈洞瘻に対する血管内塞栓物質として本邦より最初の報告がなされ[1]，その後，肝細胞癌や子宮筋腫などの多血性腫瘍や血管破綻性病変に対して広く使用されてきた。PAEとしては1mm径の粒子状のものか，シート状のものを0.5～2mm角程度に細片化して使用する。

ゼラチンスポンジは血管内を充填することで物理的に血流を停滞させ血栓を形成させる。またゼラチンスポンジ自体にも血栓形成を促進する効果がある。血管に注入されて2週間後には増殖した内膜内に埋没し，貪食作用により通常2～6週程度で吸収される[16]。このころには閉塞した血管は再開通するが，血管炎や線維性肥厚のために内腔が狭小化し，完全に閉塞する場合もある。塞栓された血管が再開通するかは，注入されたゼラチンスポンジの量，緻密度，炎症反応の程度に左右され，多量のゼラチンスポンジが密に充填された場合には再開通しないことが多い。

2. polyvinyl alcohol (PVA) 粒子（80～180μm，180～300μm）[6, 17]

不活性プラスチックスポンジで，粒子状の永久塞栓物質である。乾燥した状態では液体内より体積が20%増加する。PVAの粒子は不整形で凝集しやすく，選択されたPVAの粒子径より太い中枢側の動脈が塞栓される傾向がある。またカテーテルが閉塞しやすい欠点もある。これらの欠点を改善するために，PVAとゼラチンを組み合わせて作られた球状の形態で，粒子が凝集せず，注入を容易にした塞栓物質も開発されている。

3. マイクロスフィア（300～500μm）[6, 18]

ポリマーを素材とする表面平滑で適度な弾力を有する球形粒子で，非吸収性のため永久塞栓物質と位置づけられる。サイズ規格は100～1,200μmまで市販されているが，PAEにおいては300～500μmのものが使用される。マイクロスフィアは不整形で粒子径が不揃いなゼラチンスポンジとは異なり，個々の粒子が血流にのり末梢到達性が高いため，粒子径と塞栓血管径はよく相関する[19]。病理学的にはこの末梢到達性を反映して，個々の粒子が血管腔を隙間なく占拠する様子が観察される。

Ⅵ．成績

2016年にsystematic reviewがまとめられた[20]。6件の前向きコホート研究と1件の無作為化対照研究を解析対象としているが（計562例），85%が両側に，12%が片側に施行可能で，3%の症例では塞栓術が不成功であったとしている。治療施行6ヵ月後の自覚症状としてIPSSは24.5±6.1→10.4±5.4，他覚所見として最大尿流率は8.4±2.6mL/s→15.4±5.6mL/s，前立腺体積が96.6±35.5mL→63.1±21.7mLといずれも良好な治療効果を示している**（表1）**[20]。

経尿道的前立腺切除術（TUR-P）との前向き無作為化比較試験は現在までに2つの報告がある。ブラジルからの小規模な研究（各群15例）では[8]，12ヵ月後の評価で自覚症状，他覚所見はTUR-Pでより大きな改善がみられた**（図4）**。一方，中国からの研究（各群57例）では[10]，自覚症状，他覚所見ともに術後3ヵ月まではTUR-Pで改善が大きかったが，6ヵ月以降では両群間に差を認めなかった**（図5）**。TUR-P群でみられたような血清

表1 PAEの治療成績（文献20より引用改変）

	術前		6ヵ月後		12ヵ月後	
	患者数	mean±SD	患者数	mean±SD	患者数	mean±SD
IPSS	532	24.51±6.12	423	10.42±5.39	345	9.87±5.69
QOL score	541	4.76±0.98	428	2.51±1.13	346	2.11±1
Qmax（mL/s）	480	8.41±2.63	356	15.44±5.64	304	16.03±4.92
前立腺体積（cm^3）	515	96.56±35.47	372	63.08±21.7	307	46.73±20.51
IIEF score	447	15.69±7.99	303	16.11±3	247	15.63±3.52
PSA（ng/mL）	510	4.79±5.42	346	3.16±1.5	296	3.32±3.74
残尿量（mL）	500	105.94±76.77	345	39.57±15	302	34.42±15

図4 PAEとTUR-Pの前向き無作為化比較試験（文献8より引用改変）

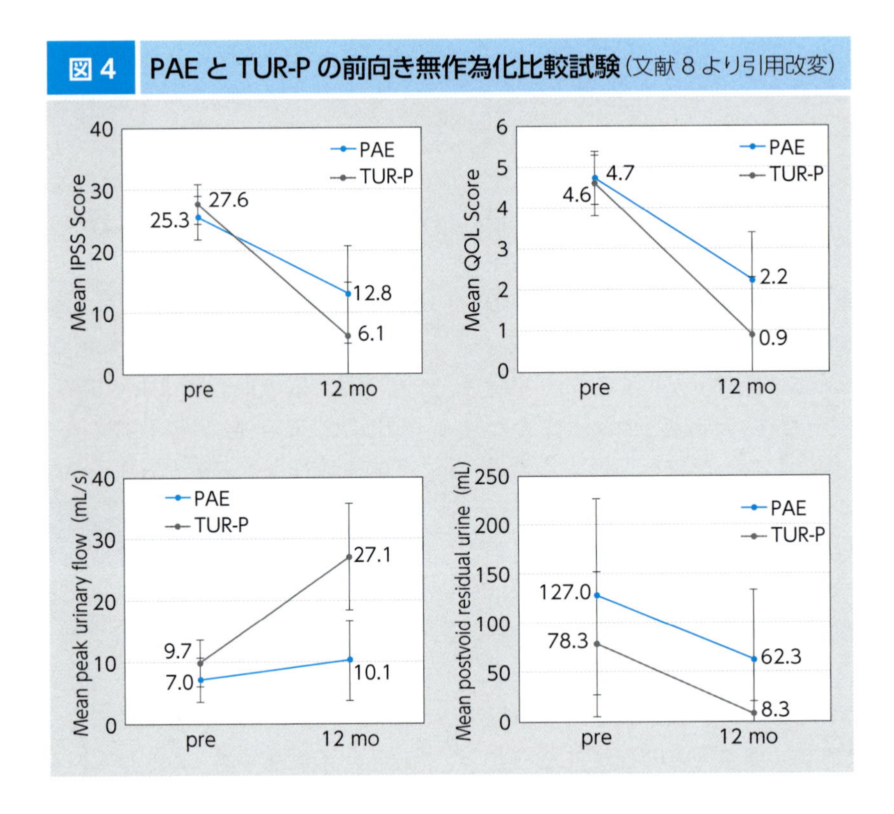

ナトリウムやヘモグロビンの低下を認めず，入院期間もPAE群で有意に短かった（PAE群2.9±1.6日 vs. TUR-P群4.8±1.8日，p<0.001）。

種々の合併症を有する虚弱高齢者に対してもPAEは施行可能である。手術適応にない43人の膀胱カテーテル留置患者に対する検討では，33人に両側塞栓が，8人に片側塞栓が可能であり，このうち33人（80.5%）においてカテーテルが抜去可能であり，前立腺体積は75.6±33.2g→63.0±23.2gと縮小がみられた[12]。

Ⅶ．有害事象

前述のsystematic reviewでは，562例中201件において合併症が確認されており，うち147件は自然治癒し，前立腺痛46件，血尿25件，血精液症23件，尿道痛19件，直腸出血17件などの一過性の症状がみられた。急性尿閉は51件で確認され，導尿を要した。1件重篤な合併症が発生し，膀胱虚血のため膀胱部分切除を要したと報告されている[20]。また別の論文では直腸潰瘍の発生も報告されているが，一過性のもので自然治癒している[21]（図6）。このようにほとんどの有害事象は軽微なものであり，従来の外科的加療に比して安全に施行できると思われる。

図 5　PAE と TUR-P の前向き無作為化比較試験（文献 10 より引用）

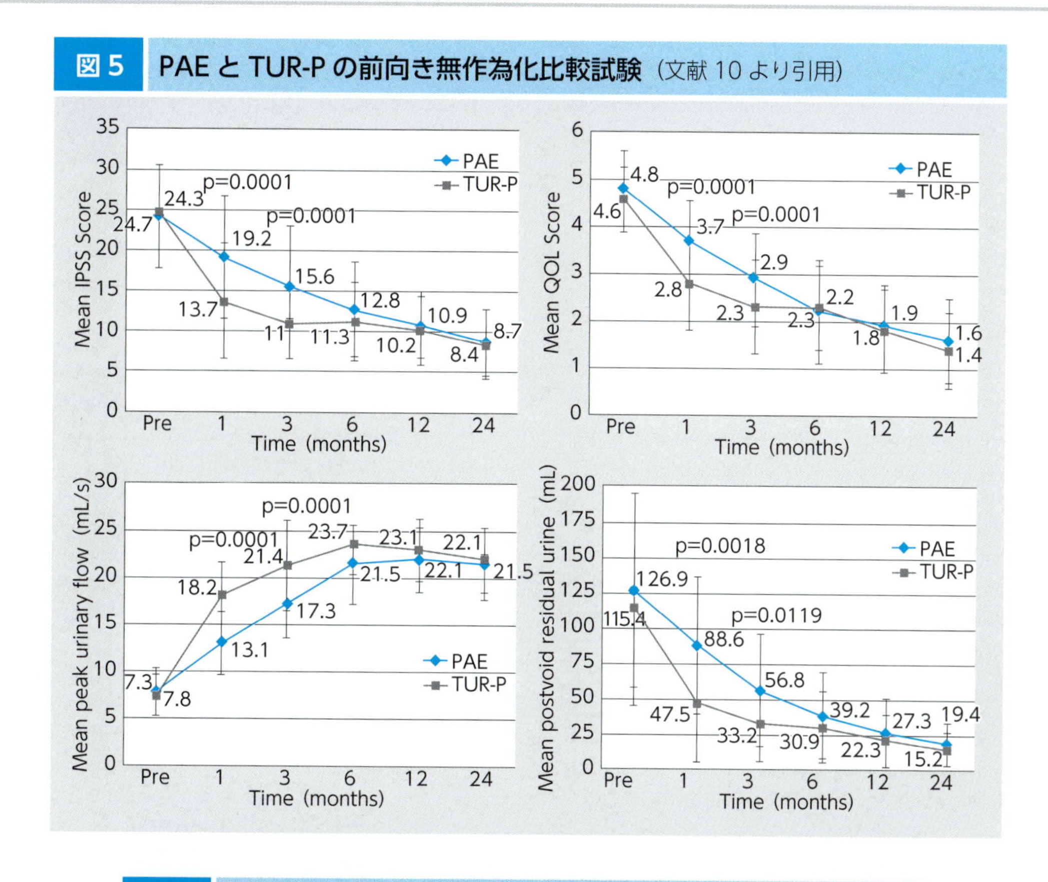

図 6　PAE 後に発生した虚血性直腸潰瘍（文献 21 より引用）

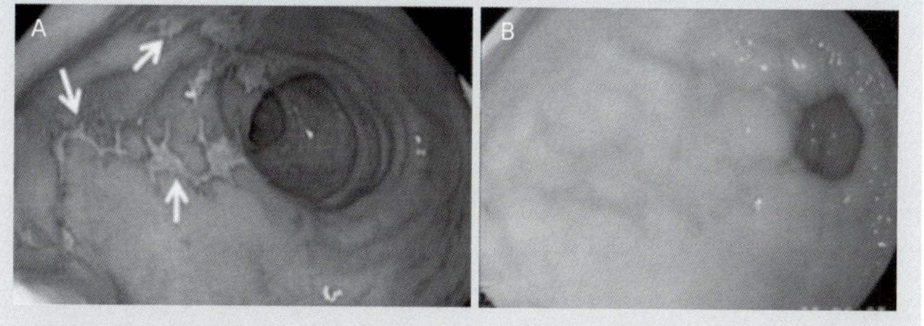

A：PAE 4 日後の直腸所見。3 ～ 5mm ほどの浅い潰瘍が直腸前壁にみられる。
B：PAE 16 日後の直腸所見。潰瘍はほぼ自然治癒している。

Ⅷ．費用

治療にかかわる費用に関しての検討もなされている。TUR-P との比較では，直接経費は PAE $1,472.77 vs. TUR-P $1,080.84 と PAE のほうが高額であるが，麻酔が不要なこと，入院期間が短いことより，治療費の総額では PAE $1,678.14 vs. TUR-P $5,338.31 と治療費に関しても大きなメリットがある[22]。

結語

本稿では PAE について主に文献的レビューを行った。本法の導入により従来の経尿道的手術が完全に置き換わることはないと思われるが，ハイリスクの超高齢者や抗凝固療法中の患者にも本法は比較的安全に施行可能であることから，間違いなくニーズはあると感じた。また高度の前立腺肥大症例において経尿道的手術に先行することで，腺腫の縮小や術中出血量の減少を期待できるかもしれない。PAE は現在のところ本邦では保険未収載であるが，従来の治療法とは全く違うアプローチの治療法であり，今後の展開が楽しみである。

参考文献

1) Ishimori S, Hattori M, Shibata Y, et al : Treatment of carotid-cavernous fistula by gelfoam

embolization. J Neurosurg 27 : 315-319, 1967
2) DeMeritt JS, Elmasri FF, Esposito MP, et al : Relief of benign prostatic hyperplasia-related bladder outlet obstruction after transarterial polyvinyl alcohol prostate embolization. J Vasc Interv Radiol 11 : 767-770, 2000
3) Jeon GS, Won JH, Lee BM, et al : The effect of transarterial prostate embolization in hormone-induced benign prostatic hyperplasia in dogs : a pilot study. J Vasc Interv Radiol 20 : 384-390, 2009
4) Sun F, Sánchez FM, Crisóstomo V, et al : Benign prostatic hyperplasia : transcatheter arterial embolization as potential treatment--preliminary study in pigs. Radiology 246 : 783-789, 2008
5) Carnevale FC, Antunes AA, de Motta Leal Filho JM, et al : Prostatic artery embolization as a primary treatment for benign prostatic hyperplasia : preliminary results in two patients. Cardiovasc Intervent Radiol 33 : 355-361, 2010
6) Hwang JH, Park SW, Chang IS, et al : Comparison of Nonspherical Polyvinyl Alcohol Particles and Microspheres for Prostatic Arterial Embolization in Patients with Benign Prostatic Hyperplasia. BioMed Res Int 2017 [Epub ahead of print]
7) Carnevale FC, Moreira AM, Antunes AA : The "PErFecTED technique" : proximal embolization first, then embolize distal for benign prostatic hyperplasia. Cardiovasc Intervent Radiol 37 : 1602-1605, 2014
8) Carnevale FC, Iscaife A, Yoshinaga EM, et al : Transurethral Resection of the Prostate (TURP) Versus Original and PErFecTED Prostate Artery Embolization (PAE) Due to Benign Prostatic Hyperplasia (BPH) : Preliminary Results of a Single Center, Prospective, Urodynamic-Controlled Analysis. Cardiovasc Intervent Radiol 39 : 44-52, 2016
9) Bagla S, Martin CP, van Breda A, et al : Early results from a United States trial of prostatic artery embolization in the treatment of benign prostatic hyperplasia. J Vasc Interv Radiol 25 : 47-52, 2014
10) Gao YA, Huang Y, Zhang R, et al : Benign prostatic hyperplasia : prostatic arterial embolization versus transurethral resection of the prostate--a prospective, randomized, and controlled clinical trial. Radiology 270 : 920-928, 2014
11) Bilhim T, Pisco J, Rio Tinto H, et al : Unilateral versus bilateral prostatic arterial embolization for lower urinary tract symptoms in patients with prostate enlargement. Cardiovasc Intervent Radiol 36 : 403-411, 2013
12) Rampoldi A, Barbosa F, Secco S, et al : Prostatic Artery Embolization as an Alternative to Indwelling Bladder Catheterization to Manage Benign Prostatic Hyperplasia in Poor Surgical Candidates. Cardiovasc Intervent Radiol 40 : 530-536, 2017
13) Bilhim T, Pisco JM, Rio Tinto H, et al : Prostatic arterial supply : anatomic and imaging findings relevant for selective arterial embolization. J Vasc Interv Radiol 23 : 1403-1415, 2012
14) de Assis AM, Moreira AM, de Paula Rodrigues VC, et al : Pelvic Arterial Anatomy Relevant to Prostatic Artery Embolisation and Proposal for Angiographic Classification. Cardiovasc Intervent Radiol 38 : 855-861, 2015
15) Kawai N, Sato M, Hosokawa S, et al : Prostate-supplying arteriogram created by multidetector-row CT during pelvic arteriography : contribution to the treatment strategy of prostatic artery embolization for prostatic hyperplasia. Jpn J Radiol 32 : 491-495, 2014
16) Satoh M, Yamada R : [Experimental and clinical studies on hepatic artery embolization for the treatment of hepatoma]. Nihon Igaku Hoshasen Gakkai Zasshi 43 : 977-1005, 1983
17) Pisco J, Campos Pinheiro L, Bilhim T, et al : Prostatic arterial embolization for benign prostatic hyperplasia : short- and intermediate-term results. Radiology 266 : 668-677, 2013
18) Carnevale FC, de Motta-Leal-Filho JM, Antunes AA, et al : Quality of life and clinical symptom improvement support prostatic artery embolization for patients with acute urinary retention caused by benign prostatic hyperplasia. J Vasc Interv Radiol 24 : 535-542, 2013
19) Laurent A, Wassef M, Chapot R, et al : Partition of calibrated tris-acryl gelatin microspheres in the arterial vasculature of embolized nasopharyngeal angiofibromas and paragangliomas. J Vasc Interv Radiol 16 : 507-513, 2005
20) Cizman Z, Isaacson A, Burke C : Short- to Midterm Safety and Efficacy of Prostatic Artery Embolization : A Systematic Review. J Vasc Interv Radiol 27 : 1487-1493, 2016
21) Moreira AM, Marques CFS, Antunes AA, et al : Transient ischemic rectitis as a potential complication after prostatic artery embolization : case report and review of the literature. Cardiovasc Intervent Radiol 36 : 1690-1694, 2013
22) Bagla S, Smimiotopoulos J, Orlando J, et al : Cost Analysis of Prostate Artery Embolization (PAE) and Transurethral Resection of the Prostate (TURP) in the Treatment of Benign Prostatic Hyperplasia. Cardiovasc Intervent Radiol 40 : 1694-1697, 2017

特集2 前立腺肥大症に対する新規技術

8. 前立腺内注入療法（NX-1207, PRX302）

福多　史昌，舛森　直哉
札幌医科大学医学部泌尿器科学講座*

要旨　前立腺肥大症はQOL疾患であり，治療においては，効果と侵襲度のバランスが求められる。前立腺内への薬物の注入は無麻酔，短時間，外来ベースで行える技術であるため，有効で安全な薬物が開発されれば，低侵襲治療として有効な選択肢となる可能性がある。NX-1207とPRX302は，前立腺肥大症に対する前立腺内注入療法を想定し開発中の薬物である。本稿では，これらの薬物の特徴と臨床試験結果を紹介する。

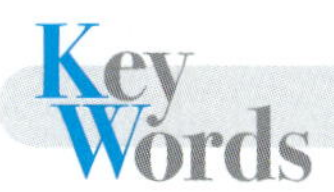

前立腺肥大症，前立腺内注入療法，低侵襲治療

はじめに

中高年男性は加齢とともにさまざまな下部尿路症状を訴えるようになるが，その原因の一つとして，加齢に伴い増大する前立腺の存在があげられ，前立腺肥大症（Benign prostatic hyperplasia：BPH）の診断のもと加療を必要とする機会が増える。BPHの治療には薬物療法から外科療法までさまざまな選択肢があるが，効果が高く，低侵襲なものが望ましい。しかし，過去との比較では進歩があるものの，治療効果と侵襲度はトレードオフの関係となっているため，現時点においても両方を満足させる治療法が模索されている。また，悪性疾患とは異なり，BPHは直接生命にかかわる疾患ではないため，患者にとって外科療法はハードルの高い選択肢となっていると考えられる。

前立腺内注入療法は低侵襲治療としての可能性があるが，意外にその歴史は古く，1900年代初期に前立腺体積（Prostate volume：PV）の縮小や閉塞に伴う症状の改善目的で用いられ，また，注入する薬物についても研究されてきた歴史的背景がある[1]。

NX-1207とPRX302は前立腺内注入療法で用いられ，前立腺の移行領域に直接注入することで効果発現が期待される薬物である。いずれの薬物も2017年9月現在，臨床試験の段階であり商用化には至っていない。また，終了した臨床試験に関する科学論文の報告が少なく（とくにNX-1207に関する原著論文はほとんど発表されていない），商用化に向けた進捗状況は不明確である。しかし，NX-1207とPRX302による前立腺内注入療法のキーワードとして，①外来ベース，②無麻酔，③経直腸エコーガイド下，④短時間（数分），⑤単回投与，⑥術後尿道カテーテル留置不要，⑦低侵襲などがあげられ，実臨床で使用可能となった場合，魅力的な選択肢になる可能性がある。本稿では，これら薬物の特徴と臨床試験結果を紹介する。

Ⅰ．NX-1207

1．作用機序と特徴

NX-1207は合成したタンパク質で，注入された前立腺移行領域の局所で細胞のアポトーシスを誘導し，PVを縮小させる薬物である。PVの縮小により，症状の改善が期待されるが，NX-1207の詳細な構造や機序についてはこれまでの報告では明らかにされていない[2]。NX-1207をラットの前立腺に注入することで対照群に比べ40～47%縮小を示したとする基礎実験データがある[3]。

Intraprostatic injections for benign prostatic hyperplasia
Fumimasa Fukuta and Naoya Masumori
Department of Urology, Sapporo Medical University School of Medicine

key words：BPH, intraprostatic injection, minimal invasive treatment

＊札幌市中央区南1条西16丁目（011-611-2111）〒060-8543

表 1　NX-1207 の臨床試験データ（文献 2，4 より引用）

Phase	第Ⅱ相	第Ⅱ相
	Trial 0014	Trial 0016
n	175	85
Arm	① NX1207　2.5mg ② NX1207　5mg ③ NX1207　10mg ④ Saline	① NX1207　2.5mg ② NX1207　0.125mg ③ Finasteride　5mg *①②は二重盲検 *非劣性試験
主要評価項目	治療後 90 日における IPSS の改善	治療後 90，180 日における IPSS の改善
結果	IPSS の平均改善 ① 11.0（p=0.008） ② 8.7（p=0.008） ③ 8.1（p=0.17） 全体　9.35（p=0.017） （p 値は vs Saline）	IPSS の平均改善（90 日） ① 9.71（p=0.001） ② 4.29（p=0.034） ③ 4.13 （p 値は vs Finasteride） IPSS の平均改善（180 日） ① 7.51（p<0.01） （p 値は① vs ②）
副次評価項目	移行領域の体積の縮小	前立腺体積の縮小
結果	平均移行領域体積の縮小 6.8mL 統計学的有意差あるも詳細不明	① 4.6mL（p<0.001） ②不明 （p 値は① vs ②）

NX-1207 の前立腺内への注入手技は，経直腸エコーガイド下に，尿道脇の前立腺移行領域に注入するだけであり，手技としては 5 ～ 10 分程度で完了する簡便なものである [2]。NX-1207 の注入にあたっては，注入 3 日前から注入後 7 日まで予防抗菌薬の投与が行われる。

2．臨床試験結果

1）第Ⅱ相試験

Trial 0014 試験と Trial 0016 試験が NX-1207 の第Ⅱ相試験として米国で行われた [2, 4]。それぞれの試験結果の概要を**表 1** に示した。

Trial 0014 試験は多施設共同，二重盲検プラセボ対照無作為化比較試験である。治療後 90 日における IPSS の改善が主要評価項目であり，NX-1207（2.5mg）群において IPSS の改善が良好であった。長期の経過をおえた 103 例のうち 52%は，NX-1207 注入後 16 ～ 27 ヵ月の時点で BPH に対する追加治療が行われておらず，平均の IPSS の改善は 10.2 点であった [4]。

Trial 0016 試験は Finasteride 群に対する NX-1207 注入群の非劣性試験である [2, 4]。対象者の組み入れ基準は，IPSS が 15 点以上，PV が 30 ～ 70mL，Qmax が 15mL/s 未満である。NX-1207 の投与用量は 2.5mg 群と 0.125mg 群があり，二重盲検で無作為に投与されている。主要評価項目は治療後 90，180 日における IPSS の改善である。NX-1207（2.5mg）群では，前立腺内注入後 90 日，180 日において Finasteride に対し非劣性が証明された。本試験においても長期の経過観察が行われているが，NX-1207（2.5mg）注入後 3 年で，BPH に対する治療が行われていなかった症例は 50%であり，平均の IPSS の改善は 11.8 点であった [4]。

NX-1207 の前立腺内注入に伴う血清テストステロン値および血清 PSA 値が評価されているが，有意な変化は認められなかった。また，性機能への影響も認められなかった。

有害事象としては，軽度の血尿や排尿痛が 1 ～ 2 日みられる程度であり，時に軽度の感染症が認められるとしているが，プラセボ群と比べ有意差は認められていない。また，Trial 0014 試験結果から，NX-1207 の用量依存毒性は認められなかったとしている。

2）第Ⅲ相試験

米国国立衛生研究所（The National Institutes

表2　PRX302の臨床試験データ（文献6より引用改変）

Phase	第Ⅰ相						第Ⅱ相					
n	15						18					
Arm	PRX濃度 ① PRX 0.75 μg/mL， ② PRX 2.25 μg/mL， ③ PRX 7.50 μg/mL， ④ PRX 10.50 μg/mL， ⑤ PRX 0.75 μg/mL，	1ヵ所の注入量 0.25mL 0.25mL 0.25mL 0.25mL 1.33mL					PRX濃度 ① PRX 3 μg/mL， ② PRX 3 μg/mL， ③ PRX 3 μg/mL，	注入量 前立腺体積の10% 前立腺体積の20% 前立腺体積の30%				
主要評価項目	治療後30，90，180，270，360日における IPSS，QOL，PV，Qmax，IIEF，血清PSA値，安全性											
結果 （値は平均値） （*：p<0.05）	投与後日数	0日	90日	360日	変化率（%）90日	変化率（%）360日	投与後日数	0日	90日	360日	変化率（%）90日	変化率（%）360日
	IPSS	19.1	10.6*	12.7*	−43.1	−31.6	IPSS	20.2	12.7*	10.5*	−38.5	−43.4
	QOL	4.7	2.1*	2.5*	−50.1	−43.1	QOL	4.5	2.4*	1.9*	−39.4	−54.9
	PV	45.3	33.9*	38.2*	−23.3	−10.6	PV	49.2	37.8*	36.2*	−24.8	−27.1
	Qmax	11.4	11.8	10.4	5.2	−13	Qmax	10.8	12.0	13.6	21.8	34.1

of Health）が運営している臨床試験情報の公式レジストリであるClinicalTrials.govには，NX-1207の第Ⅲ相試験が3試験掲載されている。このうち，米国で行われたプラセボを対象とした第Ⅲ相試験であるNX02-0017試験とNX02-0018試験はすでに試験が完了していることになっている。開発元のNymox社のホームページには2017年に第Ⅲ相試験の解析が終了したとのアナウンスが掲載されているが，最終結果の報告がなされておらず，詳細は不明である。もう一つの第Ⅲ相試験はタムスロシンを対照群とした試験であり，ongoingとなっている。

Ⅱ．PRX302

1．作用機序と特徴

PRX302は合成されたProaerolysin（Aerolysinの前駆体）である[5]。Proaerolysinは，水生グラム陰性菌である*Aeromonas hydrophila*により産生される，細胞障害作用と関連のあるタンパクである。しかし，Proaerolysin自体は2量体を形成し安定した状態であり細胞障害作用をもたない。ProaerolysinのC末端には抑制ドメインがあるが，タンパク分解酵素により同部位が切断されると，活性を有するAerolysinとなる。Aerolysinは多くの哺乳類の細胞膜上に存在するGlycophosphatidylinositol（GPI）アンカーに結合し，細胞膜上で重合し，細胞膜にポアを形成し細胞死を引き起こす。前述の通り，PRX302は合成されたProaerolysinであるが，その抑制ドメインを切断するタンパク分解酵素がProstate specific antigen（PSA）である。したがって，PRX302が前立腺移行領域に注入されると，豊富に存在するPSAにより活性化され，細胞死を誘導し，前立腺の体積縮小を引き起こすことが期待される。

PRX302は，22ゲージ針を用い，経直腸エコーガイド下に，尿道から1cm離れた前立腺移行領域に，左右それぞれ3〜4ヵ所ずつ注入される。NX-1207と同様，外来ベースで，10〜15分程度の短時間で可能な手技とされている。

2．臨床試験結果

1）第Ⅰ相，第Ⅱ相試験

DenmeadeらはPRX302に関する臨床第Ⅰ相，第Ⅱ相試験の結果を報告している[6]**（表2）**。第Ⅰ相試験では15人が，第Ⅱ相試験では18人がエントリーされた。試験組入れ基準はこれまでの薬物療法に抵抗性，不耐性あるいは薬物療法を希望しない症例を対象とし，IPSS≧13点，QOLスコア≧4点，PVが30〜80gを適格基準として行われた。PRX302は経直腸的に左右の移行領域に注入されたが，第Ⅰ相試験では，同一注入量で薬物濃度を

表3 後期第Ⅱ相試験における有害事象の頻度（文献7より引用改変）

	vehicle群（%）	PRX302群（%）	P値（Fisher正確検定）
血尿	35.5	29.5	0.64
排尿時痛	6.5	27.9	0.027
頻尿	16.1	23.0	0.59
尿意切迫	9.7	21.3	0.25
会陰部痛	0.0	11.5	0.091
めまい	6.5	6.6	1.00
倦怠感	0.0	6.6	0.30

変え，第Ⅱ相試験では同一濃度で注入量を増量し注入する方法で施行された。主要評価項目は，投与後360日までのIPSS，QOLスコア，PV，最大尿流量（Qmax），IIEF，血清PSA値，薬物動態および安全性である。

IPSSは90日目で最大の改善が得られたが，PRX302の注入量との相関は認められなかったため，全体で評価を行っている。第Ⅰ相試験では60%が，第Ⅱ相試験では64%が，PRX302の注入後360日の評価で，IPSSが30%以上の改善を示した。

QOLスコアもIPSS同様，PRX302の注入量や注入数との相関は認められなかった。第Ⅰ相，第Ⅱ相試験それぞれにおけるQOLスコアの改善は，2.2点および2.6点であった。PRX302注入後90日までに33%以上のQOLスコアの改善が認められた症例では1年までQOLスコアが維持される結果であった。

第Ⅰ相試験では，PRX302注入後のPVが20%以上の縮小を示した症例は，90日で15人中13人（87%），360日で14人中5人（36%）であった。第Ⅱ相試験では，360日で16人中10人（63%）が20%以上の縮小を示した。

IPSSおよびQOLスコアの改善，PVの縮小について注入された薬液の量で比較すると，1ヵ所あたりのPRX302注入量が1mL以上の群において1mL未満の群に比べ良好な成績であった。

安全性についても良好である。まず，PRX302の用量依存性の毒性は確認されなかった。第Ⅰ相，第Ⅱ相の試験における有害事象の発生率は53%および80%と報告されているが，いずれも軽度であり，頻尿，尿意切迫，排尿時痛などである。また，勃起機能への有害事象は認められず，IIEFによる評価でもPRX302注入前後で有意差は確認されていない。

2）後期第Ⅱ相試験

PRX302については，後期第Ⅱ相試験として，vehicleを対照に無作為化比較試験が行われている[7)]。対象者の組み入れ基準は，40～80歳，IPSSが15点以上，PVが30～100mL，Qmax 12mL/s以下であり，第Ⅰ相，第Ⅱ相試験よりも症状の強い症例を対象とし，PVが大きな症例まで許容されている。

PRX302注入後3ヵ月から試験終了の1年まで，IPSSの改善は8～9点程度で維持されていた。また，vehicle群に比べ，IPSSの改善は常に良好であったが，統計学的に有意差が認められたのはPRX302注入後3ヵ月時点のみであった。

後期第Ⅱ相試験では，第Ⅰ相，第Ⅱ相試験とは異なり，Qmaxに有意な改善が認められた。PRX302注入群でベースラインよりも約3mL/sの改善が1年を通して観察された。PRX302群におけるQmaxの改善は，試験期間中vehicle群よりも良好であったが，有意差が認められた時期は，PRX302注入後6ヵ月までの期間であった。

その一方で，QOLスコアの変化とPVの変化に関してはPRX302群とvehicle群で有意差が認められなかった。ただし，PVについてはPRX302注入後平均9.5mLとかなり大幅な縮小が認められている。群間差がないことは示されているが（vehicle群6.1mLの縮小），群内でのPRX302注入前後の変化が有意であったのかどうかについては言及されておらず不明である。

表3にPRX注入群に5%以上の頻度で発生した有害事象を示した。重症度がGrade 3を超える有

害事象は認められず，症状出現はほとんどが注入日であり，5日目以降に新たに出現することは稀である。また，症状の持続期間も2日程度と報告している。

3）第Ⅲ相試験（PLUS-1 study）

その後，第Ⅲ相試験である“PLUS-1”試験が2013年に開始され2015年に終了している。しかし，学術雑誌での報告はなく，プレスリリースという形での報告にとどまっている[8)]。

本試験は二重盲検無作為化比較試験で行われ，PRX302群239人，対照群（vehicle群）240人が登録された。PLUS-1 studyの主要評価項目は，前立腺内注射52週後における，ベースラインからのIPSSの変化である。前立腺内注入52週後のIPSSの変化は，PRX302群で7.60点の改善に対し，対照群では6.58点であり両群間のIPSS変化に統計学的に有意差が認められたと発表している（$p=0.043$）。副次評価項目として前立腺内注入後のQOLスコアの改善，52週後のQmaxの変化について言及している。PRX302群のベースラインにおけるQOLスコアは4.5点であり，PRX302注入後は1.6～1.7点の改善が18週から52週まで認められた。そして，その変化は対照群におけるそれ（数値未公表）に比し18週から有意差を認め，52週まで持続したとしている（$p=0.004$）。一方，Qmaxは1.77mL/sの改善が認められたものの，対照群と比べ（数値未公表）有意差が認められなかった（$p=0.055$）。

安全性について，5％以上の発現率であった有害事象の内容は後期第Ⅱ相試験とほぼ同様であった（尿道痛（20.1％），血尿（18.8％），頻尿（9.6％），発熱（8.8％），会陰部痛（8.8％））。有害事象の程度は軽度から中等度であり，一過性のことが多く前立腺内注入後数日で改善するものであったとしている。PRX302と関連する有害事象として急性非細菌性前立腺炎と手技に伴う発熱があげられる。

おわりに

いずれの薬物も，第Ⅲ相試験の結果が学術論文上で明らかになっていない。これが，意図的なのか，ネガティブデータであるためなのかは不明である（PRX302はプレスリリースによるとネガティブデータではないようである）。1年程度の短期間でも有効性が保たれる技術であるならば，その簡便さや安全性を考慮すると，1～2年に一度，繰り返し注入するなどの選択肢も考えられ，低侵襲治療として確立される可能性がある。

参考文献

1）Saemi AM, Folsom JB, Plante MK : Injection therapy for prostatic disease : A renaissance concept. Indian J Urol 24 : 329-335, 2008
2）Kunit T, Lusuardi L : An evidence-based review of NX1207 and its potential in the treatment of benign prostatic hyperplasia. Res Rep Urol 6 : 67-70, 2014
3）Shore N : NX-1207 : a novel investigational drug for the treatment of benign prostatic hyperplasia. Expert Opin Investig Drugs 19 : 305-310, 2010
4）Shore N, Cowan B : The potential for NX-1207 in benign prostatic hyperplasia : an update for clinicians. Ther Adv Chronic Dis 2 : 377-383, 2011
5）Williams SA, Merchant RF, Garrett-Mayer E, et al : A prostate-specific antigen-activated channel-forming toxin as therapy for prostatic disease. J Natl Cancer Inst 99 : 376-385, 2007
6）Denmeade SR, Egerdie B, Steinhoff G, et al : Phase 1 and 2 studies demonstrate the safety and efficacy of intraprostatic injection of PRX302 for the targeted treatment of lower urinary tract symptoms secondary to benign prostatic hyperplasia. Eur Urol 59 : 747-754, 2011
7）Elhilali MM, Pommerville P, Yocum RC, et al : Prospective, Randomized, Double-Blind, Vehicle Controlled, Multicenter Phase Ⅱb Clinical Trial of the Pore Forming Protein PRX302 for Targeted Treatment of Symptomatic Benign Prostatic Hyperplasia. J Urol 189 : 1421-1426, 2013
8）Inc. SB. press release, Sophiris Bio Phase 3 BPH Study Successfully Meets Primary Endpoint. http://wwwprnewswirecom/news-releases/sophiris-bio-phase-3-bph-study-successfully-meets-primary-endpoint-300175745html.

連載

前立腺診療のコツ

経直腸的前立腺生検の鎮痛法：前立腺周囲神経ブロックの実際とコツ

計屋　知彰，酒井　英樹
長崎大学大学院医歯薬学総合研究科泌尿器科学*

要旨　前立腺生検は前立腺癌の確定診断のために必要不可欠であり，検査時の鎮痛は重要である。鎮痛法の一つである前立腺周囲神経ブロックでは，前立腺，lateral pelvic fascia および Denonvillire's fascia に囲まれて存在する神経血管束の周囲に，局所麻酔薬を的確に注入することで最大限の鎮痛効果が得られる。経直腸的前立腺生検時の前立腺周囲神経ブロックの要点をまとめた。

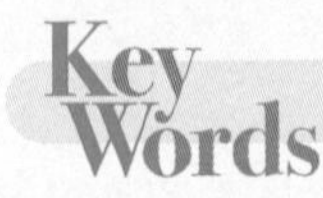

前立腺生検，局所麻酔，前立腺周囲神経ブロック

はじめに

前立腺生検は前立腺癌の確定診断のために必要不可欠な検査であり，われわれ泌尿器科医にとって必須の手技である。経直腸的生検と経会陰的生検が代表的なアプローチであるが，いずれのアプローチにおいても一定の疼痛と羞恥心を伴う検査であり，泌尿器科で行われる検査のなかで膀胱鏡にならぶ受けたくない検査の一つであろう。このような前立腺生検において疼痛対策は非常に重要な問題であるといえる。前立腺生検の際の鎮痛法にはいくつかの方法があり，各施設でさまざまな工夫がなされていることと思われる。われわれの施設では経会陰的生検の際には仙骨麻酔を用い，経直腸的生検の際には局所麻酔を用いた前立腺周囲神経ブロック（periprostatic nerve block：PNB）を行っている。今回 PNB についてその実際とコツを紹介する。

経直腸的前立腺生検に伴う疼痛は，大きく分けて経直腸プローブ挿入時の肛門痛と生検針穿刺に伴う疼痛に分けられる。2012 年版前立腺癌診療ガイドラインには，経直腸的前立腺生検の際の疼痛対策として 2% リドカイン PNB および 1 ～ 2% リドカインゲル直腸内注入が紹介されている[1]。一方，2016 年版前立腺癌診療ガイドラインには前立腺生検の際の疼痛対策に関する記述はみられない。リドカインゲルは主に肛門痛対策であり PNB は穿刺痛対策である。それぞれに有効性を検討した文献が存在しており有用であると考えられる[2～4]。最近のメタアナリシスでは PNB は直腸内リドカインゲル注入よりも疼痛緩和に有用であるとの結果が報告されている[5]。

Ⅰ．前立腺周囲神経ブロック

1．手技

われわれの施設で行っている具体的手技は以下の通りである。局所麻酔には 1% 塩酸リドカインを使用する。エコーガイド下穿刺用アダプターを装着した経直腸プローブを用い，23G エラスター針にて両側の前立腺外側から神経血管束周囲に，それぞれ 4mL ずつの塩酸リドカインを 2 ～ 3 ヵ所に分けて注入する。左右合計 8mL ほどを注入することとなる。通常局所麻酔薬が血管内に注入されることはないが，念のため血液の逆流がないかを確認している。また出血傾向などを懸念される症例ではカラードプラーにより血管を描出することもある。塩酸リドカイン注入後 2 ～ 3 分で検査開始可能である。

2．要点とコツ

前立腺周囲の神経ブロックを行う上で重要なこ

Pain control during transrectal ultrasound guided prostate biopsy. Tips for periprostatic nerve block
Tomoaki Hakariya and Hideki Sakai
Department of Urology, Nagasaki University Graduate School of Biomedical Sciences

key words : prostate biopsy, local anesthesia, periprostatic nerve block

＊長崎市坂本 1-7-1（095-819-7340）〒 852-8501

図 1　前立腺周囲神経ブロック

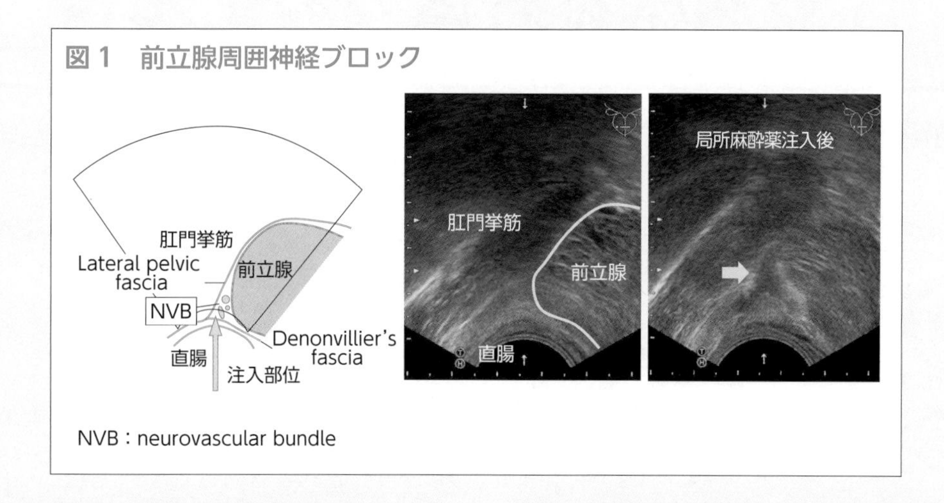

NVB：neurovascular bundle

とは，適切な部位に局所麻酔薬が注入されることである。図 1 に示すように，神経血管束(neurovascular bundle：NVB）は，前立腺，lateral pelvic fascia, Denonvillier's fascia に囲まれた三角形のエリアに存在すると考えられる。局所麻酔薬はこのエリアに浸潤しなければならないが，血管穿刺を避けるあまり Denonvillier's fascia と直腸との間に注入してしまうと，思ったほど麻酔の効果が得られないため注意が必要である。

コツとしては，穿刺針を NVB の血管近傍に進め，血液の逆流がないことを確認したのちにまず少量の局所麻酔薬を注入することである。正しい層に穿刺針先端が到達していた場合，これにより NVB の周囲が液性剥離され，低エコー域が広がる様子が観察される。液性剥離されたスペースに穿刺針を進め，残りの局所麻酔薬を注入することで血管穿刺を避けることが可能である。適切に注入が行われると，図 1 のように三角形ないし楔状の低エコー域が認められ，PNB の効果が最大限発揮される。

PNB に関しては自験例も含め複数の報告があり，おおむね生検の際の鎮痛法としては有用との結論である。PNB の利点は，局所麻酔であることから生検後の体動制限がないことである。一方で血管周囲に局所麻酔を注入するため，局所麻酔薬中毒の危険性がわずかにある。しかしながら自験例を含め，局所麻酔薬中毒のリスクは非常に低いことが報告されており，安全性は比較的高いと思われる。他の鎮痛法との比較においても，直腸内リドカインゲル注入よりも優れているとの報告が複数認められる。また近年骨盤神経叢ブロック（pelvic plexus block：PPB）の疼痛緩和への有用性が示されており[6, 7]，PNB に習熟した術者にとってはこのような鎮痛法も選択肢の一つと考えられる。

おわりに

当科において施行している前立腺周囲神経ブロックの実際と，そのコツについて概説した。経直腸的前立腺生検の際の鎮痛法として前立腺周囲神経ブロックは有用かつ安全であるが，解剖学的理解と適切な手技が重要である。本稿がこれから前立腺生検を習得する若手泌尿器科医の参考になれば幸いである。

参考文献

1）日本泌尿器科学会編：前立腺癌診療ガイドライン 2012 年版．金原出版，東京，2012
2）計屋知彰，畑田鉄平，宮田康好，他：経直腸的前立腺 10 ヵ所生検における前立腺周囲局所麻酔の有用性に関する検討．日泌会誌 96：691-696, 2005
3）Nash PA, Bruce JE, Indudhara R, et al：Transrectal ultrasound guided prostatic nerve blockade eases systematic needle biopsy of the prostate. J Urol 155：607-609, 1996
4）Chang SS, Alberts G, Wells N, et al：Intrarectal lidocaine during transrectal prostate biopsy：results of a prospective double-blind randomized trial. J Urol 166：2178-2180, 2001
5）Li M, Wang Z, Li H, et al：Local anesthesia for transrectal ultrasound-guided biopsy of the prostate：A meta-analysis. Sci Rep 7：40421, 2017
6）Akpinar H, Tüfek I, Atuğ F, et al：Doppler ultrasonography-guided pelvic plexus block before systematic needle biopsy of the prostate：A prospective randomized study. Urology 74：267-271, 2009
7）Cantiello F, Cicione A, Autorino R, et al：Pelvic plexus block is more effective than periprostatic nerve block for pain control during office transrectal ultrasound guided prostate biopsy：a single center, prospective, randomized, double arm study. J Urol 188：417-421, 2012

Prostate Journal 5(1), 2018, 121～126

連載

専門医試験に役立つ前立腺知識

前立腺癌診療ガイドライン第3版

田岡利宜也，杉元　幹史
香川大学医学部泌尿器・副腎・腎移植外科*

要旨　日本泌尿器科学会の専門医認定試験の筆答試験は100題で，そのうち前立腺癌分野から例年10題以上が出題される。その内容は専門医として必須の基本的な知識を問うものから，最新の知見を問うものも含まれる。本邦の最新の前立腺癌診療ガイドラインは2016年10月に第3版として発行された。その第3版のClinical Answerや推奨グレードは，初版，あるいは第2版の内容と異なるものも少なくない。本稿では第3版に基づき，専門医試験に役立つ前立腺癌の知識について概説する。

Key Words　前立腺癌，診療ガイドライン

はじめに

人口の高齢化や食生活の変化に伴い，前立腺癌罹患数は増加している。2015年には，その罹患数が胃癌，肺癌を抜いて男性癌の1位になったと推計されている[1]。このようにますます重要性を増している前立腺癌の診療は近年，著しいスピードで進歩している。診断においては，MRIなどの画像検査の有用性が確立してきているほか，病理学的事項の改訂が行われた。病態の理解はさらに深まり，それに対応するために治療はますます複雑化してきている。去勢抵抗性前立腺癌に対する新規治療剤も相次いで登場してきている。新規ホルモン剤や抗癌剤についても治療経験が蓄積されつつある。また，手術ではロボット手術が急速に普及し一般化してきている。さらに監視療法の長期成績と安全性も明らかになりつつある。放射線治療においても機器の進歩によりその治療ストラテジーは大きく様変わりしてきている。また，bone targeted therapyやbone healthという概念も重要視されるようになってきた。本邦のガイドラインは，前立腺癌診療を取り巻く急速な変化に対応すべく，2016年10月に第3版として発行された。最新のエビデンスを基に決定されたClinical Answerと推奨グレード[2]（表1）は，初版，あるいは第2版の内容と異なるものも少なくない。本稿では第3版の内容を，変更されたポイントを中心に解説する。

I．明らかになりつつある前立腺癌の罹患リスク

本邦における前立腺癌の罹患数は，食生活の欧米化，人口の超高齢化やPSA検査の普及などに伴い急激に増加している。一方，進行性癌の罹患率が低下していることを反映して，年齢調整死亡率は2005年をピークに減少している[1]。近年，罹患リスクとしての先天的・遺伝的要因が注目されている。具体的には，前立腺癌の家族歴が罹患リスクを2.4～5.6倍に高めること，そして罹患家族の発症年齢が若年であるほど高リスクであることが知られている。とくにHOXB13 G84E変異保因者の罹患リスクは20.1倍にも達し，家族性前立腺癌の家系において同変異保因者の割合が高いことが

表1　推奨グレード（文献2より引用）

A：強い科学的根拠があり，行うよう強く勧められる。
B：科学的根拠があり，行うよう勧められる。
C1：科学的根拠はないが，行うよう勧められる。
C2：科学的根拠がなく，行わないよう勧められる。
D：無効性あるいは害を示す科学的根拠があり，行わないよう勧められる。

Summary of clinical practice guideline for prostate cancer
Rikiya Taoka and Mikio Sugimoto
Department of Urology, Faculty of Medicine, Kagawa University

key words：Prostate cancer, Clinical practice guideline

＊木田郡三木町池戸1750-1（087-898-5111）〒761-0793

判明している[3]。

Ⅱ. 前立腺癌に対する化学予防の可能性

「予防」分野は，第3版で新たに化学予防効果の解説が加わったことで，「(化学) 予防」へと分野名が変更された。その化学予防において，5 α 還元酵素阻害薬による前立腺癌の罹患率の減少効果が明記された一方，生存率の改善効果は認められず，2012年以降話題となったアスピリン，スタチンやメトホルミンの予防効果も明らかでないことが示された。

一方，近年の機能的食品に関する知見の集積により，第3版ではイソフラボン，カテキン，リコペンの前立腺癌予防に関する推奨グレードがC1で維持された一方，セレニウムやビタミンD，およびビタミンEの推奨グレードはC1からC2へと変更された。さらに，メタボリック症候群と前立腺癌発症との関連，喫煙と前立腺癌死との関連にも言及されており，生活習慣の改善が前立腺癌の予防に繋がる可能性が示唆されている。

Ⅲ. 明確になりつつあるPSA検診の利益

United States Preventive Services Task Force (USPSTF) は，2011年にPSA検診を推奨しないとする「推奨グレードD」の勧告を出した[4]。しかし，その勧告前の9年間で，PSA検診の曝露率が80%以上の米国において，前立腺癌の死亡率は50%以上減少していたこと，さらに，勧告後の生検件数が20～33%減少し，進行癌は相対的に増加したことが近年，明らかとなった。これらの結果は，PSA検査を基盤とした前立腺癌検診が進行癌の罹患率，および前立腺癌死亡率を低下させることを証明するものであり，これらを踏まえてUSPSTFは2017年4月に55～69歳にPSA検診を提示しても良い，つまり「推奨グレードC」へと変更した。このように，PSA検診についての推奨グレードは変化しつつある。

第3版では，PSA検査を基盤とする前立腺癌検診を「推奨グレードB」で維持した。そのなかで，PSAカットオフ値は全年齢で0.0～4.0ng/mL，あるいは年齢階層別値を推奨しているほか，PSA 0.0～1.0ng/mLの場合に3年毎，PSA 1.1～カットオフ上限で毎年の検診を推奨している。さらに，60歳以下でPSA基礎値を確認することの重要性，ならびに高齢者に対してPSA検診を継続するか否かの判断材料の一つとして健康状態評価手段 (G8 geriatric screening toolなど) を用いることが提示されている。

Ⅳ. 求められる正確な病期診断

前立腺癌の診断は，PSA検査を中心としたスクリーニング，前立腺生検による確定診断，そして画像診断による病期診断の3つの段階を経て完結する。第3版では，PSA検査の特異度を高めるために% free PSAやPSA densityを推奨しているほか，初回生検において辺縁領域を中心とした10～12ヵ所の生検を，再生検で尖部や腹側生検を追加した多数ヵ所生検を推奨しており，癌検出率が同等と考えられる経直腸生検と経会陰生検は，いずれを選択しても良いことが示されている。

前立腺生検で癌の診断を得た場合，その後の適切な治療に繋げるために，正確な病期診断が重要である。現在，病期分類には「TNM悪性腫瘍の分類改訂第7版」が用いられる。そのなかで直腸診や超音波検査で診断されるT-病期は最近，T2強調像，ダイナミック造影像や拡散強調像などを組み合わせて評価するmultiparametric MRIの有用性が報告されている。N-病期診断には通常CTやMRIが行われるが，その感度・特異度は低く，リンパ節郭清術が最も優れる。しかし，閉鎖リンパ節のみを対象とした郭清は不十分であることに留意すべきである。一方，M-病期診断にはCT，MRI，骨シンチグラフィーなどが有用である。ただし，骨シンチグラフィーは未治療例，PSA<10.0ng/mLかつ無症状である場合，骨転移を有する確率は非常に低いことが知られており，すべての症例を対象とする検査ではない。以上の診断過程で得られるT-病期，PSA値やGleasonスコアに基づき決定されるD'Amico分類，そしてNCCN分類などのリスク分類は，根治的治療後の再発率を予測するうえで有用である。これらのリスク分類の内容と差異，および前述のTNM分類は泌尿器科専門医に求められる必須の知識である。

Ⅴ. 新しいグレードグループ分類

第3版では新たに「病理学的事項」が設けられた。その背景には，前立腺癌の悪性度評価法として長年汎用されてきたGleason分類の大幅な改訂がある。具体的には，2013年に新しいグレードグループ分類が提唱され[5]，2014年に開催されたInternational Society of Urological Pathology（ISUP）のコンセンサス会議で承認された。さらに，この新分類は，2016年２月に発行されたWHO分類にも収載され，将来的に前立腺癌の悪性度評価法のスタンダードになっていくものと予測される。その新分類は，既存のGleason分類を基に，Gleasonスコア２～６，3+4=7，4+3=7，8，そして９～10を，グレードグループ１から５に該当させるもので，その有用性は各グレードグループと前立腺全摘除症例におけるPSA非再発率との良好な相関関係からも確認されている[6]。また，第３版では，同分野のトピックスとして，Index tumor（生命予後に影響を及ぼす治療対象とすべき病変），予後不良因子と考えられるIntraductal carcinoma of the prostate（IDC-P）の臨床的な意義，さらにはTMPRSS2：ERG融合遺伝子に代表される遺伝子変化の診断的意義，そしてBRCA1やBRCA2などのDNA修復に関わる遺伝子の異常などが取り上げられており，これらの十分な理解が求められる。

Ⅵ．「PSA監視療法」から「監視療法」に

「Active surveillance」の日本語表記は，これまで「PSA監視療法」としていたが，第３版から「監視療法」となった。これには，積極的治療を開始する際のトリガーとして重要視されてきたPSA動態の信頼性が低下したことが背景にある。監視療法の患者選択基準はPSA≦10ng/mL，臨床病期≦T2，系統的生検における陽性コア数≦2本，Gleasonスコア≦6かつPSA-D＜0.2ng/mLで，経過観察方法には３～６ヵ月毎の直腸診，PSA検査，および１～３年毎の前立腺生検が推奨される。この監視療法中に行われる再生検の結果（Gleasonスコア＞6 and/or 陽性コア数＞2本）は積極的治療介入の根拠となることから，再生検の果たす役割が大きくなっている。低リスク限局性前立腺癌患者にとって，この監視療法は，根治治療と比べて予後に差がない可能性があること[7]，QOLにも大きな影響を及ぼさないことから，提示すべき治療選択肢の一つである。

Ⅶ．拡大する前立腺全摘除術の適応

前立腺全摘除術（RP）の利益を最も享受できる患者群は，期待余命が10年以上，かつ低～中間リスク限局性前立腺癌患者である。これに加え第３版では，高リスク患者におけるRPの推奨グレードを第２版のC1からＢへと引き上げ，RPの適応患者群を拡げた。この背景には，高リスク群に対するRPが監視療法と比較して全死亡率を減少させたProstate Cancer Intervention versus Observation Trialの結果がある[8]。

2012年，本邦でロボット支援前立腺全摘除術（RALP）が保険適応となり，既存の恥骨後式前立腺全摘除術（RRP）や腹腔鏡下前立腺全摘除術（LRP）を含めて術式の選択肢は増加した。そのRALPはRRPやLRPと比較して低侵襲，かつ同等の制癌性を示し，標準術式としてすでに定着している。いずれの術式も，尿禁制や性機能を保つための尿道括約筋や神経の温存が求められるほか，中間～高リスク患者には外腸骨，閉鎖かつ内腸骨リンパ節を基本とする拡大リンパ節郭清が推奨される。残念ながら術後に尿失禁が持続する患者には，骨盤底筋群体操に加え，人工肛門括約筋を考慮すべきほか，神経温存手術を受けた患者の性機能の回復にPDE5阻害剤の有用性が報告されている。さらに術後アジュバント療法が適応となる患者群も明らかになりつつある。第３版は，pT3N0M0，とくに精嚢浸潤を呈する患者に放射線療法を，そしてリンパ節転移を有する患者にホルモン療法を推奨している。

Ⅷ．IMRTの時代に突入

「放射線療法」は，第３版で「外照射」と「組織内照射」の項に分かれた。そのうち，「外照射」においては，通常照射，および三次元原体照射（three-dimensional conformal radiation therapy：3D-CRT）から強度変調放射線治療（intensity-modulated radiation therapy：IMRT）の時代に突入したと言える。そのため第３版では，IMRTを用いて72Gy/36fr.～80Gy/40fr.の照射を推奨するとともに，直腸・膀胱・尿道球部への照射線量を低減させることが有害事象の予防に重要だと明記された。しかし，中間・高リスク患者に対する外照射単独の治療成績は不良であり，４～６ヵ月間のホルモン療法（照射前±同時併用）が必要である。さらに，高リスク患者に対しては，照射後もホルモン療法が推奨されるものの，IMRT導入によって増加した照射線量での適切なホルモン併用期間

はいまだ不明である。

一方，本邦における「組織内照射」は，ヨウ素125シード線源を用いたlow dose rate brachytherapy（LDR），そしてイリジウム192線源を用いたhigh dose rate brachytherapy（HDR）が行われており，おのおの良好な治療成績が報告されている。とくにLDRは，低リスク患者においてRPと同等の生化学的非再発率が得られるほか，尿禁制や治療後早期の性機能保持においてRPよりも優れる。しかし，その施行にあたっては，ホルモン治療，あるいは外照射との併用療法などの明確な基準はなく，本邦で進行中のSHIP試験，あるいはTRIP試験などからの新たなエビデンスが待たれる。

Ⅸ．救済療法を必要とする患者数の増加を受けて

根治治療後の再発例に対する救済療法に関して，第2版では「手術療法」，および「放射線療法」の項でおのおの1つずつのClinical Questionが設けられたのみであった。一方，第3版では，救済療法を必要とする患者数の増加を受けて，新たに「救済療法：根治的治療（手術・放射線）後の再発治療」を設けて詳細な解説が加わった。そのなかで，RP後の生化学的再発のPSAカットオフ値は「0.2ng/mL」で，救済放射線療法（Salvage radiation therapy：SRT）開始時の推奨されるPSA値は「＜0.5ng/mL」となっている。この両者のPSA値の乖離には，SRT開始時のPSA値が低ければ低いほど無再発生存率は良好であること，その一方で生化学的再発症例のうち実際にはPSA値の上昇のみで臨床的再発に至らない症例が少なからず存在することが背景にある。なお，生化学的再発の場合，病巣が局所なのか遠隔臓器なのかを同定することは現時点で困難である。PSA倍加時間や摘除組織所見などから総合的に両者を鑑別する必要があり，遠隔転移が疑われる場合には救済ホルモン療法も検討すべきである。

一方，根治的放射線療法後の生化学的再発の定義はPhoenixの定義[9]，すなわち「PSA最低値＋2.0ng/mL」である。生化学的再発に対しては，経過観察やホルモン療法が選択肢となり，臨床的再発のうち局所再発に対しては救済局所療法（RP，凍結療法，組織内照射や高密度焦点式超音波療法）が，遠隔転移に対してはホルモン療法が推奨される。

Ⅹ．コンセプトが変わりつつあるホルモン療法

本邦の実臨床では，去勢と非ステロイド性抗アンドロゲン薬を併用する複合アンドロゲン遮断（Combined androgen blockade：CAB）療法が転移性前立腺癌に対する一次ホルモン療法として広く行われている。これには，本邦でホルモン療法を受けた男性の癌特異的死亡率が欧米のそれの半分以下であったことが背景にある[10]。しかし，近年の新規ホルモン薬の登場で，前立腺癌に対するホルモン療法の考え方が大きく変わりつつある。まず，テストステロンの一過性の上昇（テストステロンサージ）を起こすことなく，テストステロン値を早期に去勢レベルへと導くLH-RH（Luteinizing hormone-releasing hormone）アンタゴニストの使用が拡大している。また，世界的にみると，転移性前立腺癌の一次治療には，去勢単独療法が選択されることが多いが，high-volumeの転移巣を有する患者に対してドセタキセルやアビラテロンとの併用療法が効果的とするエビデンスが出てきた。今後，前立腺癌のホルモン療法の考え方や薬剤構成が大きく変貌する可能性がある。

Ⅺ．去勢抵抗性前立腺癌に対する逐次療法

去勢抵抗性前立腺癌（Castration resistant prostate cancer：CRPC）は，「前立腺癌取扱い規約（2010年版）」にて「4週間以上空けて測定したPSA値が最低値から25％以上，かつ上昇幅2.0ng/mL以上」と定義されている。一方，EAUのガイドラインでは，血清テストステロン値が50ng/dL未満で，1週間以上の間隔で測定されたPSA値が3回連続で上昇し，最低値から50％以上の上昇が2回みられた場合，かつPSA値が2.0ng/mL以上，もしくは画像上の増悪や新規病変の出現と記載されており[11]，血清テストステロン値が去勢レベルにあることの確認が求められている。加えて，転移巣の増悪，あるいは新規病変の画像診断での出現がCRPCの定義に加わっており，この背景にはPSA値の変化だけで把握できない前立腺癌の増悪が指摘されるようになったことがある。そのた

め，CRPCの診断には，PSA値のみならず，血清テストステロン値の測定や画像検査が必要と考えられる。

近年，CRPCに対する新規治療薬剤が相次いで登場した。それら新規ホルモン剤や抗癌剤についての治療経験も蓄積されつつあり，ドセタキセル，エンザルタミド，アビラテロン，およびカバジタキセルに対する第３版の推奨グレードはすべて「A」となった。しかしながら，これらの薬剤にラジウム223を加えた画一的な逐次療法はいまだ存在しない。早期に去勢抵抗性を獲得した症例に対するドセタキセル早期導入の有用性，エンザルタミドとアビラテロンの交差耐性，さらには，それら耐性症例に対するカバジタキセルの有用性などが報告されている。また，各薬剤の有害事象にも留意する必要がある。具体的には，ドセタキセルの血液毒性，末梢神経障害や間質性肺炎，エンザルタミドの疲労感や痙攣，アビラテロンの肝機能障害や心血管系障害，そしてカバジタキセルの血液毒性で，とくにカバジタキセルの好中球減少は必発にてG-CSF製剤の一次予防投与が推奨される。これらの限られた知見を基に，われわれ泌尿器科専門医には個々の患者に応じた逐次治療が求められている。

XII．QOLに直結するBone health

前立腺癌の転移好発部位は骨である。骨転移の有無は，治療方法の選択や患者のQOLに大きな影響を及ぼすため，正確な診断が求められる。一般に，骨診断の画像診断において，骨シンチグラフィーが用いられる。しかし，早期の骨転移や溶骨性病変に対する感度が低いことから，症例毎に^{18}F-FDG-PETや拡散強調画像を含むMRIの適応を検討すべきである。また，骨代謝マーカーの時間的変化は，画像所見を補足するかたちで骨転移病態のモニタリングに有効である。なお，前立腺癌の骨転移は造骨のみならず溶骨も亢進しているため，骨形成因子，および骨吸収因子ともに基礎値は高い。

骨転移に対する治療は，破骨細胞を標的とした骨修飾薬があり，そのうちRANKと結合し効果を発揮するデノスマブは，ゾレドロン酸に比べて骨関連事象（Skeletal related event：SRE）抑制効果が高く，腎機能低下例でも使用できるため広く用いられている。しかし，顎骨壊死や低Ca血症の頻度はゾレドロン酸に比べデノスマブの方が高い。さらに，ホルモン療法感受性患者の骨転移に対する骨修飾薬のメリットは明確に証明されておらず，推奨グレードが「C2」であるのに対し，CRPCに対しては早期の使用が推奨される（推奨グレードB）ことにも留意が必要である。

また，放射線同位元素であるストロンチウム89やラジウム223の骨転移部位への取り込みを利用した治療も行われており，そのうちラジウム223は骨転移を有するCRPC患者の全生存期間を延長することが示されている[12]。このほか，骨転移部位毎に疼痛，骨折や脊髄圧迫リスクを評価すべきで，必要に応じて鎮痛薬の使用，放射線外照射の局所照射や手術療法を遅滞なく検討すべきである。

おわりに

本稿では，前立腺癌診療ガイドライン第３版を，過去の専門医認定試験で出題された設問内容を含めて概説させて頂いた。しかし，専門医認定試験を合格することは目的の一つにすぎない。その主目的は，専門医認定試験を経験することで，担当する前立腺癌患者に十二分な情報提供を行い，そしてベストな治療を提供できるようになることであろう。本稿が読者の先生方にとって有益な情報になることを願っている。

参考文献

1）国立がん研究センターがん対策情報センター：2015年のがん統計予測．http://ganjoho.jp/reg_stat/statistics/stat/short_pred.html, 2016
2）Minds診療ガイドライン選定部会監修，福井次矢，吉田雅博，山口直人：Minds診療ガイドライン作成の手引き2007．医学書院，東京，2007
3）Ewing CM, Ray AM, Lange EM, et al：Germline mutations in HOXB13 and prostate-cancer risk. N Engl J Med 366：141-149, 2012
4）Chou R, Croswell JM, Dana T, et al：Screening for prostate cancer：a review of the evidence for the U.S. Preventive Services Task Force. Ann Intern Med 155：762-771, 2011
5）Pierorazio PM, Walsh PC, Partin AW, et al：Prognostic Gleason grade grouping：data based on the modified Gleason scoring system. BJU Int 111：753-760, 2013
6）Epstein JI, Zelefsky MJ, Sjoberg DD, et al：A Contemporary Prostate Cancer Grading System：A Validated Alternative to the Gleason Score. Eur Urol 69：428-435, 2016
7）Stattin P, Holmberg E, Johansson JE, et al：Out-

comes in localized prostate cancer : National Prostate Cancer Register of Sweden follow-up study. J Natl Cancer Inst 102 : 950-958, 2010
8) Wilt TJ, Brawer MK, Jones KM, et al : Radical prostatectomy versus observation for localized prostate cancer. N Engl J Med 367 : 203-213, 2012
9) Roach M 3rd, Hanks G, Thames H Jr, et al : Defining biochemical failure following radiotherapy with or without hormonal therapy in men with clinically localized prostate cancer : recommendations of the RTOG-ASTRO Phoenix Consensus Conference. Int J Radiat Oncol Biol Phys 65 : 965-974, 2006
10) Hinotsu S, Akaza H, Usami M, et al : Current status of endocrine therapy for prostate cancer in Japan analysis of primary androgen deprivation therapy on the basis of data collected by J-CaP. Jpn J Clin Oncol 37 : 775-781, 2007
11) Comford P, Bellmunt J, Bolla M, et al : EAU-ESTRO-SIOG Guidelines on Prostate Cancer. Part II : Treatment of Relapsing, Metastatic, and Castration-Resistant Prostate Cancer. Eur Urol 71 : 630-642, 2017
12) Parker C, Nilsson S, Heinrich D, et al : Alpha emitter radium-223 and survival in metastatic prostate cancer. N Engl J Med 369 : 213-223, 2013

連載

専門医試験に役立つ前立腺知識

2017年版男性下部尿路症状・前立腺肥大症診療ガイドライン

本間　之夫
日本赤十字社医療センター*

要旨　泌尿器科の外来患者の半数近くはLUTSを訴える中高齢男性である。泌尿器科専門医であれば，病態を理解し，適切に診断・治療を行うことは必須条件である。そのためには，2017年4月に改訂された男性下部尿路症状・前立腺肥大症診療ガイドライン（本GL）を熟知する必要がある。すでに本シリーズで前立腺肥大症の診断，薬物治療，手術治療については詳述されているので，本稿では本GLの特徴を概説し，専門医試験に出題されそうな設問と解説を述べた。

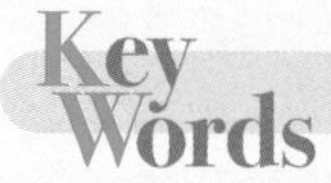
Key Words　男性下部尿路症状，前立腺肥大症，診療ガイドライン

はじめに

2017年4月に男性下部尿路症状・前立腺肥大症診療ガイドライン（本GL）が改訂された[1]。前立腺肥大症の診断，薬物治療，手術治療については，すでに本シリーズで詳述されているので，本GLのGLとしての特徴を以下に概説したい。

Ⅰ．改訂に至った経緯

下部尿路障害に関する診療ガイドラインは多数ある。そのうち，男性の下部尿路障害に関するものとしては，2008年に発行された男性下部尿路症状診療ガイドライン[2]と，2011年に発行された前立腺肥大症診療ガイドライン[3]がある。男性下部尿路症状診療ガイドラインは主に泌尿器科医以外の医師や看護師らの一般医療従事者を対象としたガイドラインであった。このガイドラインを設けたのは，男性の下部尿路症状（LUTS）は，とくに泌尿器科医以外による診療においては，十分な診断過程を経ることなく前立腺肥大症と診断されがちであり，それが患者にとって不利益となる可能性を考慮してのことであった。その一方，前立腺肥大症は男性のLUTSの原因として重要な疾患であり，それに特化したガイドラインが必要でもある。それを受けて，3年後に前立腺肥大症診療ガイドラインが作成された。それからさらに5年が経過し，LUTSに対する知識が深まり，前立腺肥大症に対する薬剤や手術治療も変化してきたことを踏まえて，この度の改訂となった。

Ⅱ．改訂の過程

改訂の過程は，日本泌尿器科学会（JUA）の指針に従った。まず委員長と委員が選任され，委員が論文の収集・精読を通して分担部分の原案を書き，会議での意見交換を行い修正して試案とした。それを評価委員およびJUAの理事の校閲を受け，ホームページに公開して一般より意見を聴取し修正して完成とした。

文献検索は2016年の9月頃にほぼ終了したが，2017年1月に再度検索を行い，2016年内に発表された重要な論文があれば追加・修正を加えた。つまり，このガイドラインは2016年末までの証拠によって作成されたということになる。

改訂にあたってまず議論となったのは，先行する2つのガイドラインとの関係性であった。これらのガイドラインを別々に改訂するか，一つにまとまるように改訂するか，また，もし後者の場合は全体をどのようにまとめるか，などである。こ

2017 Version of Clinical Guidelines for Male Lower Urinary Tract Symptom and Benign Prostatic Hyperplasia
Yukio Homma
Japanese Red Cross Medical Center

key words : Male Lower Urinary Tract Symptom, Benign Prostatic Hyperplasia, Clinical Guidelines

*渋谷区広尾4-1-22（03-3400-1311）〒150-8935

図 1　一般医向け診療アルゴリズム（文献 1 より改変）

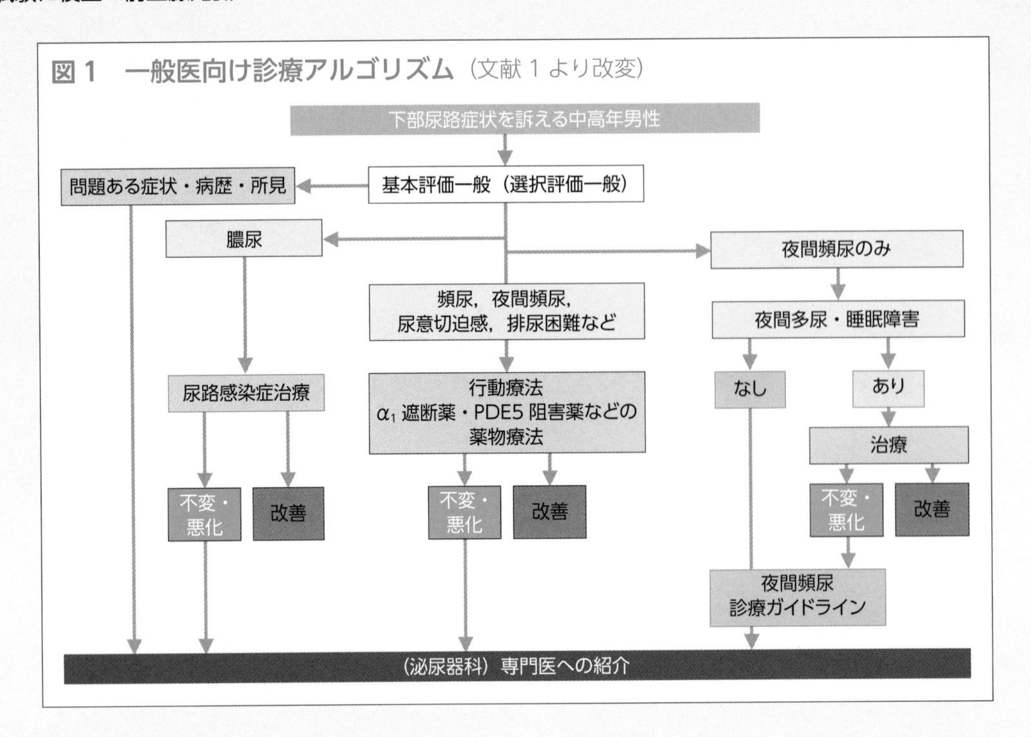

の点は，前立腺肥大症診療ガイドラインの発刊後に女性下部尿路症状診療ガイドラインが発刊されており，それと対になるのが分かりやすいこと，国際的にも男性下部尿路症状という概念が定着してきていること，ガイドラインの数を不必要に多くすることは避けたいことなどから，合冊する方向で方針が決まった。あわせて，男性下部尿路症状診療ガイドラインの精神であった一般医療従事者も読者の対象に含めるために，アルゴリズムには一般医と泌尿器科医向けの 2 通りを作成することとし，一般医の代表として日本内科学会推薦の医師（診療所開設者）を委員に招聘した。

Ⅲ．改訂ガイドラインの概要と特徴

1．目的，対象読者と対象患者

本ガイドラインの目的は，前立腺肥大症を含む LUTS を主徴とする疾患・病態を有する男性患者に対して，適切な診療の指針を提示することである。したがって，対象患者は LUTS を訴える中高齢の成人男性となる。ただし，要介護高齢者や明らかな神経疾患による下部尿路障害を有する患者は除外された。利用者としては，対象患者の診療に関与する医師，薬剤師，看護師を想定し，泌尿器科医以外の医師（一般医）と JUA 認定専門医（専門医）を中心とした。

2．アルゴリズム

前述の対象読者の設定に基づき，アルゴリズムには一般医向けと専門医向けの 2 通りのアルゴリズムを設けた（図 1，2）。いずれのアルゴリズムに共通する点として，まず基本評価を行い，問題とされる症状や病歴・所見，尿路感染症を除外して，前立腺肥大症または機能性の（解剖学的に明確な異常がない）病的状態と診断し，その上で適切な治療を行うという筋書きになっている。また，一般医向けのアルゴリズムは，専門医が行う初期治療のアルゴリズムともなっている。したがって，本誌の読者の多数を占めるであろう専門医においては両方のアルゴリズムを理解しておき，まずは一般医向けアルゴリズムに従い，そのなかで専門医への紹介となった患者について専門医向けアルゴリズムを適応するという使い方が勧められる。

3．一般医向けアルゴリズム

一般医向けアルゴリズムでの基本評価は，症状，病歴，身体所見という診断学の基本に加え，検査として尿検査と血中の前立腺特異抗原（Prostate specific antigen：PSA）検査を推奨している。問題症例の除外（詳細はガイドラインを参照願いたい）は，要するに，尿閉，感染症，がん，結石，神経疾患，放射線治療後などを除外するのが目的である。これらの問題がないとしても，ほぼ夜間頻尿だけを有する状態は夜間多尿や睡眠障害などの全身性の病態に起因することが多いので，別に扱う。ここまでくると，いわゆる男性下部尿路症状／前立腺肥大症という，前立腺肥大症またはその他の下部尿路の機能性病態に起因する LUTS のある状態という診断に至る。

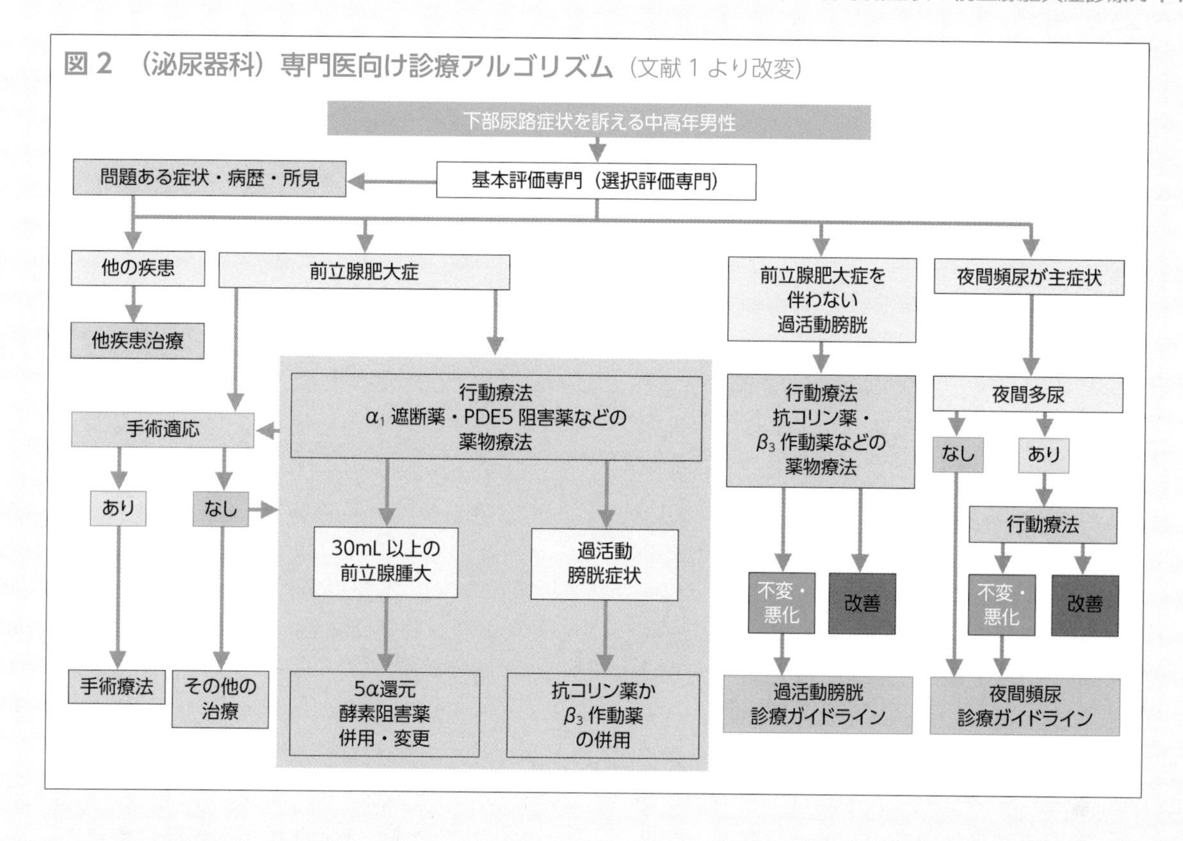

図2 （泌尿器科）専門医向け診療アルゴリズム（文献1より改変）

ここで治療の開始となるわけであるが，まず勧められるのは生活指導を含む行動療法など最も侵襲性の低い治療である。また，薬物治療としては α_1 遮断薬もしくは phosphodiesterase-type 5（PDE5）阻害薬などを推奨する。また，アルゴリズムには記載されていないが，その説明文では治療開始にあたって残尿測定を行うことを推奨している。

4. 専門医向けアルゴリズム

専門医向けアルゴリズムでの基本評価では，症状は定型的な質問票を用いてスコア化し，検査としては残尿測定と尿流測定，前立腺の超音波検査などが含まれる。検査がより専門的となり，前立腺肥大症や尿閉の診断または除外診断を確実に行うようになっている。機能性の病態として過活動膀胱や低活動膀胱が診断されれば，それらに対する治療を行う。この段階において，基本評価で残尿測定を行っていることが生きてくる。

前立腺肥大症と診断された場合は，行動療法や薬物療法は一般医向けアルゴリズムと同様である。そのなかで前立腺の腫大がより明らかな場合や過活動膀胱症状を伴う場合には，治療の追加または変更が指示されている。手術治療の適応は，保存的治療に抵抗するLUTSや合併症などがある場合に考慮される。どの手術手技を選択するかは，術式の特性や患者要因（前立腺の形態や合併疾患など）以外に，術者の熟達度や設備状況により大きく影響されアルゴリズムに記載できるほど簡単ではないので，本文を参照願いたい。

5. Clinical Question (CQ)

アルゴリズムに続いて19のCQが設けられている。いずれも実践的なCQである。薬剤が多種類となったために，併用療法のあり方についてのCQが目立つ。個々の併用については本文を参照願いたいが，作用機序の異なる薬剤の併用については基本的には合理的と判断されており，そのなかでも広く研究がなされたものは推奨度が高くなっている。また，CQ16以降は一般医から専門医への紹介，もしくは逆紹介の目安が記載されており，医療連携にかかわるCQとなっている。そして，CQ19には保険上の留意点が記載されている。保険上の留意点をCQとして取り上げているガイドラインは稀であり，一般医，専門医を問わず確認のためにも目を通しておくことをお勧めする。

6. 本文・解説文

本文や解説文は先行する2つのガイドラインをうまく調和させるように記述されている。LUTSの解説については，旧版の男性下部尿路症状ガイドラインや女性下部尿路症状ガイドラインと重なることも多いが，低活動膀胱や過知覚膀胱などの新たな概念の解説も含まれている。

前立腺肥大症の定義は旧版と変わることはないものの，再確認して頂くことをお勧めしたい。本GLでは，前立腺肥大症を「前立腺の良性過形成による下部尿路機能障害を呈する疾患で，通常は前立腺腫大と下部尿路閉塞を示唆する下部尿路症状を伴う」と定めた。

わが国では前立腺肥大症を疾患名として当然のように使用している。しかし，欧米では前立腺肥大症という用語を廃し，この状態を前立腺腫大（＋膀胱出口閉塞）とし，疾患名というよりは（排尿筋過活動などと同じく）LUTSの原因となる病態の一つとして扱っている。その理由として，Benign Prostatic Hyperplasiaが病理組織学的診断名であり臨床診断名ではないことをあげている。しかし，いわゆる前立腺肥大症にみられる病態は，前立腺の腫大や閉塞だけではなく，前立腺に由来する炎症や知覚亢進が関与しているであろう。その点から考えれば，欧米の考え方は前立腺肥大症の矮小化とみなせる。その点では日本語は一日の長があり，前立腺肥大（良性過形成）と前立腺肥大症とは異なる用語を用いている。これらの背景を認識したうえで，前立腺肥大症の定義を再確認して頂くことを勧める。

7．想定試験問題とその解説

本GLについて，以下の記述は正しいか誤りか。

1. 本GLは，既存の男性下部尿路症状診療ガイドラインと前立腺肥大症診療ガイドラインを統合・刷新して作成された。
→男性の下部尿路症状に対するガイドラインには，一般医療従事者向けの男性下部尿路症状診療ガイドライン（2008年発刊）と前立腺肥大症ガイドライン（2011年発刊）があった。新規の知見が増えて内容を刷新する時期にあること，合冊して利用者の便宜性を図ることが望ましいことから，統合・刷新する形で本GLが2017年に発刊された。（正しい）
2. 本GLの作成途中に，泌尿器科学会のホームページの会員専用サイトを利用して会員から意見を求めた。
→改訂の過程は，日本泌尿器科学会のガイドラインの作成・改訂指針に従った。まず委員長と作成委員が選任され，作成委員が論文の収集・精読を通して分担部分の原案を書き，会議での意見交換を行い修正して試案とした。それを評価委員およびJUAの理事の校閲に供した。さらに，誰もが閲覧できるJUAのホームページのサイトに公開し，公衆からの意見（Public opinion）を聴取した。以上の校閲・意見聴取を加味して最終的なものとした。（誤り）
3. 本GLを診療に利用すべき医師は，泌尿器科専門医にほぼ限定されている。
→本GLの対象患者はLUTSを訴える中高齢の成人男性となる。ただし，要介護高齢者や明らかな神経疾患による下部尿路障害を有する患者は除外された。しかし，これに該当する患者数は膨大であり，一般医でも診療がしばしば行われていることから，利用者としては，対象患者の診療に関与する医師，薬剤師，看護師を想定した。医師としては，泌尿器科医以外の医師（一般医）とJUA認定専門医（専門医）を設定した。泌尿器科専門医に限定するものではない。（誤り）
4. 本GLには，一般医向けと泌尿器科専門医向けの2つのアルゴリズムが提示されている。
→1．にあるように，男性下部尿路症状診療ガイドラインの精神であった一般医療従事者も読者としているので，アルゴリズムには一般医と泌尿器科医向けの2通りを作成した（図1，2）。一般医の立場からの意見を頂けるように，代表として日本内科学会推薦の医師（診療所開設者）を委員に招聘した。とくにアルゴリズムの作成にあたっては貴重な意見を頂いた。（正しい）
5. 泌尿器科専門医は，泌尿器科専門医向けのアルゴリズムだけを熟知すればよい。
→一般医向けのアルゴリズムは，一般医だけではなく専門医が行う初期治療のアルゴリズムともなっている。したがって，本誌の読者の多数を占めるであろう専門医においては，両方のアルゴリズムを理解しておき，まずは一般医向けアルゴリズムに従い，そのなかで専門医への紹介となった患者については専門医向けアルゴリズムを適応するという使い方が勧められる。（誤り）
6. 一般医向けアルゴリズムの基本評価には，前立腺特異抗原（Prostate specific antigen：PSA）測定は含まれない。
→一般医向けアルゴリズムでの基本評価（初期評価）では，症状，病歴，身体所見という診断学の基本に加え，検査として尿検査と血中のPSA検査を推奨している。すなわち本GLでは，受診したのがどの診療科であっても，下部尿路症状を有する中高年男性はPSA測定を行うべきとしている。(誤り)

7. 一般医向けアルゴリズムでは，問題症例の除外の後には，ほぼ夜間頻尿だけを有する状態，および，前立腺肥大症またはその他の下部尿路の機能性病態に起因するLUTSのある状態のいずれかに分類される。

→一般医向けアルゴリズムでは，一般医は前立腺肥大症とその他の下部尿路の機能性病態の鑑別はできないという前提に立っている。したがって，その2つのいずれかという診断で治療が開始される。まず勧められるのは生活指導を含む行動療法など最も侵襲性の低い治療である。また，薬物治療としてα_1遮断薬もしくはphosphodiesterase-type 5(PDE5)阻害薬などを推奨している。(正しい)

8. 専門医向けアルゴリズムの基本評価では，一般医向けアルゴリズムの基本評価に加えて，定型的な質問票，残尿測定と尿流測定，前立腺の超音波検査が推奨されている。

→専門医は，前立腺肥大症や尿閉の診断または除外診断を確実に行うことが求められる。したがって，前述の検査を基本評価として，すなわち全員に，行うことを推奨している。なお，前立腺の超音波検査は経腹的検査でもよい。(正しい)

9. 本GLには，保険上の留意点についてのクリニカルクエスチョン(CQ)がある。

→保険上の留意点をCQとして取り上げているガイドラインは稀である。しかし，このCQは男性下部尿路症状の実地診療には大いに役立つものである。一般医，専門医を問わず，また確認のためにも，一度は目を通しておくことを強くお勧めする。(正しい)

10. 本GLでの前立腺肥大症の定義は，「前立腺の良性過形成による下部尿路機能障害を呈する疾患で，前立腺腫大と下部尿路閉塞を有する」である。

→定義は，「前立腺の良性過形成による下部尿路機能障害を呈する疾患で，通常は前立腺腫大と下部尿路閉塞を示唆する下部尿路症状を伴う」である。腫大の定義が困難(何グラム以上が腫大か？　病理学的根拠が必要か？　などに定見がない)，下部尿路閉塞の正確な診断には侵襲的検査を要するなどの理由で，やや曖昧な表現となっている。なお，欧米では前立腺肥大症という用語を廃し，この状態を前立腺腫大(＋膀胱出口閉塞)としている。その理由として，Benign Prostatic Hyperplasiaが病理組織学的診断名であり臨床診断名ではないことをあげている。しかし，いわゆる前立腺肥大症の症状には，前立腺の腫大や閉塞だけではなく炎症や知覚亢進が関与しており，これらが無視されている。また，日本語では，前立腺肥大(良性過形成)と前立腺肥大症とは異なる用語を用いており，実際的には問題にならない。これらの背景を認識したうえで，前立腺肥大症の定義を再確認して頂くことを勧める。(誤り)

参考文献

1) 日本泌尿器科学会編：男性下部尿路症状・前立腺肥大症診療ガイドライン．リッチヒルメディカル，東京，2017
2) 日本排尿機能学会男性下部尿路症状診療ガイドライン作成委員会編：男性下部尿路症状診療ガイドライン．ブラックウェルパブリッシング，東京，2008
3) 日本泌尿器科学会編：前立腺肥大症診療ガイドライン．リッチヒルメディカル，東京，2011

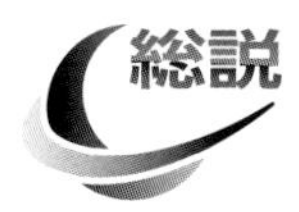

精巣におけるtestosterone産生・分泌と脂質過酸化 —過酸化脂質還元酵素glutathione-peroxidase(GPx1)の免疫組織化学的アプローチ—

村越　正典

あすか製薬株式会社*

要旨

精巣におけるglutathione-peroxidase（GPx1）は，Leydig細胞および間質macrophageに局在して観察される。Leydig細胞内のGPx1は，滑面小胞体周囲のcytosolに認められ，この染色性はLeydig細胞のステロイドホルモン（testosterone）産生・分泌状態と密接に関連しており，亢進状態でGPx1も増量し，逆に，低下状態ではGPx1も低下して観察された。一方，間質macrophage内のGPx1は，lysosome様構造内に特徴的に観察され，さらに，このlysosome様構造内のGPx1は，Leydig細胞のtestosterone産生・分泌状態と関連しており，亢進状態ではlysosome様構造内のGPx1も増量し，逆に，低下状態では，極めて減弱あるいは消失して観察されるようになった。精巣におけるGPx1の生物学的意義についてsteroidogenesisと関連させて解説し，さらに，prostaglandin合成系におけるGPx1の関与についても考察を加える。

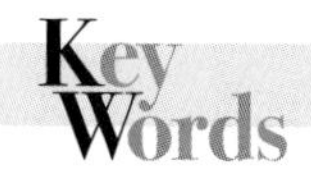

グルタチオンペルオキシダーゼ（GPx1），テストステロン，プロスタグランジン

はじめに

男性ホルモンであるtestosteroneは，精巣のLeydig細胞で生合成され分泌されている。Leydig細胞は，超微形態学的に滑面小胞体が豊富に認められ，ミトコンドリアおよび脂肪顆粒は乏しい。同様なステロイドホルモン産生・分泌細胞として副腎皮質細胞は，滑面小胞体が豊富であり，さらに，ミトコンドリアおよび脂肪顆粒も極めて豊富に認められる。ステロイドホルモンはcholesterolから生合成されており，副腎皮質細胞では，steroidogenesisの材料となるcholesterolを血中から取り込んでいる[1]。一方，Leydig細胞においては，滑面小胞体からステロイドホルモンの前駆体であるcholesterolを生合成している[2]。このようにLeydig細胞では活発な膜代謝に伴う膜由来の過酸化物の生成も必然的に発生すると考えられる。

脂質過酸化は，脂質の一つである不飽和脂肪酸（多くの場合，多価不飽和脂肪酸，poly-unsaturated fatty acid：PUFA）に自動酸化か，あるいは，一重項酸素，ヒドロキシラジカルのような活性化酸素（酸素ラジカル）の作用により酸素が添加されて発生する。また，酸素の存在下，P-450などの酵素群，フラビン酵素群，その他の解毒サイクルの作用により酸素ラジカルは，不可逆的にその発生をみる。そうなるとPUFAの過酸化物の生成も必然的な生体現象ということになる。一方，前述ラジカルの発生は，種々の細胞傷害性刺激（薬物，化学物質投与，放射線，紫外線照射など）により容易に促進されることは周知の事実である。ラジカル発生—脂質過酸化—細胞傷害の関連を示したのが**図1**である。細胞傷害は，種々の刺激で生体内に発生したラジカル自身，直接強い細胞傷害を引き起こすが，一方，生体膜脂質中のPUFAに働きかけ，脂質過酸化を誘発し，これを介して間接的にも細胞傷害を発生せしめる。一方，生体内には，脂質過酸化生成に対応する防御機構が具備されている。その主なものとしては，下記が知られている。1：ビタミンE，2：アスコルビン酸，3：ユビキノン，4：ビタミンB_2，5：superoxide dismutase（SOD），6：catalase，7：金属結合タンパク（transferrin，metallothioneinなど），8：glu-

＊川崎市高津区下作延5-36-1（044-812-8647）〒213-8522

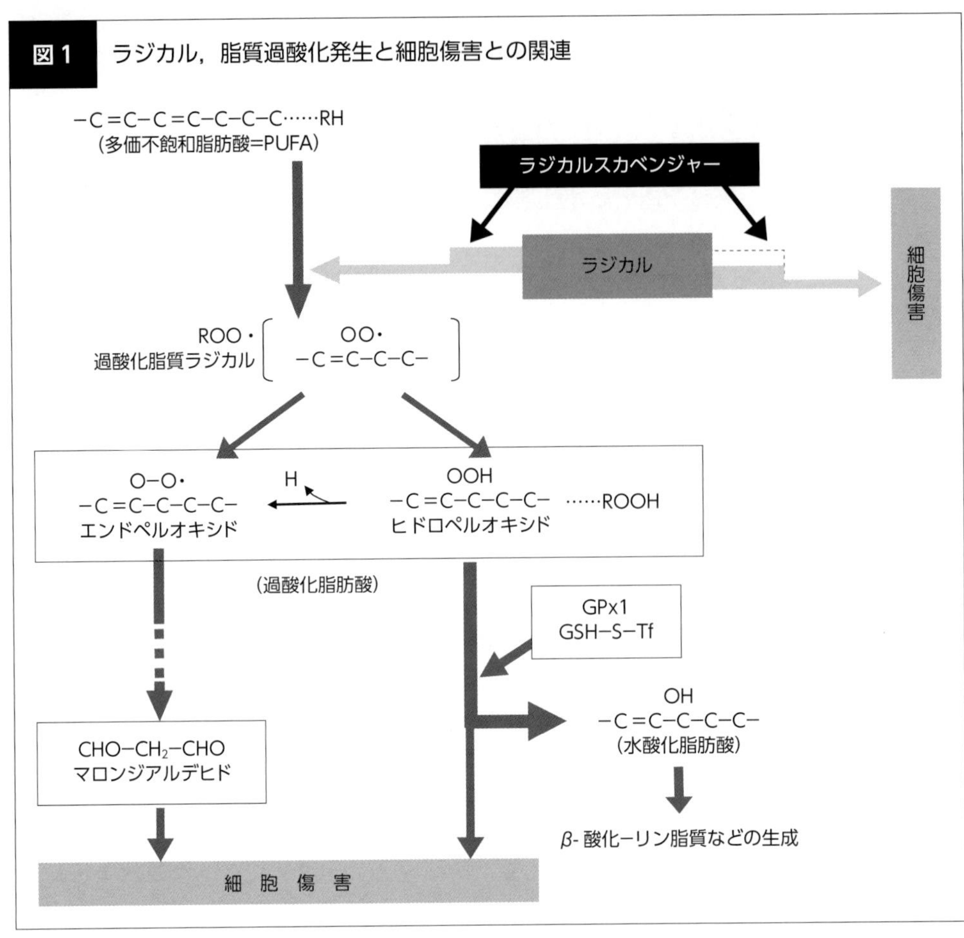

図1 ラジカル，脂質過酸化発生と細胞傷害との関連

tathione-S-transferase（GSH-S-Tf）および9:GPx1であり，1～7は主としてラジカル除去に働くものであり，生成された過酸化脂質に直接働きかけてこれを消去するものは，8および9である。**図2**はGPx1の酵素作用を示している。GPx1は，ラジカルの作用により主として細胞膜のPUFAから産生される過酸化脂質および過酸化水素を主たる生体内基質とするが，種々の脂質過酸化物も基質となりえる。これらの基質はGPx1により還元されて種々の脂質代謝に利用可能な水酸化脂肪酸となる。この際，還元型glutathioneが補酵素的物質として不可欠である。酵素作用により酸化された酸化型glutathioneは，glutathione-reductase（GSSG-RD）によって還元される。また，glucose-6-phosphate dehydrogenaseなどと共役して働き，5炭糖および核酸合成に重要な意義を持つペントースリン酸回路にも関連をもっている。

本稿は，Ⅰ．精巣内GPx1の局在様式（実験病理学的アプローチ），Ⅱ．精巣間質macrophage内GPx1の生物学的意義について，Ⅲ．Prostaglandin合成系におけるGPx1の関与についての3章より構成した。なお，実験病理学的にラットを用いた結果を示す。実験実施にあたっては研究所内に設置された動物実験委員会の審査後，研究所長の承認を得ている。

Ⅰ．精巣内GPx1の局在様式（実験病理学的アプローチ）

精巣におけるGPx1は，間質のLeydig細胞およびmacrophageに認められ，Leydig細胞では，滑面小胞体周囲のcytosolに，一方，macrophageでは，lysosome様構造内にGPx1が局在した[3]。Leydig細胞は，ステロイドホルモンであるtestosteroneを生合成し分泌していることから，steroidogenesisの増加あるいは低下した状態を実験病理学的に作製してGPx1の細胞内局在動態を検討した。なお，間質macrophageにおけるGPx1については次項（Ⅱ）で解説する。

Steroidogenesisの低下状態としては，下垂体摘除モデルを用いた。下垂体摘除後1週間経過した精巣を対象にGPx1の局在観察を実施した。下垂体摘除に伴い精巣間質も著しく萎縮し，萎縮した間質ではGPx1陽性Leydig細胞数も減少して観察された[3]。超微形態学的に萎縮したLeydig細胞

図 2 グルタチオンペルオキシダーゼ(GPx1)の酵素反応の模式図

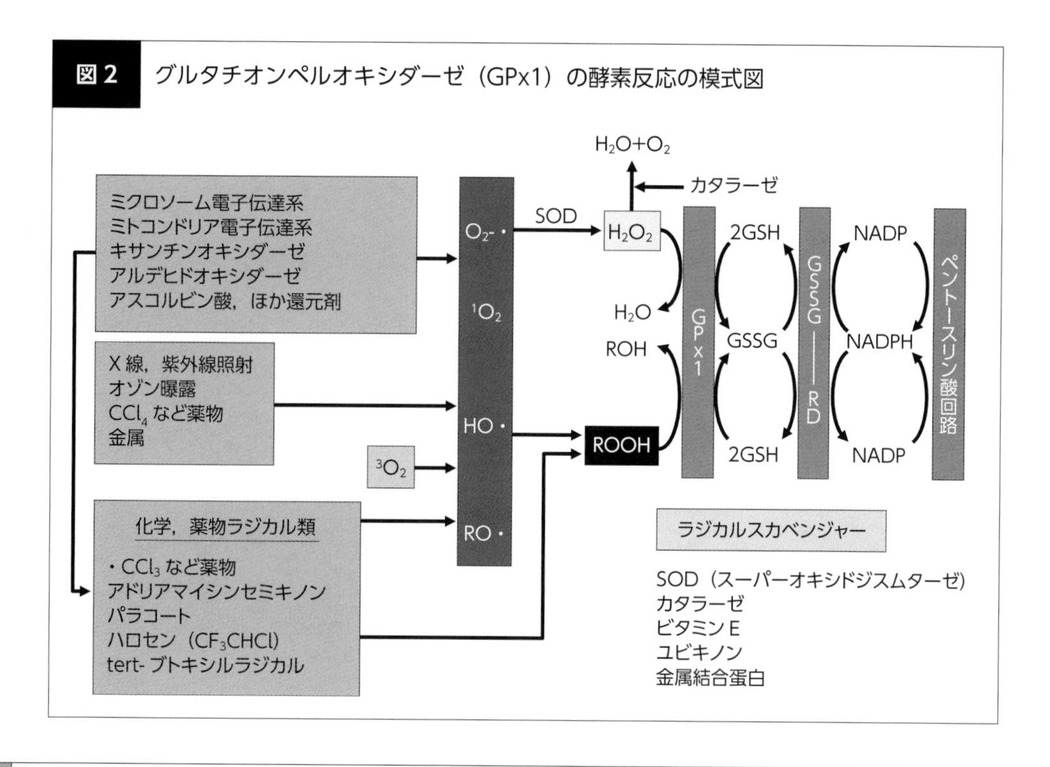

表 1 精巣間質 macrophage における GPx1 陽性細胞数および GPx1 陽性顆粒数

Experimental condition	GPx1-positive macrophages	GPx1-positive granules
Normal untreated	11.00±1.70	5.20±1.40
Hypophysectomy	3.60±1.26	2.10±1.02
Gonadotropin-administration to hypophysectomy	12.50±1.84	11.70±2.50

GPx1-positive macrophages are estimated in interstitial area around one seminiferous tubules.

は，ミトコンドリアの swelling および滑面小胞体が小空胞状に断片化しており，細胞内代謝活性の低下に伴う萎縮変性所見と解釈された。GPx1 はこのような Leydig 細胞においては，変性した organella の周囲の cytosol に観察された[3)]。脂質過酸化は，細胞内小器官の swelling あるいは膜の断片化などに密接に関連しており，最終的には，ミトコンドリアの融解あるいは崩壊も誘発されることは周知の事実である[4～6)]。したがって，機能低下した Leydig 細胞内の GPx1 は，発生した過酸化脂質から細胞内小器官を防御するために作用すると考えられた。

Steroidogenesis の亢進状態としては，前述の下垂体摘除モデルに gonadotropin(250 単位，1 週間，筋肉内)を投与した精巣を対象とした。Gonadotropin 投与後では，精巣間質は著しく肥大し，GPx1 陽性 Leydig 細胞も増量して観察されるようになった[3)]。超微形態学的に肥大した Leydig 細胞には，滑面小胞体が極めて増殖して観察された。このような Leydig 細胞において GPx1 は，著しく増殖した滑面小胞体周囲の cytosol に増量して観察されるようになった[3)]。滑面小胞体を含めた microsomes は，膜リン脂質中に PUFA を含有していることは周知の事実である。さらに，microsomes は，脂質過酸化に極めて感受性が高く，最終的には，過酸化脂質に起因した細胞傷害を認めることは周知の事実である[4, 5)]。したがって，機能亢進した Leydig 細胞内の GPx1 は，活発な膜代謝に伴い発生する過酸化脂質から細胞内小器官を防御すること，および steroidogenesis を円滑に進行させるために作用すると考えられた。

Ⅱ．精巣間質 macrophage 内 GPx1 の生物学的意義について

先のモデルを用いた精巣間質 macrophage における GPx1 について以下に述べる。**表 1** に lysosome 様構造を有する GPx1 陽性細胞数および細胞内の GPx1 含有 lysosome 様構造数を示した[7)]。

図3 アラキドン酸カスケード（プロスタグランジン合成など）におけるグルタチオンペルオキシダーゼ（GPx1）の関与および意義についての模式図

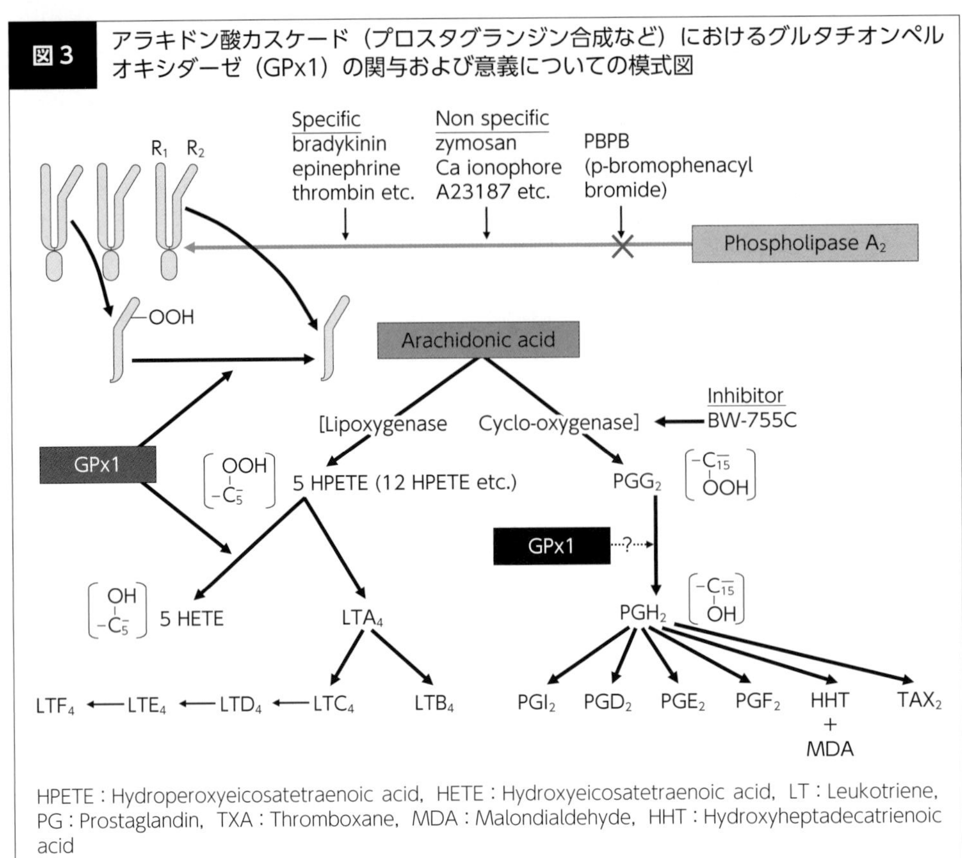

HPETE : Hydroperoxyeicosatetraenoic acid, HETE : Hydroxyeicosatetraenoic acid, LT : Leukotriene, PG : Prostaglandin, TXA : Thromboxane, MDA : Malondialdehyde, HHT : Hydroxyheptadecatrienoic acid

両者ともにLeydig細胞におけるsteroidogenesisと極めて密接に関連しており，steroidogenesisの低下状態で減少し，逆の亢進状態では，増量して観察されるようになった[7)]。精巣では，testosteroneのみならずprostaglandin（PG）も生合成されており，さらに，PGは精巣機能の制御に重要な役割を担うとされている[8～10)]。また，このPG合成系は，精巣の間質に局在し，さらに，gonadotropin依存性とされている[8～10)]。PGは，膜のPUFA（アラキドン酸）から生合成されており，この過程において脂質過酸化は欠かせぬ重要なステップでもある。なお，この詳細に関しては，次項（Ⅲ）で述べる。GPx1は，これら生体内で種々の条件により発生する脂質過酸化物を効果的に還元し，代謝可能な脂質に戻すといった重要な働きを行うことは周知の事実である[2, 3, 11～21)]。これらのことを考え合わせれば，PG合成系におけるGPx1の関与も当然考えられる。さらに，lysosome様構造内のGPx1は，ホルモン刺激と密接に関連していたことにより，アンドロゲン（testosterone）dependentと考えた。事実，macrophageにはandrogen receptorも発現されており[22, 23)]，Leydig細胞で産生・分泌されたtestosteroneが間質macrophageに作用（刺激）する可能性も否定できない。さらに，macrophageにおけるPG合成能が増強された結果（生成される脂質過酸化物も増量される），lysosome様構造内のGPx1も増量されたと推察した。

Ⅲ. Prostaglandin（PG）合成系におけるGPx1の関与

アラキドン酸は，細胞膜リン脂質のグリセロール骨格の2位にエステル結合している。細胞膜が種々の刺激（剤）で活性化されると，phospholipase A_2の作用によりアラキドン酸がリン脂質から遊離され，cyclo-oxygenaseあるいはlipoxygenaseの基質となり，PG，thromboxane（TX）あるいはleukotriene（LT）などの生理活性物質へと酵素的に代謝されることは周知の事実である。これらのアラキドン酸由来の代謝産物を総称してeicosanoidと呼び，この代謝経路をarachidonic acid cascadeと呼んでいる（**図3**）。Eicosanoidは，血小板，血管内皮細胞，白血球などによって産生されるが，arachidonic acid cascadeを構成する酵素は，これらの細胞に一様に備わっているのではなく，細胞の種類によって存在する酵素活性には差があるとされている[24)]。したがって，産生されるeico-

表2 腹腔 macrophage における GPx1 の局在様式

Experimental condition	Concentration	Light microscopy	Electron microscopy
control		cytosol	cytosol
zymosan	50 μg/mL	cytosol	cytosol as large granules
phorbol myristate acetate (PMA)	10^{-4}M	cytosol	cytosol as large granules
ionophore A23187 (A23187)	2×10^{-4}M	cytosol	cytosol as large granules
testosterone	1 μg/mL	cytosol	cytosol as large granules
parabromophenacyl bromide (PBPB)	10^{-4}M	weak staining	weak staining
BW-755C	10^{-4}M	cytosol	cytosol as large granules
PBPB+activators※	10^{-4}M+each activators	weak staining	weak staining
BW755C+activators※	10^{-4}M+each activators	cytosol	cytosol as large granules

The incubations are performed at 37℃ for 2 h under 5%CO_2/95%O_2.
※ : Phospholipase A_2 activators (zymosan, PMA, A23187, testosterone)
PBPB : Phospholipase A_2 inhibitor, BW-755C : Cyclo-oxygenase and lipoxygenase inhibitor

sanoid の種類も細胞によって異なる。血小板や血管内皮細胞は cyclo-oxygenase, TX 合成酵素および PGI_2 合成酵素活性が高く，TXA_2 および PGI_2 をそれぞれ産生する[24]。また，白血球は lipoxygenase, LTA_2 hydrolase, LTC_4 合成酵素などの活性が高く，LTB_4, LTC_4, LTD_4, LTE_4 を産生する[24]。TXA_2 は血小板凝集作用を，また，PGI_2 は血小板凝集阻止作用をもつことから血栓形成に重要な役割を果たしているとされている。一方，LTB_4 は白血球遊走作用を，また，peptide LT は，血管透過性亢進作用や気管支平滑筋収縮作用をもつことから，これら LT は炎症反応の重要な mediator としても知られている[24]。

ところで，macrophage は，cyclo-oxygenase 産物として，PGE_2, $PGF_2\alpha$, PGD_2, PGI_2, TXA_2 を，lipoxygenase 産物として，5-hydroxyeicosatetraenoic acid (HETE), 12-HETE, LTB_4, LTC_4 などを産生するとされている[24]。

筆者らは，macrophage における GPx1 の局在動態について，とくに，arachidonoic acid cascade (PG 合成系) と関連させて単離腹腔 macrophage を用いた *in vitro* 系で実験病理学的にアプローチした。**表2** に試験に供した試薬および添加濃度ならびに GPx1 の局在様式を示した[21]。GPx1 は，対照 (無刺激) 単離腹腔 macrophage (腹腔 macrophage) においては，cytosol にび漫性に観察された。一方，PG 合成系の刺激剤 (phospholipase A_2 の活性化剤：zymosan, phorbol myristate acetate, ionophore A23187)[25~27] を添加すると，GPx1 は，大きな顆粒状構造内 (顆粒状構造 GPx1) に局在した。この GPx1 の局在様式は，testosterone の添加においても同様に認められた。Phospholipase A_2 の活性化剤は，さらに，lysosome 内酵素の遊離も誘発するとされている[25~27]。Testosterone は，lysosome の不安定化剤 (lysosome 膜の不安定化剤) であることは周知の事実であることから，testosterone も phospholipase A_2 を活性化した結果，顆粒状構造 GPx1 も誘発されたと考えた。したがって，腹腔 macrophage 内の顆粒状構造 GPx1 は，活発な PG 合成に密接に関連している可能性も示唆された。事実，PG は，膜の PUFA，とくに，アラキドン酸から合成されており，その合成過程には，脂質過酸化は欠かせぬワンステップでもあることは周知の事実である。したがって，GPx1 は，アラキドン酸の遊離およびそれに伴い生成されるアラキドン酸の過酸化物を消去(還元)し，PG 合成系を円滑に進行させる重要な役割を果たすことが考えられた。さらに，顆粒状構造 GPx1 は PG 合成状態を概略的ではあるが形態学的に評価できる可能性も示唆された。そこで，phospholipase A_2 の不可逆的阻害剤であるとともに，lysosome 内酵素の遊離も阻害し，PG 合成も阻害するとされている parabromophenacyl bromide (PBPB)[28] を用いて GPx1 の染色性を検討した。この条件下で GPx1 は，極めて減弱して腹腔 macrophage 内に観察されるようになった。これより，GPx1 の発現および顆粒状の局在様式は，phospholipase A_2 による膜由来のアラキドン酸の遊離が必須であることが明らかとなった。そして，遊離したアラキドン酸から 2 次的にアラキドン酸

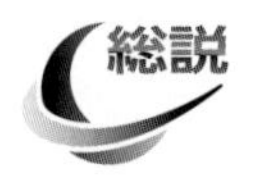

の過酸化物（アラキドン酸 hydroperoxides）が生成されることは容易に推測される。

一方，PBPB と phospholipase A_2 活性化剤の併用では，GPx1 の染色性は PBPB 単独時と同様に極めて減弱して観察されたが，BW-755C（cyclo-oxygenase および lipoxygenase の阻害剤，ただし，phospholipase A_2 は阻害効果がない）と phospholipase A_2 の活性化剤との併用では，顆粒状構造 GPx1 が出現し，さらに，その染色性も増強された。以上より，膜由来のアラキドン酸の量（アラキドン酸 hydroperoxides）に依存して GPx1 も誘発される可能性も示唆され，macrophage における GPx1 は，arachidonic acid cascade の first step であるアラキドン酸の遊離に伴い 2 次的に生成されるアラキドン酸の過酸化物を消去し，PG 合成系を円滑に進行させる重要な役割を果たすことが結論された（**図 3**）。なお，cyclo-oxygenase 系の PGG_2 から PGH_2 への変換過程で生じたヒドロキシラジカルは cyclo-oxygenase を阻害することも知られているがその詳細は不明である。また，lipoxygenase 系の HEPETE から HPETE への変換過程で生じたヒドロキシラジカルは PGI_2 合成酵素を抑制することは周知の事実である[29]。

おわりに

Macrophage における PG 合成系で，その first step，すなわち，アラキドン酸遊離（アラキドン酸 hydroperoxides の生成）およびそれに続く過程で，GPx1 が極めて密接に関与している可能性が考えられ，さらに，testosterone は，phospholipase A_2 の活性化剤として PG 合成を増加させることも強く示唆された。以上より，macrophage における GPx1 の局在性の変動は，細胞内における PG 合成能をよく反映するものと考えられ，概略的ではあるが形態学的に PG 合成能を周知できるものと思われる。

謝　辞

本稿は，東海大学医学部病理学教室およびあすか製薬株式会社（旧帝国臓器製薬株式会社）で実施した研究の総説である。研究にあたっては，故渡辺慶一教授（東海大学医学部病理学教室）に温かくご指導およびご支援をいただきました。この場をかりまして深く感謝申し上げます。

参考文献

1) Murakoshi M, Osamura Y, Watanabe K : Ultrastructural changes in rat adrenalcortical cells produced by a 4-aminopyrazolopyrimidine（4-APP）dosage. Cell Struct Funct 9 : 13-23, 1984
2) Morris MD, Chaikoff IL : The origin of cholesterol in liver, small intestine, adrenal gland, and testis of the rat : dietary versus endogenous contribution. J Biol Chem 234 : 1095-1097, 1959
3) Murakoshi M, Osamura Y, Yoshimura S, et al : Immunohisto-cytochemical localization of glutathione-peroxidase（GSH-PO）in the rat testis. Acta Histochem Cytochem 16 : 335-345, 1983
4) Robinson JD : Structural changes in microsomal suspension. Arch Biochem Biophys 112 : 170-179, 1972
5) Tappel AL : Lipid peroxidation damage to cell components. Fed Proc 32 : 1870-1874, 1973
6) Victoria EJ, Barber AA : Peroxidation of microsomal membrane protein--lipid complexes. Lipids 4 : 582-588, 1969
7) Murakoshi M, Osamura Y, Yoshimura S, et al : Characteristic immunocytochemical localization of glutathione-peroxidase（GSH-PO）in rat testicular interstitial macrophages. Acta Histochem Cytochem 16 : 588-595, 1983
8) Ellis LC : Rat testicular prostaglandin synthesis and its relation to androgen synthesis. Fed Proc 31 : 295, 1972
9) Ellis LC : Prostaglandins and the dual endocrine role of the testis. Res Reprod 4 : 2, 1972
10) Ellis LC, Sorrenson DK, Buhrley LE : Mechanisms and interactions in testicular steroidogenesis and prostaglandin synthesis. J Sterod Biochem 6 : 1081-1090, 1975
11) Murakoshi M, Osamura Y, Yoshimura S, et al : Biochemical and immunihistochemical studies of glutathione-peroxidase in the rat adrenal cortex. Acta Histochem Cytochem 14 : 571-580, 1981
12) Murakoshi M, Osamura Y, Yoshimura S, et al : Immunohisto-cytochemical localization of rat adrenocortical glutathione-peroxidase（GSH-PO）: Studies on aminoglutethimide（Elipten）and 4-aminopyrazolopyrimidine（4-APP）administration. Acta Histochem Cytochem 17 : 139-148, 1984
13) Murakoshi M, Osamura Y, Yoshimura S, et al : Correlation between intramitochondrial localization of glutathione-peroxidase（mitochondrial GSH-PO）and steroidogenesis in the rat adrenocortical cells. Acta Histochem Cytochem 17 : 491-498, 1984
14) Murakoshui M, Ueno K, Osamura Y, et al : Immuncytochemiacal localization of glutathione-peroxidase（GSH-PO）in rat ovary. Acta Histochem Cytochem 20 : 321-327, 1987
15) Murakoshi M, Osamura Y, Yoshimura S, et al : Immunolocalization of glutathione-peroxidase（GSH-PO）in human adrenal gland--studies on

adrenocortical adenomas associated with primary aldosteronism and Cushing's syndrome. Tokai J Exp Clin Med 20 : 89-97, 1995
16) Murakoshi M, Ikeda R, Tagawa M : A significant relationship between glutathione-peroxidase (GSH-PO) localization and biological action of testosterone in rat ventral prostate. J Toxicol Sci 24 : 209-216, 1999
17) Murakoshi M, Ikeda R, Tagawa M : Regulation of prostate glutathione-peroxidase (GSH-PO) in rats treated with a combination of testosterone and 17β-estradiol. J Toxicol Sci 24 : 415-420, 1999
18) Murakoshi M, Osamura S, Watanabe K : Immunolocalization of glutathione-peroxidase (GSH-PO) in the steroid-producing organs and prostate. Acta Histochem Cytochem 33 : 405-412, 2000
19) Murakoshi M, Osamura Y, Watanabe K : Immunocytochemical localization of glutathione-peroxidase (GSH-PO) and bcl 2 in the rat ventral prostate. Acta Histochem Cytochem 36 : 335-343, 2003
20) Murakoshi M, Osamura Y : Immunolocalization of glutathione-peroxidase (GPx1) in the rat adrenal cortex : Correlation between steroidogenesis and lipid peroxidation. Acta Histochem Cytochem 50 : 57-61, 2017
21) Murakoshi M, Ikeda K, Watanabe K : Immunocytochemical localization of glutathione-peroxidase (GSH-PO) in rat peritoneal macrophages. Acta Histochem Cytochem 19 : 125-133, 1986
22) Gilliver SC, Ashworth JJ, Mills SJ, et al : Androgens modulate the inflammatory response during acute wound healing. J Cell Sci 119 : 722-732, 2006
23) Huang CK, Pang H, Wang L, et al : New therapy via targeting androgen receptor in monocytes/macrophages to battle atherosclerosis. Hypertension 63 : 1345-1353, 2014
24) 鹿取信：アラキドン酸代謝物の生体内役割とイコサペンタエン酸による制御．油化学 11：911-920, 1985
25) Derksen A, Cohen P : Patterns of fatty acid release from endogenous substrates by human platelet homogenates and membranes. J Biol Chem 250 : 9342-9347, 1975
26) Roberts MF, Deems RA, Mincey TC, et al : Chemical modification of the histidine residue in phospholipase A_2(Naja naja naja). A cace of half-site reactivity. J Biol Chem 252 : 2405-2411, 1977
27) Smith RJ, Ignarro LJ : Bioregulation of lysosomal enzyme secretion from human neutrophils : role of guanosine 3' : 5'-monophosphate and calcium in stimulus-secretion coupling. Proc Natl Acad Sci U S A 72 : 108-112, 1975
28) Smolen JE, Weissmann G : Effects of indomethacin, 5, 8, 11, 14-eicosatetraynoic acid, and p-bromophenacyl bromide on lysosomal enzyme relrese and superoxide anion generation by human polymorphonuclear leukocytes. Biochem Pharmacol 29 : 533-538, 1980
29) 藤田直：活性酸素，過酸化脂質，フリーラジカルの生成と消去機構並びにそれらの生物学的作用．薬学誌 122：203-218, 2002

Abstract

Correlation between testicular testosterone synthesis and lipid peroxidation —Immunocytochemical approach of glutathione-peroxidase (GPx1)—

Masanori Murakoshi

ASKA Pharmaceutical Co., Ltd.

In the testis, glutathione-peroxidase (GPx1) was localized not only in Leydig cells but in interstitial macrophages as lysosome-like structure. In the Leydig cells, GPx1 was predominantly observed in cytosol near the smooth endoplasmic reticulum. The intensity of GPx1 staining showed altered by the functional state of the Leydig cells, *i.e,* condition of testosterone-synthesis and secretion. On the other hand, the number of GPx1-positive granules (lysosome-like structure) changed under the experimental conditions. Thus, characteristic staining of GPx1 in the interstitial macrophages suggests the very close relationship to the status of steroidogenesis in the Leydig cells. The biological significance of GPx1 in the testicular or peritoneal macrophages is discussed.

key words：Glutathione-peroxidase (GPx1), Testosterone, Prostaglandin

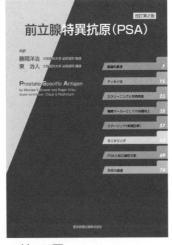

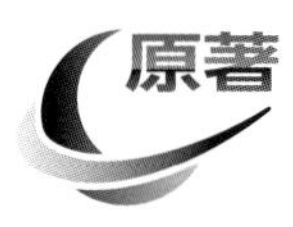

黒沢病院人間ドック前立腺がん検診における40歳代，50歳代受検者における年齢階層別PSAカットオフ値突破率の検討

石井美智子*1，加瀬　嘉明*1，山中　英壽*1，曲　　友弘*2，佐々木隆文*2，
狩野　　臨*2，小倉　治之*2，黒澤　　功*2，島田　和子*3，戸塚　真弓*3，
石井　秀和*3，大木　　亮*4，伊藤　一人*4
医療法人社団美心会黒沢病院予防医学研究所*1，同泌尿器科*2
同附属ヘルスパーククリニック高崎健康管理センター*3，群馬大学大学院医学系研究科泌尿器科学*4

要旨
われわれは，人間ドックにおける40歳代，50歳代の前立腺がん検診症例において，年齢階層別PSAカットオフ値突破率と前立腺がん発見率との関係および年齢階層別PSAカットオフ値突破率に影響を与える諸因子について検討した。PSAカットオフ値突破率と前立腺がん発見率との間には正の相関関係があることを明らかにした。また，Initial PSA値，Basal PSA値，PSA振れ幅の3因子がPSAカットオフ値突破率に強く影響を与える因子であることを明らかにした。これらの結果から，40歳代，50歳代の前立腺がん検診は理想的な検診システムの構築において重要な役割を持っていると示唆される。

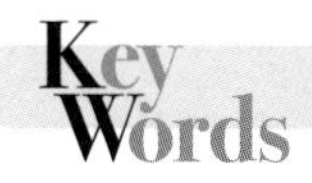
Key Words　PSA，前立腺がん検診，人間ドック

はじめに

人間ドック前立腺がん検診においては，第一次スクリーニングにおいてPSAカットオフ値を突破している人を専門的な質の高い検査が可能な第二次スクリーニング（精密検査）に振り分ける。当施設においては，PSAカットオフ値としては年齢階層別カットオフ値[1)]を用いている。

今回，年齢階層別PSAカットオフ値突破率と前立腺がん発見率との関係および年齢階層別PSAカットオフ値突破率に影響を与える諸因子について，当院人間ドック検診受検症例の検診データを用いて検討したので報告する。

Ⅰ．対象および方法

今回のPSAカットオフ値突破率の検討にあたっては，本研究対象の40歳代，50歳代のPSAカットオフ値として，年齢階層別カットオフ値（64歳以下；3.1ng/mL未満，日本泌尿器科学会基準2008年）を用いた。

研究1（PSAカットオフ値突破率と前立腺がん発見率との関係）と研究2（諸リスク因子とPSAカットオフ値突破率との関係）の流れ図は**図1**のごとくである。

1．研究1の対象者

2002年から2014年までに当院人間ドックを受検した29,173人のうち，PSAカットオフ値突破率観察期間（2002～2007年）6年の間に4回以上PSA検診を受検し，初回検診時年齢が40歳以上60歳未満，初回検診時PSA値が3.1ng/mL未満

図1　研究の流れ図

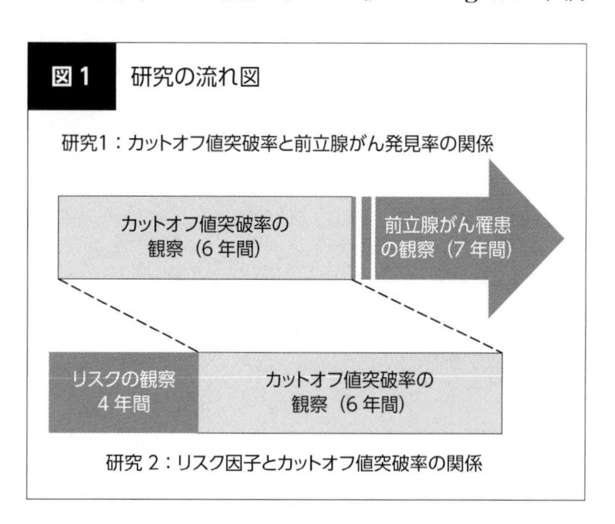

*1 高崎市矢中町187（027-352-1166）〒370-1203

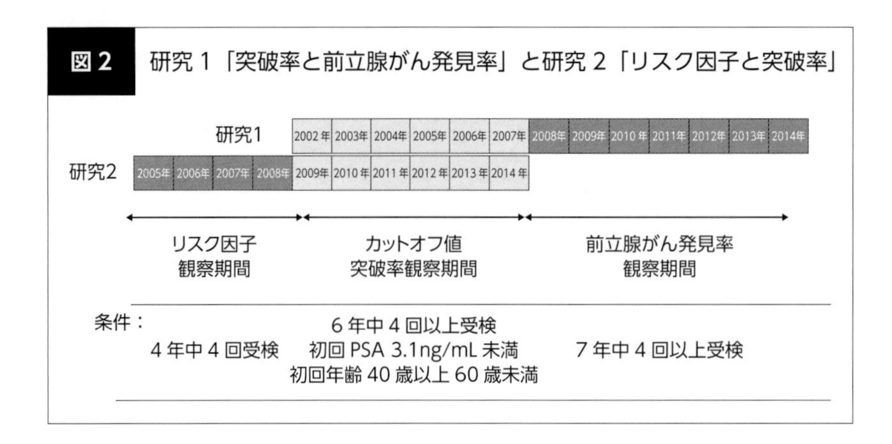

であり，前立腺がん発見率観察期間（2008～2014年）7年の間に4回以上PSA検診を受検した3,080人が研究1の対象者である。

2．研究2の対象者

2002年から2014年までに当院人間ドックを受検した29,173人のうち，リスク因子観察期間（2005～2008年）に毎年PSA検診を受検（4回）し，カットオフ値突破率観察期間（2009～2014年）の6年間に4回以上PSA検診を受検し，初回検診時年齢40歳以上60歳未満，初回検診時PSA値が3.1ng/mL未満である2,605人が研究2の対象者である。

研究1と研究2の関係を**図2**に示した。

検討したリスク因子はBasal PSA, Initial PSA, PSA振れ幅の3因子である。Initial PSA値はリスク因子観察期間（2005～2008年）における初回PSA値とした。

Basal PSA値はリスク因子観察期間（2005～2008年）中にほぼ水平状態（PSAVが＋0.25ng/mL/yearから－0.25ng/mL/year）にあるPSA値の中央値とした。PSA振れ幅はリスク因子観察期間（2005～2008年）における各年度におけるPSA値とBasal PSA値との差の絶対値の平均値とした。リスク因子の検討は，対象者をそれぞれのリスク因子で四分位に分け各群のPSAカットオフ値突破率を比較した。

Ⅱ．結　果

1．研究1

PSAカットオフ値突破率と前立腺がん発見率との関係は**表1**，**図3**のごとくであった。PSAカットオフ値突破率観察期間におけるInitial PSAを8分画し，それぞれの群における人数，前立腺がん数，PSAカットオフ値突破人数，カットオフ値突破率，前立腺がん発見率について検討したところ，**表1**のごとくの結果であった。さらに，**図3**のごとくPSAカットオフ値突破率と前立腺がん発見率との関係図が得られた。

近似直線式は$y = 14.222x - 0.033$，決定係数$R^2 = 0.8854$であり，正の相関が得られた。

2．研究2-1

リスク因子観察期間（2005～2008年）のBasal PSA値がPSAカットオフ値突破率に与える影響について40歳代，50歳代にわけて検討した（**表2**）。検討対象はリスク因子観察期間中にほぼ水平状態のPSA値を持つ症例，すなわち，リスク因子観察期間中（2005～2008年）にPSAVが＋0.25ng/mL/yearから－0.25ng/mL/yearの間にある症例とした。40歳代では1,209人のうち除外例51人を除いた1,158人で，また，50歳代では1,396人のうち，除外例124人を除いた1,272人で検討した。Basal PSA値別に4群に分けてPSAカットオフ値突破率を検討した（**図4**）。Basal PSA値が高い群ほど，PSAカットオフ値突破率は高くなっていた。とくに，Basal PSA値が0.85ng/mL以上の群ではPSAカットオフ値突破率が高くなっており，40歳代，50歳代ともに有意差が認められた（$p<0.01$，χ^2検定）。

3．研究2-2

リスク因子観察期間（2005～2008年）のInitial PSA値がPSAカットオフ値突破率に与える影響について，除外例を除いて40歳代1,206人，50歳代1,382人で検討した（**図5**，**表3**）。

40歳代，50歳代ともに，リスク因子観察期間のInitial PSA値が高い群ほどPSAカットオフ値突破率は高かった。40歳代，50歳代ともに有意差が認められた（$p<0.01$，χ^2検定）。

4．研究2-3

リスク因子観察期間（2005～2008年）のPSA

表1　カットオフ値突破率と前立腺がん発見率

カットオフ値突破率 観察期間の Initial PSA	人数	基準値 突破あり	PCa	カットオフ値 突破率	PCa 発見率
0.6 未満	728	2	1	0.3%	0.1%
0.6 ～ 0.8 未満	719	8	2	1.1%	0.3%
0.8 ～ 1.0 未満	588	14	2	2.4%	0.3%
1.0 ～ 1.2 未満	368	13	2	3.5%	0.5%
1.2 ～ 1.4 未満	250	9	1	3.6%	0.4%
1.4 ～ 1.6 未満	142	6	1	4.2%	0.7%
1.6 ～ 1.8 未満	96	7	1	7.3%	1.0%
1.8 ～ 3.1 未満	189	43	3	22.8%	1.6%
計	3,080	102	13	3.3%	0.4%

図3　カットオフ値突破率と前立腺がん発見率の相関

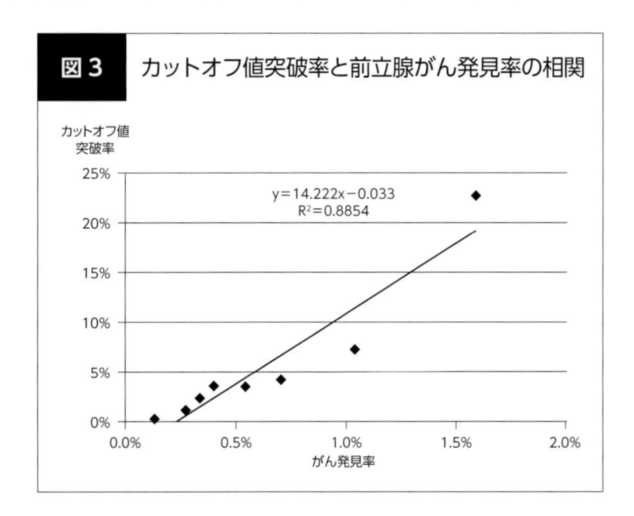

表2　Basal PSA 値別カットオフ値突破率

40 ～ 50 歳未満	受検者数	カットオフ値 突破あり	突破率
0 ～ 0.55 未満	269	1	0.4%
0.55 ～ 0.65 未満	229	1	0.4%
0.65 ～ 0.85 未満	390	5	1.3%
0.85 ～ 3.1 未満	270	16	5.9%
小計	1,158	23	2.0%
(除外例)			
Basal PSA 3.1 以上	2	2	100.0%
PSAV −0.25 未満	6	2	33.3%
PSAV 0.25 以上	43	5	11.6%
40 代計	1,209	32	2.6%

50 ～ 60 歳未満	受検者数	カットオフ値 突破あり	突破率
0 ～ 0.55 未満	301	3	1.0%
0.55 ～ 0.65 未満	266	3	1.1%
0.65 ～ 0.85 未満	356	13	3.7%
0.85 ～ 3.1 未満	349	34	9.7%
小計	1,272	53	4.2%
(除外例)			
Basal PSA 3.1 以上	4	1	25.0%
PSAV −0.25 未満	26	5	19.2%
PSAV 0.25 以上	94	36	38.3%
50 代計	1,396	95	6.8%

値の振れ幅がPSAカットオフ値突破率に与える影響について，除外例を除いて，40歳代1,158人，50歳代1,272人を対象に検討した（**表4**，**図6**）。振れ幅はBasal PSAと各測定点との差の絶対値の平均値とした。振れ幅の大きい典型症例と小さい典型症例のPSA推移を**図7**に示した。その結果，PSA値の振れ幅が大きい症例ほど，PSAカットオフ値突破率は高かった。40歳代，50歳代ともに有意差が認められた（$p<0.01$，χ^2検定）。

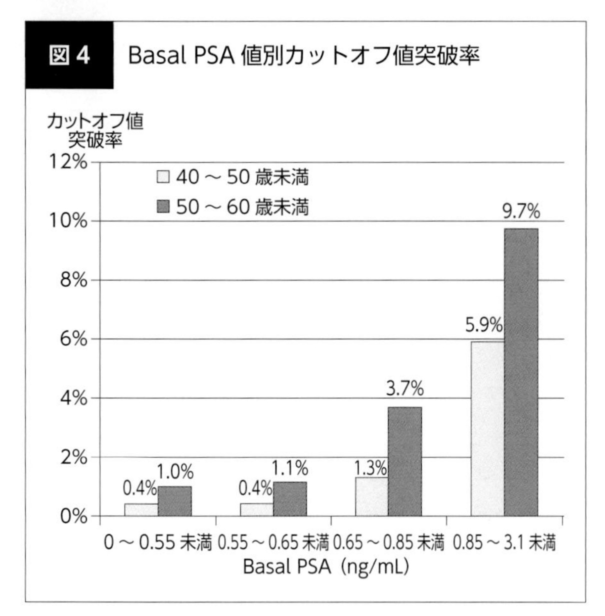

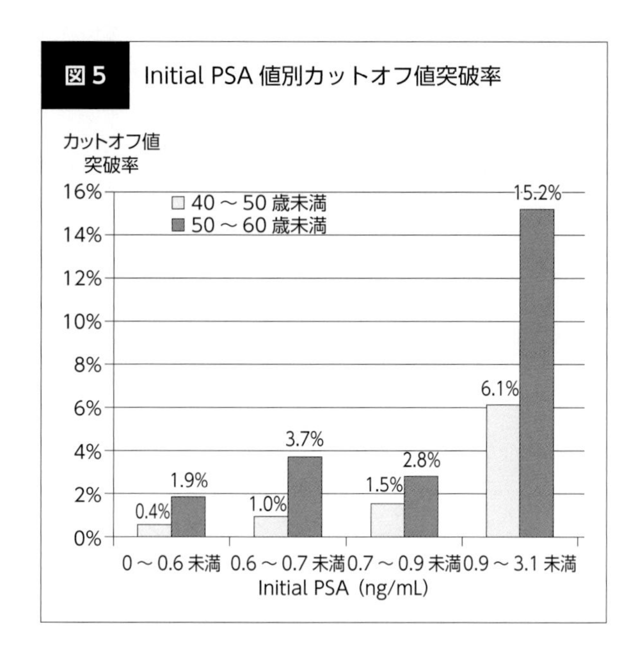

表3 Initial PSA 値別カットオフ値突破率

40～50 歳未満	受検者数	カットオフ値突破あり	突破率	50～60 歳未満	受検者数	カットオフ値突破あり	突破率
0～0.6 未満	283	1	0.4%	0～0.6 未満	324	6	1.9%
0.6～0.7 未満	206	2	1.0%	0.6～0.7 未満	269	10	3.7%
0.7～0.9 未満	389	6	1.5%	0.7～0.9 未満	355	10	2.8%
0.9～3.1 未満	328	20	6.1%	0.9～3.1 未満	434	66	15.2%
小計	1,206	29	2.4%	小計	1,382	92	6.7%
（除外例）				（除外例）			
3.1 以上	3	3	100.0%	3.1 以上	14	3	21.4%
40 代計	1,209	32	2.6%	50 代計	1,396	95	6.8%

Ⅲ. 考察と結論

わが国における前立腺がん検診は，市町村が主体になって行っている市町村検診と人間ドック施設が主体となって行っている人間ドック検診がある。わが国の人間ドック検診について公益財団法人前立腺研究財団が行った平成 27 年度アンケート調査（第 11 回目調査）によると，カットオフ値を 3.9～4.1ng/mL に設定している施設が 159 施設中 136 施設（85.5%）と最多であった。年齢階層別カットオフ値を設定している施設が 20 施設（12.6%）と次に多かった[2)]。われわれの施設，高崎健康管理センターでは PSA カットオフ値は年齢階層別カットオフ値を採用している。年齢階層別カットオフ値を設定することにより，全年齢で一律の PSA カットオフ値設定よりも精密検査受診者数は増えるが，根治治療の意義がより高い若年者の前立腺がんをより早期に発見できるという利点がある。

人間ドック前立腺がん検診において，第一次スクリーニングにて PSA カットオフ値を突破している人を第二次スクリーニングとして質の高い精密検査が可能な医療機関に振り分け，前立腺がんの確定診断のために前立腺生検検査を行う。われわれは研究 1 にて，年齢階層別カットオフ値を用い PSA カットオフ値突破率と前立腺がん発見率との間には正の相関関係があることを明らかにした。この結果により PSA カットオフ値突破率が前立腺がん発見率の強力な代替指標になる可能性が示唆される。次に研究 2 において PSA カットオフ値突破率に影響を与える諸因子として，Initial PSA 値，Basal PSA 値，PSA 振れ幅について検討し，これら 3 因子が PSA カットオフ値突破率に影響を与える因子であることを明らかにした。Initial PSA 値（あるいは PSA 基礎値）は，人種差をも超える将来の前立腺がん罹患あるいは前立腺がん死

表4 PSA値振れ幅別カットオフ値突破率

40～50歳未満	受検者数	カットオフ値突破あり	突破率	50～60歳未満	受検者数	カットオフ値突破あり	突破率
0～0.06未満	352	1	0.3%	0～0.06未満	388	6	1.5%
0.06～0.10未満	232	2	0.9%	0.06～0.10未満	253	8	3.2%
0.10～0.13未満	335	7	2.1%	0.10～0.13未満	328	9	2.7%
0.13以上	239	13	5.4%	0.13以上	303	30	9.9%
小計	1,158	23	2.0%	小計	1,272	53	4.2%
(除外例)				(除外例)			
Basal PSA 3.1以上	2	2	100.0%	Basal PSA 3.1以上	4	1	25.0%
PSAV −0.25未満	6	2	33.3%	PSAV −0.25未満	26	5	19.2%
PSAV 0.25以上	43	5	11.6%	PSAV 0.25以上	94	36	38.3%
40代計	1,209	32	2.6%	50代計	1,396	95	6.8%

図6 PSA値振れ幅別カットオフ値突破率

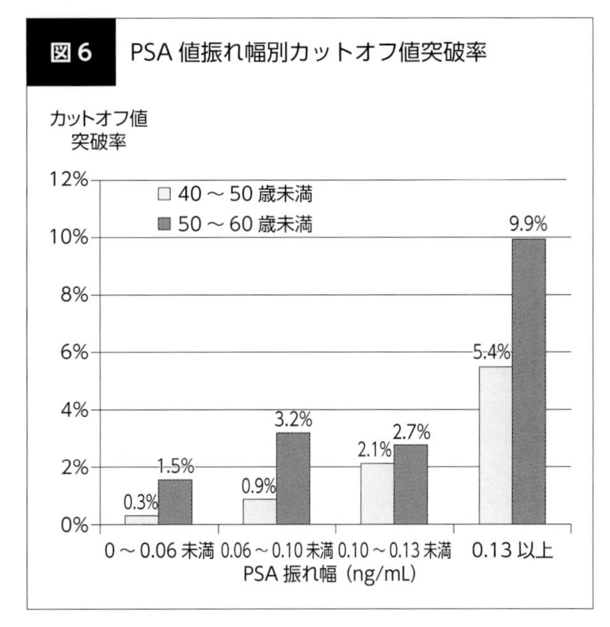

図7 振れ幅典型症例

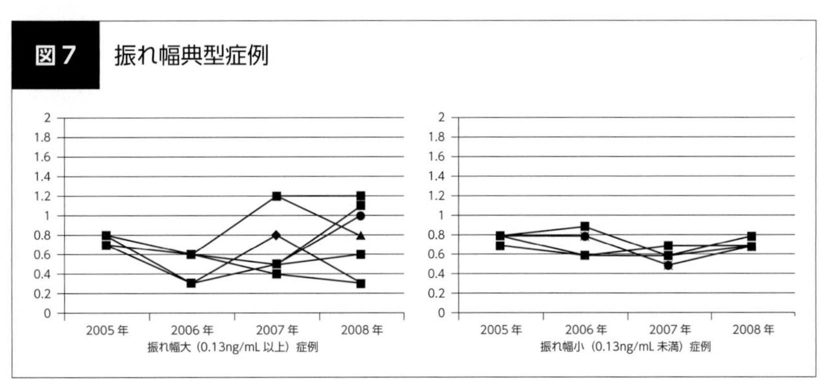

する可能性を示すリスク因子であることが報告されている[3～8]。今回われわれはPSA振れ幅という概念を新たにつくり，リスク因子観察期間（2005～2008年）におけるPSA振れ幅がPSAカットオフ値突破率に影響を与える因子であることを明らかにした。今回の結果はBasal PSA値，Initial PSA値，PSA振れ幅の3因子は将来の前立腺がん罹患の強い予測因子である可能性があり，とくに一度の検診でわかるInitial PSA 0.9ng/mL以上は前立腺がん罹患リスクの判定に有用であると考えられた。また，比較的若年の段階である40歳代，50歳代が人間ドック前立腺がん検診において継続的

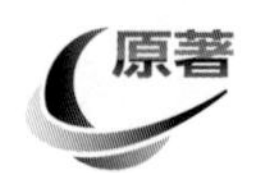

に受検することで，Basal PSA や PSA 振れ幅を把握することが可能になり意味があると考えられた。これらの項目を組み合わせることで，個々人の前立腺がん罹患リスクのより正確な層別化ができる可能性があり，効率のよい理想的なオーダーメイド検診システムが構築できる可能性があると考えられた。

なお，本論文の要旨は第 105 回日本泌尿器科学会総会（2017 年鹿児島）において発表した。

参考文献

1）日本泌尿器科学会編：前立腺がん検診ガイドライン 2010 年増補版．金原出版，東京，pp.8，2009
2）山中英壽，加瀬嘉明，村井勝，他：人間ドック施設における前立腺がん検診アンケート集計報告（第 11 回調査）―平成 27 年度―．泌外 30：1345-1349，2017
3）Ito K, Raaijmakers R, Roobol M, et al : Prostate carcinoma detection and increased prostate-specific antigen levels after 4 years in Dutch and Japanese males who had no evidence of disease at initial screening. Cancer 103 : 242-250, 2005
4）Tang P, Sun L, Uhlman MA, et al : Initial prostate specific antigen 1.5ng/ml or greater in men 50 years old or younger predicts higher prostate cancer risk. J Urol 183 : 946-950, 2010
5）Bul M, van Leeuwen PJ, Zhu X, et al : Prostate cancer incidence and disease-specific survival of men with initial prostate-specific antigen less than 3.0ng/ml who are participating in ERSPC Rotterdam. Eur Urol 59 : 498-505, 2011
6）Preston MA, Batista JL, Wilson KM, et al : Baseline Prostate-specific antigen levels in midlife predict lethal prostate cancer. J Clin Oncol 34 : 2705-2711, 2016
7）Weight CJ, Kim SP, Jacobson DJ, et al : Men (aged 40-49 years) with a single baseline Prostate-specific antigen below 1.0ng/mL have a very low long-term risk of prostate cancer : Results from a prospectively screened population cohort. Urology 82 : 1211-1217, 2013
8）Park KK, Lee SH, Choi YD, et al : Optimal Baseline Prostate-Specific Antigen level to distinguish risk of prostate cancer in healthy men between 40 and 69 years of age. J Korean Med Sci 27 : 40-45, 2012

Abstract

Likelihood of PSA break through over the age specific reference cut-offs in 40s and 50s in the prostate cancer screening of human dock in Kurosawa Hospital

Michiko Ishii*1, Yoshiaki Kase*1, Hidetoshi Yamanaka*1, Tomohiro Magari*2, Takafumi Sasaki*2, Nozomu Kano*2, Haruyuki Ogura*2. Isao Kurosawa*2, Kazuko Shimada*3, Mayumi Totsuka*3, Hidekazu Ishii*3, Ryo Oki*4, Kazuto Ito*4

Institute for Preventive Medicine, Kurosawa Hospital*1 ;
Department of Urology, Kurosawa Hospital*2 ;
Takasaki Medical Checkup Center, Kurosawa Health Park Clinic*3 ;
Department of Urology, Gunma University Graduate School of Medicine*4

We investigated likelihood of PSA break through over the age specific reference cut-offs in 40s and 50s in the prostate cancer screening of Ningen dock. We clarified the positive correlation between PSA break through rate and the detection rate of prostate cancer. Furthermore, we clarified that initial PSA, basal PSA, and amplitude of PSA were significant predictive factors for PSA break through rate. These results suggest that PSA screening in 40s and 50s could be of important role for establishing ideal screening system.

key words：PSA, Prostate cancer screening, Ningen dock

Prostate Journal 5(1), 2018, 147～150

症例報告

前立腺局所所見に乏しく急速に進行した転移性前立腺癌の1例

金山あずさ[*1]，宮尾　武士[*1]，小池　秀和[*1]，澤田　達宏[*1]，馬場　恭子[*1]，
齋藤　智美[*1]，栗原　聰太[*1]，中山　紘史[*1]，大木　　亮[*1]，宮澤　慶行[*1]，
藤塚　雄司[*1]，周東　孝浩[*1]，宮久保真意[*1]，野村　昌史[*1]，関根　芳岳[*1]，
松井　　博[*1]，柴田　康博[*1]，伊藤　一人[*1]，鈴木　和浩[*1]，平戸　純子[*2]，
猿木　和久[*3]

群馬大学医学部附属病院泌尿器科[*1]，同病理部・病理診断科[*2]，さるきクリニック[*3]

要旨

前立腺局所所見に乏しく，MRIターゲット生検により診断した，急速に進行した前立腺癌を経験した。77歳男性。3年前にPSA 5.56ng/mLにて前立腺生検を受けたが前立腺癌を認めなかった。今回，体重減少を主訴に来院。PSA 3,184ng/mLであった。直腸診や経直腸エコーでは前立腺癌を疑う所見が明確ではなかったが，MRIでは癌を疑う小さな病変を認め，ターゲットを含めた生検を施行。前立腺癌Gleason score 4+4=8を認めたが，Gleason pattern 5やintraductal carcinoma of the prostateなどの所見は認めなかった。cT3bN0M1bでDegarelixを投与した。

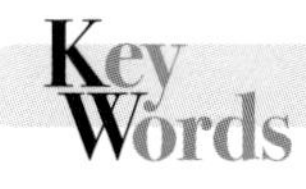

Key Words　転移性前立腺癌，急速進行性癌，MRIターゲット生検

Ⅰ．症　例

77歳男性。

現病歴：X-3年，前医でPSA 5.56ng/mLにて前立腺生検したところ，前立腺癌を認めなかった。この時の前立腺生検は，経直腸エコーガイド下に経会陰的に，両側の辺縁領域（peripheral zone：PZ）を3ヵ所ずつ，移行領域（transition zone：TZ）を1ヵ所ずつとした定型8ヵ所に加え，左PZのややhypoechoicに見える所を1ヵ所追加した計9ヵ所を行った。

X年初め頃より急激にるいそうが進行し，X年7月に前医受診し，Hb 8.2g/mLと貧血を認め，赤血球輸血を受けた。原因精査中の血液検査にてPSA 3,184ng/mLと著明高値を認め（経過途中のPSAは未測定），X年7月Y日に当科紹介となった。

既往歴：前立腺肥大症：X-9年経尿道的前立腺切除術（TURP）；摘出標本に前立腺癌を認めず。

合併症：高血圧，糖尿病。

血液生化学的所見：Hb 10.2g/dL，WBC 3,700/μL，Plt 11.2万/μL，PT比1.10，FDP 184μg/mL，D-dimer 60μg/mL，LDH 295U/L，ALP 7,270U/L，BUN 23mg/dL，Cr 0.87mg/dL，PSA 3,645.79ng/mL，Testosterone 4.56ng/mL，急性期播種性血管内凝固（DIC）スコア4点。

現症：前立腺の直腸診を複数の専門医で行ったが，胡桃大，弾性軟で前立腺癌を疑う所見を認めなかった。また今回当院での経直腸エコーでは，前立腺癌を疑うようなhypoechoic lesionは明らかではなかった。前立腺体積は30cm^3であった。

画像所見：MRIで右精嚢と右葉移行域11～12時方向に，T2強調画像で低信号，ADC mapで低信号，高b値拡散強調画像で高信号を示す，前立腺癌を疑う小さな病変を認めた（**図1**）。骨シンチでは全身に骨転移ありの所見であった（**図2**）。

経過：前立腺生検では，当院で施行している定型多数ヵ所に加え，MRIで前立腺癌の疑いのある部位（右精嚢，右葉移行域）のターゲット生検も施行した。定型14ヵ所からは2/14ヵ所で，ターゲット生検からは4/7ヵ所でAdenocarcinoma，Gleason score（GS）4+4=8が検出された（**図3A**）。類円形の核を有する腫瘍細胞が腺管状，癒合腺管

*1 前橋市昭和町3-39-15（027-220-8306）〒371-8511

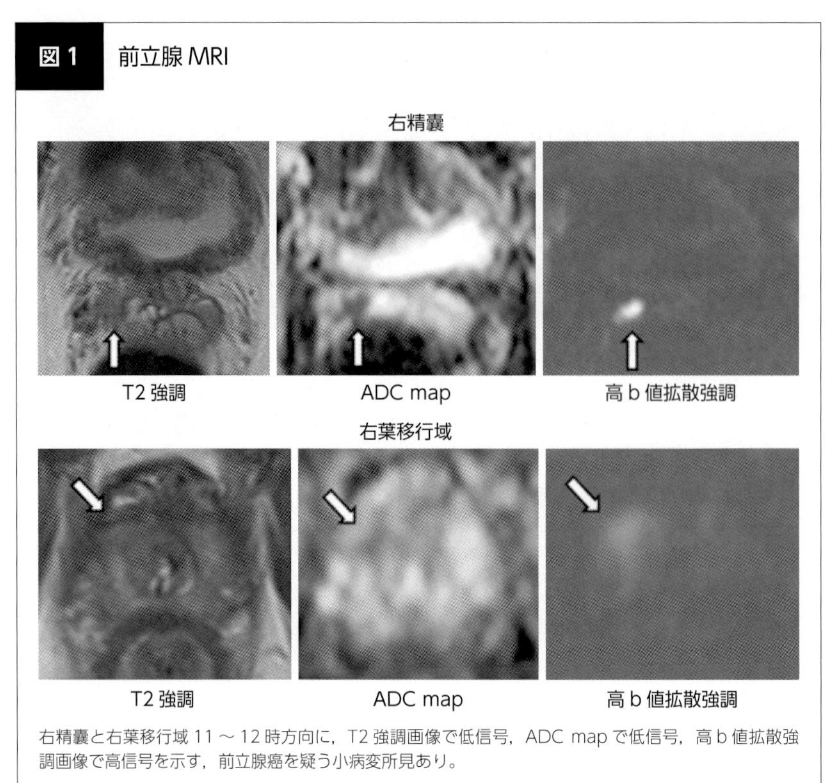

図 1 前立腺 MRI

右精嚢と右葉移行域 11 ～ 12 時方向に，T2 強調画像で低信号，ADC map で低信号，高 b 値拡散強調画像で高信号を示す，前立腺癌を疑う小病変所見あり。

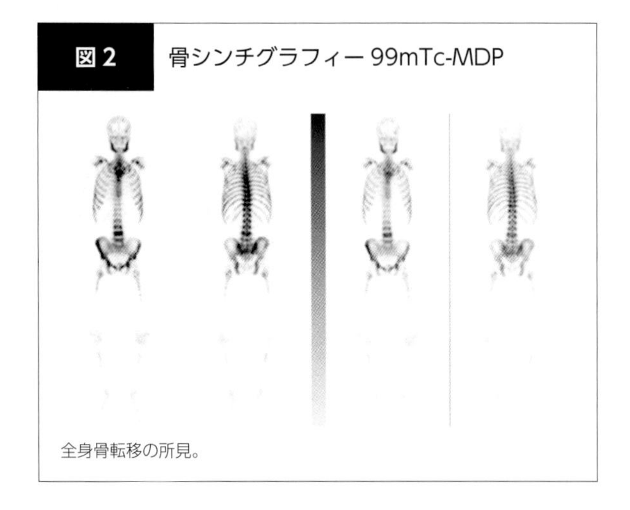

図 2 骨シンチグラフィー 99mTc-MDP

全身骨転移の所見。

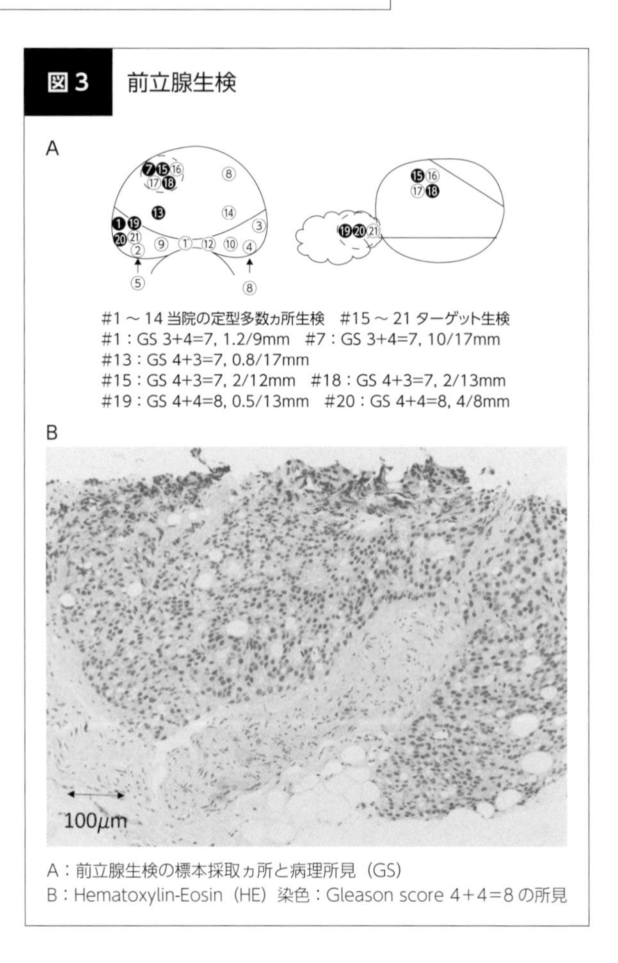

図 3 前立腺生検

#1 ～ 14 当院の定型多数ヵ所生検　#15 ～ 21 ターゲット生検
#1：GS 3+4=7, 1.2/9mm　#7：GS 3+4=7, 10/17mm
#13：GS 4+3=7, 0.8/17mm
#15：GS 4+3=7, 2/12mm　#18：GS 4+3=7, 2/13mm
#19：GS 4+4=8, 0.5/13mm　#20：GS 4+4=8, 4/8mm

A：前立腺生検の標本採取ヵ所と病理所見（GS）
B：Hematoxylin-Eosin（HE）染色：Gleason score 4+4=8 の所見

状，篩状，および胞巣状に浸潤増殖していたが，Gleason pattern 5 といえるような要素や intraductal carcinoma of the prostate（IDC-P）などの所見は認めなかった（**図 3B**）。

前立腺癌 cT3bN0M1b の診断で前立腺生検翌日より Degarelix の投与を開始し，治療を継続した。治療開始 4 ヵ月で PSA 132ng/mL まで低下がみられたが，以後上昇し（**図 4**），骨転移の増悪を認めた。以後，前医にて加療を行ったが，治療開始後 10 ヵ月目に癌死した。

Ⅱ. 考　察

当院で 2004 ～ 2016 年に PSA＞1,000ng/mL で前立腺癌と診断された症例（50 例）の特徴を**表 1** に示す。これらの症例では直腸診では 93％の症例で前立腺癌を疑う所見を認めるのに対し，本症例で

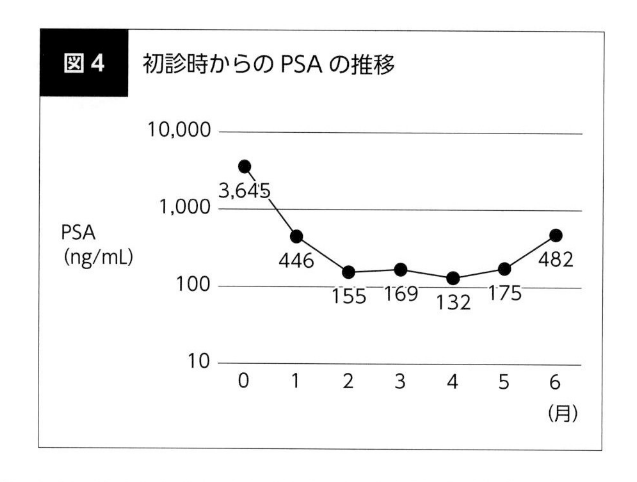

図4 初診時からのPSAの推移

表1 当院で2004～2016年にPSA＞1,000ng/mLで前立腺癌と診断された症例（50例）と本症例の比較

	例数，中央値（範囲，%）	本症例
診断時年齢（歳）	73（49～93）	77
診断時PSA（ng/mL）	2,599（1,083～10,455）	3,184
Gleason score 7/8/9/10	3例/8例/29例/6例	Gleason score 8
生検陽性本数率（%）	87.5	33
前立腺生検の既往	1例（本症例のみ）	生検1回，TURP 1回
前立腺体積（cm^3）	38（11～309）	30
直腸診所見あり	44/47例（93%）	無
疼痛あり	28/50例（56%）	無
排尿障害あり	18/50例（36%）	無
骨転移あり	45/50例（90%）	有
治療前ALP（IU/L）	490.5（114～7,270）	7,270
Hb（g/dL）	12.6（8.2～16.5）	8.2
DIC	3/50例（6%）	有
同種血輸血	1例（本症例のみ）	有

は認めなかった。また生検での陽性コア率は中央値で87.5%であるのに対し，本症例ではターゲット生検も加えて33%，定型的多数ヵ所生検のみでは最大でも2/14（14.2%）と低率であった。また，治療前よりDICをきたしていたこと，疼痛や排尿障害などの身体症状に乏しかったことも他の症例と比較し特徴的であった。ALPは最高値であった。過去に前立腺生検の既往を有したのは本症例のみであった。

本症例は，局所の病変が非常に小さいにもかかわらず，3年間でPSA値が5.56ng/mLから3,000ng/mLを超えるという点でも，極めて特異であった。病変の発生部位としては，病変が小さいが精嚢浸潤を有していたことや[1]，autopsy caseで発見される非臨床癌のうち，微小病変であってもinvasiveな前立腺癌が存在するという報告もあり[2]，局所病変の大きさと病勢が必ずしも一致するわけではないとも考えられる。病理組織的には，本症例はGS 4+4=8であった。一般的にはGleason pattern 5やIDC-Pの存在が予後不良[3]とも考えられるが，本症例ではこれらの所見は認めなかった。PTEN遺伝子欠失やTMPRSS2-ERG遺伝子発現などが予後不良因子ともいわれている[4, 5]ことにも関心が持たれる。

本症例では，再生検にて前立腺癌の診断がついたが，前立腺局所病変の大きさや存在部位から推察すると，PSA 3,000ng/mL以上にもかかわらず，6ヵ所程度の定型生検では診断がつかなかった可能性も否定はできない。今回，当院においてはすでに標準としている多数ヵ所に加え，MRIによるターゲット生検を活用することで，前立腺腹側と精嚢に存在している比較的小範囲の前立腺癌を検出できた。前立腺癌診療ガイドライン[6]によれば，再生検では，尖部や腹側生検を追加した多数ヵ所生検が癌検出率を高める可能性があるとのことである。またMRI所見を組み合わせることにより再生検での癌検出率が上がるという報告も散見され[7, 8]，アメリカ泌尿器科学会でもMRIを用いたターゲットでの再生検を推奨している[9]。今回の症例の経験からも，再生検においては，多数ヵ所を行うことに加え，MRIを撮影しておくべきと思われた。

結　語

PSA 3,000ng/mL以上の進行した前立腺癌であるにもかかわらず，直腸診･経直腸エコーなどでの前立腺局所所見に乏しい1例を経験した。当院で経験した他のPSA>1,000ng/mLの症例と比較し，生検での陽性率，排尿障害や疼痛ではなく体重減少を主訴とした点，極めてALPが高かった点，診断時から貧血やDICを呈した点で特徴があった。生検の既往がある症例は他になく，短期間でPSAの急上昇を呈した極めて稀な例であった。また，初回生検で陰性の症例では，MRI診断を利用することが重要と思われた。

参考文献

1) 川田望，佐藤安男，北島清彰，他：前立腺癌の発生部位および浸潤進展に関する病理学的研究．日泌会誌 80：1502-1508，1989
2) Rich AR : On the frequency of occurrence of occult carcinoma of the prostrate. Int J Epidemiol 36 : 274-277, 2007
3) 坂本直孝，上田翔平，溝口瞳，他：Intraductal carcinoma of the prostate（IDC-P）の存在が前立腺全摘術術後PSA再発に及ぼす影響．日泌会誌 108：5-11，2017
4) Lotan TL, Gurel B, Sutcliffe S, et al : PTEN Protein Loss by Immunostaining : Analytic Validation and Prognostic Indicator for a High Risk Surgical Cohort of Prostate Cancer Patients. Clin Cancer Res 17 : 6563-6573, 2011
5) Nam RK, Sugar L, Wang Z, et al : Expression of TMPRSS2 : ERG gene fusion in prostate cancer cells is an important prognostic factor for cancer progression. Cancer Biol Ther 6 : 40-45, 2007
6) 日本泌尿器科学会編：前立腺癌診療ガイドライン 2016年版．メディカルレビュー社，大阪，pp.75-76，2016
7) Hambrock T, Somford DM, Hoeks C, et al : Magnetic resonance imaging guided prostate biopsy in men with repeat negative biopsies and increased prostate specific antigen. J Urol 183 : 520-527, 2010
8) 澤崎晴武，千菊敦士，今村正明，他：前立腺再生検における初回生検前と再生検前MRI所見比較の有用性．泌紀 60：165-170，2014
9) Rosenkrantz AB, Verna S, Choyke P, et al : Prostate Magnetic Resonance Imaging and Magnetic Resonance Imaging Targeted Biopsy in Patients with a Prior Negative Biopsy : A Consensus Statement by AUA and SAR. J Urol 196 : 1613-1618, 2016

Abstract

Rapidly progressive metastatic prostate cancer unaccompanied by typical local findings

Azusa Kanayama[*1], Takeshi Miyao[*1], Hidekazu Koike[*1], Tatsuhiro Sawada[*1], Kyoko Baba[*1], Tomomi Saito[*1], Sota Kurihara[*1], Hiroshi Nakayama[*1], Ryo Oki[*1], Yoshiyuki Miyazawa[*1], Yuji Fujizuka[*1], Takahiro Syuto[*1], Mai Miyakubo[*1], Masashi Nomura[*1], Yoshitaka Sekine[*1], Hiroshi Matsui[*1], Yasuhiro Shibata[*1], Kazuto Ito[*1], Kazuhiro Suzuki[*1], Junko Hirato[*2], Kazuhisa Saruki[*3]

Department of Urology, Gunma University Hospital[*1] ;
Clinical Department of Pathology, Gunma University Hospital[*2] ;
Saruki Clinic[*3]

A 77-years-old man presented with weight loss. His PSA level increased from 5.56 to 3,184ng/mL in three years. Findings of prostate cancer were unremarkable in digital rectal examination or transrectal ultrasound. However, magnetic resonance imaging (MRI) detected small lesions suspected of prostate cancer. A needle biopsy of prostate was performed, which revealed Adenocarcinoma, Gleason score 4+4=8, not detected pattern 5 or intraductal carcinoma of prostate. The patient was diagnosed as prostate cancer cT3bN0M1b, and received androgen deprivation therapy by Degarelix.

key words：metastatic prostate cancer, rapidly progressive cancer, Magnetic Resonance Imaging targeted biopsy

次号予告(Vol.5 No.2)

特集1 前立腺がん検診ガイドライン改訂の概要と背景(仮題)

序文
群馬大学大学院医学系研究科泌尿器科学　鈴木　和浩

1. 前立腺がんの疫学
長崎大学大学院医歯薬学総合研究科泌尿器科学　酒井　英樹

2. 前立腺がん検診受診者への対応：リスク因子・化学予防
札幌医科大学医学部泌尿器科学講座　舛森　直哉

3. 前立腺がん検診の対象・検査法・検診間隔
京都府立医科大学泌尿器科学教室　沖原　宏治

4. 前立腺がん検診の有効性評価
群馬大学大学院医学系研究科泌尿器科学　伊藤　一人

5. 住民検診・人間ドック検診システムと精度管理
JCHO 東京新宿メディカルセンター泌尿器科　赤倉功一郎

6. 検診の利益・不利益と QOL への影響
昭和大学江東豊洲病院泌尿器科　深貝　隆志

7. 検診効率・経済的評価
東京都立多摩総合医療センター泌尿器科　杉原　亨

座談会

特集2 超高齢者前立腺肥大症への対応(仮題)

序文
JCHO 東京新宿メディカルセンター泌尿器科　赤倉功一郎

1. 症状と診断
佐賀大学医学部泌尿器科　野口　満

2. 健康状態や QOL の評価方法
東名古屋病院泌尿器科　岡村　菊夫

3. フレイル・サルコペニアとの関連
国立長寿医療研究センター泌尿器外科　吉田　正貴

4. 認知症との関連
東邦大学医療センター佐倉病院内科学神経内科　榊原　隆次

5. 薬物療法
日本大学医学部泌尿器科　吉澤　剛

6. 尿道ステントなどの保存療法
日本医科大学武蔵小杉病院泌尿器科　木全　亮二

7. 手術適応と手術法
北里大学医学部泌尿器科学教室　平山　貴博

8. 看護・介護からの視点
原三信病院看護部　藤川　暢子

座談会

連載　前立腺診療のコツ
長崎大学大学院医歯薬学総合研究科泌尿器科学　酒井　英樹

連載　専門医試験に役立つ前立腺知識
群馬大学大学院医学研究科器官代謝制御学講座泌尿器科学　伊藤　一人
JCHO 東京新宿メディカルセンター泌尿器科　赤倉功一郎

編集後記

Prostate Journal 第5巻 第1号をお届けいたします。本号の前立腺癌の特集はバイオマーカーを取り上げました。リキッドバイオプシーはプレシジョン・メディシンの実践には重要な技術であり，その進歩が非常に期待されています。近畿大学医学部ゲノム生物学の西尾先生からレビューをいただきました。CTCとアンドロゲンスプライスバリアントについても概説いただいております。PSAに関連して，ProPSAの基礎と臨床，PSA糖鎖に関する研究や，遺伝子多型，microRNAの意義をまとめていただきました。また，公知申請によって抗がん剤が保険適応となった前立腺癌神経内分泌癌のマーカーであるNSEやChromogranin Aなど，実臨床に役立つ内容で構成されています。前立腺肥大症は，新規技術を特集しました。ロボット支援手術，ツリウムレーザー，前立腺インプラント埋め込み尿道吊り上げ術，経尿道的水蒸気治療，ウォータージェット切除術，NX-1207，PRX302の前立腺内注入療法など，本邦では未承認の新しい技術が紹介され，今後が期待されるものでした。前立腺疾患の増加は続く一方ですので，過不足なく診断され治療されることが今後も重要と考えます。本雑誌がこうした点に少しでも貢献できることを目指していきますので，これからもよろしくお願いします。

鈴木和浩

Prostate Journal

定　価　本体2,800円＋税
Vol. 5　No. 1
平成30年4月1日　発行

編　集　Prostate Journal編集委員会
監　修　公益財団法人前立腺研究財団
発行者　鈴木文治
発行所　医学図書出版株式会社
〒113-0033　東京都文京区本郷2-29-8　大田ビル
電話　03-3811-8210　　FAX　03-3811-8236
http://www.igakutosho.co.jp
振替　東京 00130-6-132204